新编护理监护与实践

主　编　冯　坤　汤　敏　徐志青
　　　　王会杰　高　超　张琪琪

吉林科学技术出版社

图书在版编目（CIP）数据

新编护理监护与实践 / 冯坤等主编. -- 长春 : 吉林科学技术出版社, 2022.8
ISBN 978-7-5578-9482-5

Ⅰ.①新… Ⅱ.①冯… Ⅲ.①护理学 Ⅳ.①R47

中国版本图书馆CIP数据核字(2022)第115977号

新编护理监护与实践

主　　编	冯　坤 等
出 版 人	宛　霞
责任编辑	张　楠
封面设计	潍坊高新区行人广告设计中心
制　　版	山东道克图文快印有限公司
幅面尺寸	185mm×260mm
字　　数	600 千字
印　　张	22.5
印　　数	1-1500 册
版　　次	2022年8月第1版
印　　次	2023年3月第1次印刷

出　　版	吉林科学技术出版社
发　　行	吉林科学技术出版社
地　　址	长春市福祉大路5788号
邮　　编	130118
发行部电话/传真	0431-81629529 81629530 81629531
	81629532 81629533 81629534
储运部电话	0431-86059116
编辑部电话	0431-81629518
印　　刷	三河市嵩川印刷有限公司

书　　号	ISBN 978-7-5578-9482-5
定　　价	158.00元

编 委 会

主　编　冯　坤　汤　敏　徐志青
　　　　王会杰　高　超　张琪琪

副主编　于赛赛　王　晶　王　敏
　　　　付玉荣　张文娟　郭星辰　徐述鑫
　　　　徐凯丽　董　雯　熊　伟　臧　佳
　　　　臧莉莉　刘芸芸　曹梅梅　党良村
　　　　董春莹　冯　蕾　贾　帅　马志文
　　　　张伟霞

目　录

第一章 护理礼仪规范与护士素质

第一节 服务用语与禁语

语言是人们交流思想和感情的主要工具,在护理工作中占有十分重要的地位和作用。常言道,"良言一句三冬暖,恶语伤人六月寒"。护理人员语言文明,服务用语规范,是护理职业的要求,是人类健康的需要。护理人员说话文明礼貌,态度亲切热情,语言温和可亲,体现出对患者的尊重和理解,病人会感到温暖与安慰,能增强战胜疾病的信心和毅力。相反,护理人员如果态度生硬,出口伤人,可增加患者的压力,损害病人的自尊和健康,导致其丧失就医的信心。讲究服务用语,是护士道德修养、文化素养和思想觉悟的外在流露,是护士道德高尚的表现。由于医院是病人就诊集中的场所,护士的文明礼貌则成为传播精神文明的窗口。这对于发扬我国优良的道德风尚、促进国民经济发展、加速社会主义现代化建设有着不可低估的作用。所以每个护士要加强自我完善,不断提高职业道德修养,工作中使用文明礼貌服务用语,体现现代护士职业风采。在临床护理工作中每个护士都应当讲究服务语言艺术,根据护士专业特点,研究总结出程序化、规范化护理服务语言,为树立医院良好的社会信誉,为维护良好的社会风气做出努力。

一、服务语言的礼仪要求

护理服务语言要追求效果,就必须要有利于服务,有利于病人,有利于医院声誉。服务语言的礼仪要求是:

1. 语言标准 讲普通话,使用敬语、谦语、雅语。严谨高尚,平等待人。
2. 称呼得体 方式恰当,病人乐于接受。消除陌生感,拉近护患距离。
3. 准确明白 语言清楚、明确、完整。说话抓住要领,用词恰当,通俗易懂。少用或不用医学术语。
4. 礼貌亲切 态度要谦逊、真挚,尊重病人,富有感情,语气温和、得体。
5. 文明优美 语言要文雅,形象生动,音调适中、柔和。
6. 敏捷灵活 对不同时间、不同病人、不同的病情、不同的咨询问题,回答时语言要随机应变,巧妙灵活,妥善地处理与病人之间的各种问题。

7. 富于情感　语言是沟通护患之间感情的"桥梁"，工作中护士应以极大的热情面对每一位患者，将爱心、关心、同情心和真诚相助的情感融化在语言中。

8. 保守秘密　患者有"隐私权"。护士在为患者治疗护理的过程中，若发现患者的隐私、不愿公开的秘密，医护人员必须履行保密的义务。

二、文明礼貌用语的使用

文明礼貌的语言是言谈的礼仪要求，是护士语言美的基础，也是建立良好护患关系的前提。护士用文明、规范、礼貌的语言与病人交流和沟通，能体现出护士良好的语言素养。交谈中使用礼貌性的语言，如您好、谢谢、请、对不起、打扰了、别客气等礼貌用语。接待病人时先问"您好"，开口先加称谓，话前先用"请"字，休息先表抱歉，操作失误先道歉，操作结束先谢谢。语言文明能让患者感到亲切、融洽、温暖和受到礼遇。护患交往应以讲求文明礼貌为原则，文明、得体、谦和、有礼貌的语言，能使病人心平气和、思想乐观、信任护士、乐意成为护士的朋友，并积极地配合治疗。

（一）病人的称谓

要用合适的称呼，应根据病人的性别、年龄、身份来确定。对一般病人，可称呼"先生""小姐""同志"等；对老年病人称"老大爷""大娘"等；对少年儿童称"小朋友""小同学"等。还可以使用代词称"您"，亲属称"阿姨""叔叔"等。不管什么级别的正式场合均可称"先生""女士""夫人"，显得比较文雅、谦虚。也可根据职业、职务等使用恰当的称谓，如可用"老师""教授"等称谓，让病人感到他的社会价值。称呼病人不能以床号代替，在门诊不能以病历号、排序号代替，正确的称呼方式应为使用病人喜欢听的称呼。护士可以在病人入院时征求病人的意见，得到病人的认可，以后就可以这样称呼病人了。合适的称谓，体现出护士对病人的尊重，使病人感到亲切入耳，可以消除病人对护士的陌生感，拉近护患之间的距离，有利于护理工作的实施。

（二）在与病人交往时应学会多用敬语和谦语

患者到医院就诊，首先接触的就是护士。如门诊导医护士见到病人应主动热情地迎上，并有礼貌地称呼病人说："您好！您要看病吗？您感觉哪里不舒服？""请您到挂号室挂号后到××科室看病。""您有什么事情需要帮忙吗？"为病人指引方向时，用礼仪手势，并配合礼貌用语，如"请上楼，请上电梯，请往左拐第一个房间就是内科门诊"等。病人进入诊室后，护士应温和地说："您请坐，这位是××医生，您有什么不舒服请告诉医生。"给候诊病人送上一杯水，递上医院的宣传资料、健康教育手册，再道一声"请您坐此稍候"等等。这使病人感到莫大的安慰。文明礼貌的语言可以给病人以美好的第一印象，一开始就把病人吸引住，为病人在医院治疗和护理铺开了一条道路。

在进行治疗、护理及各种操作时，要"请"字当头，"谢"字结尾。使用"开始语"，如"劳驾""打扰了""对不起，打扰了""对不起，能耽误您10分钟吗？""请您——"等。例如：臀部肌肉注射，注射前护士应向病人做解释工作："王先生，由于病情需要，要在您屁股上打一针，请您侧身躺下。"病人躺下后，嘱咐病人："注意，上腿伸直，下腿屈起。"然后协助病人脱裤子，选择部位，常规消毒，"好，请您放松，不要紧张，马上就好。"然后遵循"两快一慢"的原则注射。在进行各种治疗护理操作时，如在过程中因技术能力或病人特殊体质情况出现了失误，均应表示歉意，并征得病人同意，准备完善后继续进行操作。如静脉穿刺未成功，应拔针后，先向病人表示歉意："对不起，我没有给您打上，让您受疼了。"得到病人充分谅解后，征求病人意见，是否可以继续操作，如病人情绪紧张，可让其休息片刻或换人操作。只有将礼貌性语言真正融入护理服务工作之中，才能营造出一个亲切、融洽的氛围，使病人乐于接受你的护理治疗，充分配合你的各项操作。

当病人配合治疗结束后，还应当向病人致谢，并给予适当的安慰。如"谢谢您的配合。您现在需要好好休息，用药过后一会儿就会感觉好些的，请不要担心。如果有什么不适可随时叫我。"当病人在门诊治疗结束离开诊室时，需交代医嘱及注意事项，还要礼貌、关心地嘱咐病人注意保重身体，给病人留下急需帮助时的联系办法，把病人送到诊室门外，说上几句祝福、送别的礼貌用语，不要忘记向病人微微点头，行注目礼，并说一声："请走好，慢走。"

（三）在为病人进行护理治疗时应采用商量的口吻

要避免命令式的语气。对病人不说："等一会儿"，要说"马上来"；不说"试试看"，要说"尽我最大努力"；不说"没事"，要说"我们会及时观察"。根据人性化护理服务的要求，护理工作转变不单只是形式上的转变，更是意识上的转变。如以往我们每做一个操作，会与病人说："××同志，现在我要给你做一个××操作。"是一种陈述语句。而现在会对病人说："××同志，现在给你做一个××操作，好吗？"变成了一种询问语句。这不单只是说话方式的改变，更体现了我们在服务意识上的转变，它体现出我们更尊重病人的权利及人格。

曾有病人在医院的满意度调查表中这样写道："护士对病人缺乏尊重，如晨起入病室叫病人试体温，推开门一下把灯打开，口中叫着起床了！试表了！试表了！然后也不管病人还在迷迷糊糊之中，就将冰凉的体温表塞进病人的腋下。"常有护士对此不以为然，有的甚至工作多年，一直是这样做的。而病人的描述让人反思，并从中发现，其实在我们工作中的许多时候，我们在不自知中就已经疏远了我们同病人的关系。要知道，缺乏对病人最起码的尊重，护士会因此而失去病人的尊重和信任，和谐的、满意的护患关系又如何确立呢？因此，待病人以礼，反映在护理工作的各个方面，特别是护患之间的文明礼貌的言语交际更是重中之重，不能忽视。如上述问题，如果护士能设身处地地体会病人的感受，那么语言和行为上就能有所表示。在开启病室灯光的同时，道一声："对不起，打扰您了，该试体温了。"病人一定会更愿意接受这样的语言，从而也体现出护士良好的职业素质。病人会因此对护士乃至护理工作产生由衷的赞叹，护士也是用自己的表现维护了职业的尊严和地位，维护了医院的声誉。

（四）学会赞美

在临床护理工作中，护士还应学会赞美。把握恰当的时机，给予恰如其分的赞美，往往能使护理工作开展顺利，得到病人的配合，而且还能收到"投桃报李"的效果，即同样得到病人对我们的赞美。如给一个口腔儿科的小病人补牙时，可以赞美说："××小朋友真勇敢，让大夫阿姨把你牙齿上的小虫虫捉出来好不好？好孩子你真听话，阿姨调奶油放在你的牙洞里，小虫就再也不咬你的牙了。"对老年患者也一样，要不失时机地给予赞美。对口腔外科老年患者可以鼓励他说："老大爷，这次打麻药您配合得非常好，拔牙不会疼的。手术过程我会在您身边，请您放心。"对陪伴老人的儿女也可以赞美说："您老人家真有福气！儿女都这么孝顺，一定是您老教育有方。"等等，像这样的话，长辈、小辈听着都顺耳顺心，自然也就对护士礼貌周到、温馨和蔼的服务感激倍增，恭敬有加。

三、常用礼貌用语

（一）欢迎礼貌用语

欢迎您的光临。

欢迎您来我院就诊。

欢迎来访。

欢迎光临指导工作。

（二）问候礼貌用语

您好！

您早！

早上好！

下午好！

晚上好！

晚安！

见到您很高兴。

初次见面，请多多关照。

多日不见，您好吗？

（三）祝贺礼貌用语

祝您幸福！

祝您健康！

祝您节日愉快！

祝您新年愉快！

祝您生日快乐！

祝您圣诞快乐！

（四）告别礼貌用语

再见！

明天见！

后会有期。

祝您旅途愉快！

祝您一路平安！

请走好，慢些。

给您添麻烦了。

希望有事随时联系。

谢谢您的帮助，再见。

（五）征询礼貌用语

需要我帮您做些什么吗？

您还有别的事情吗？

您需要吗？

您能够吗？

如果您不介意的话，我可以……吗？

请您讲慢点好吗？

（六）应答礼貌用语

不必客气。

没关系。

这是我应该做的。

我马上来（或我马上去办）。

我明白了。

非常感谢！

谢谢您的好意。

（七）表示致歉的礼貌用语

请原谅。

让您久等了。

非常抱歉。

打扰您了。

失礼了。

实在对不起。

谢谢您的提醒。

是我们的错，对不起。

我们立即采取措施，使您满意。

请不要介意。

（八）表示推托的礼貌用语

很遗憾，不能帮您的忙。

承您的好意，但是……

对不起，没法替您办这件事。

（九）接听电话的礼貌用语

您好，这是……

我的名字是……

对不起，您拨错了电话号码。

请拨电话号码……

不要客气。

（十）赞美礼貌用语

很好。

真漂亮！

太美了！

真了不起！

（十一）"请"字的运用

请您就座。

请您稍候。

请您帮我个忙。

请您让一下。

请留步。

请多关照。

请问……

四、护理服务礼貌用语

您好，认识您很高兴。

您好，您有什么事，需要我做什么？

请您稍等，医生马上就到。

真对不起，让您久等了。

您好，请问您感觉哪儿不舒服。

请您在外面候诊，稍等一下。我会通知您的，谢谢合作。

请您先休息一下。

对不起，是我（们）的错，给您带来麻烦。

请您先到化验室做化验检查，回来医生再做处理。

请您拿好病历。

请您慢走。

您现在感觉好一点了吗？

您好，现在是休息时间了，请早点休息，晚安。

请不要担心，您的病需要1周治疗，很快就会好的。

我们很乐意为您服务。

您好，我是您的主管护士，我叫××，希望在您住院期间我们合作愉快，您有事可以随时找我。

大伯，您早，今天天气真好。我想把窗户打开通通风，您介意吗？

您好，让我帮您整理一下床铺好吗？让您觉得舒服些。

大娘，您先休息一下，我过会儿来给您测血压。

对不起，医生刚出去，请您在大厅等会儿好吗？

如果您有什么不舒服，请您及时来医院检查。

您需要我的帮助吗？

真对不起，张医生出差了，让王教授给您看可以吗？

您好，大夫一会儿给您做口腔检查，这是为您准备的漱口水，请您漱口。

对不起，请大家在候诊室候诊，拥挤在诊室会影响医生诊治病人。

这是您的药，请您按时服药，我会及时提醒您的。

根据您的病情，需要吸氧，请您配合一下好吗？请不要紧张。

您好，我来给您测量血压，让我帮您把袖子卷好。

请您记住，明天抽血检查前不要吃东西。

对不起，我正在给另一位病人治疗，请您稍候，我马上就来。

张教授，这位病人左侧后牙夜间疼痛明显，请您看一下。

先生，您请坐，让张教授给您检查。如您在治疗中感觉疼痛或不适请举左手示意。

劳驾，请您让一下，让我的治疗车过去，好吗？

您好，我来给您量体温，请让我帮您把体温表夹在腋下好吗？

您好，我们已根据您的病情调好滴速，如果调太快或太慢都会影响您的身体，请您不要自己调速，多谢合作。

先生，对不起，请您到门口稍等，我要给患者换药，谢谢！

您好，这是今天的费用清单，请您看看有无不对的地方。如有疑问，欢迎您及时提出，我们给您核对。谢谢！

您好，现在帮您打针，请您转过身去，把裤带解松。请不要紧张，不会很疼的。

您好，现在我帮您倒水吃药好吗？为了取得治疗效果，最好按时服药，多谢合作。

您好，现在准备给您输液。因手术需要，我们要给您用留置针输液，会有一点疼，请您忍耐一下，谢谢配合。

您不必客气，这是我们应该做的。

大爷，您身体不方便，我来帮您到收费处交费好吗？

请您放心，我们会尽力为您提供最好的服务，让您满意。

您好，这是我们医院的医患联系卡，有事请您及时与我们联系。

我是您的主管护士，这是护患连心卡，出院后有事可随时找我们。

请您记住，回去后按时吃药。服用方法您清楚了吗？

您好，这是治疗后的注意事项，请您拿好。您看哪些方面还需要解释呢？

祝您早日恢复健康！

祝贺您康复出院！日后请多多保重身体。

五、服务禁语

护士能不能很好地运用服务语言，直接关系到服务质量、医院信誉和个人形象。护士在接待病人时所用的语言，会自然地表现出个人的品格。语言不当会使病人感到怠慢，甚至侮辱，导致不必要的矛盾；病人会对护士和医院丧失信心，也使护士个人的人格受损。临床护理工作中，护理用语一定要做到语言的规范性，符合道德规范。护士要明白在护患交际中应该说什么、怎么说，而且还要明白不该说什么，不该怎么说。禁止使用指责、压制性、对病人有伤害性的语言。例如"给你讲了这么多遍，没听见？磨磨蹭蹭的。"甚至是一些恶语的责骂，"没钱看什么病，找事！"等等。常用忌语有"四个不"：称呼病人时不宜直呼床号，病人询问时不说"不知道"，遇到难办的事不说"不行"，病人有主诉时不能说"没事"。这些不文明、不恰当的语言，在护理工作中都是禁止使用的服务禁语。

服务禁语还有：

烦人！

不清楚！

你懂什么！

我不知道！

问别人去！

外面等着！

这不归我管！

你怎么不早来！

喊什么，等会儿！

下班了，你快点儿！

怎么不提前准备好？

喊你呢，没听见吗？

给你做检查了，别动！

喂！××床，该打针了。

我就这态度，你怎么着？

来得太晚了，明天再来吧！

急什么，着急能治好病吗？

问什么，跟你说你也不懂！

我的态度不好，你的态度好？

这不是我的事，你找大夫去！

还不到上班时间，在外面等着！

没看见我正忙着吗？着什么急！

上级就这样规定的，和我没关系！

不是告诉你了吗，怎么还不明白？

美好的语言可以减轻病人的痛苦，促进治疗和康复，而不恰当的、刺激性的语言则会导致疾病的发生或原有疾病的加重。所以，我们每个护士在护理工作中应避免讲出不文明、怠慢、伤人的语言。护士服务语言切忌生硬唐突、粗鲁烦躁、讽刺挖苦和低级庸俗。

第二节　护理巡视礼仪

临床护理工作中，护士除了为病人直接进行一些治疗护理外，巡视观察病人也是护理工作常见的、重要的内容，包括病情观察、心理观察、治疗观察、特殊专科处置观察、安全观察、生活观察、临床环境观察等等。在此过程中，护士既要履行对病人进行临床观察的职责，又要注意礼仪礼节，对巡视中遇到的种种问题妥善应对。

一、晚间巡视时的礼仪

一般情况下晚间护理人员相对较少，有些病人病情变化又常常发生在夜间，因此晚间护理巡视是十分重要的。

首先，护士应了解病人的病情，对体检、手术前、年轻的或已经恢复健康即将出院的病人，一般不应该在每次巡查时都用手电照射病人的面部。特别是对一些睡眠状况不佳的病人，巡视时可只照射病人的腹部，也能达到评估病人的呼吸和其他情况的目的。当然，对危重病人的监测要做到全面和细致。总之，护理行为的人性化原则，要求护士不能盲目而机械地执行各项护理操作，而是要能够审时度势，在坚持原则的基础上，在工作中注意满足病人的内心需求，给病人以真切的体贴与关怀，这才是体现护理艺术美的真实含义。

二、病人询问时的礼仪

巡视病房时，我们会经常遇到病人提出许多这样那样的问题。此时，护士应使用倾听技巧，耐心听取病人的问题，给予尽量详细的解释，适时做出恰当的反应，切不可表现出不耐烦、不屑一顾、心不在焉。患者遇到困难或有问题时首先找到哪位护士，这位护士就有义务尽可能为病人提供帮助，如自己不能解决，应帮助介绍病人找到能为其解决问题的人——即"首问负责"。

例：陈先生："小李护士，我胃一直不好，这几天还是吃不下东西，医生说目前的病情怎样？你知道吗？我昨天化验结果正常吗？"

小李护士："陈先生，您住院才几天，别着急，今天医生又给您换了两种药：××药，××药。您再吃吃看，我想改药后，您会感觉好一些的。另外，请您注意改变一下饮食习惯：第一不要吃太辣的；第二不能吃饭太快；第三要注意休息和睡眠。您再吃几天新药，照我说的试试，再观察观察，我想您的病会好转的。您的化验结果我已看过，都很正常。今后有什么问题，我会及时告诉您，您放心吧。"

三、病人行为异常时的礼仪

护理行为不是一种盲目的行为。护士的重要职能之一就是像"哨兵"一样，时刻注意和了解病人的情况，以提高护理观察效果，为临床诊疗的顺利进行提供必要的论据。

病人有时会因为行为或意识障碍产生一些异常的表现，如果护士对此缺乏了解，而无视这些表现，就会延误诊治，造成不良后果。遇到病人有异常表现时，有时护士只是觉得奇怪："怎么这个病人会这样，简直就是莫名其妙。"这种念头一闪即逝，而不去多问几个为什么，结果等出现意外情况时才恍然大悟。然后发出"我说的呢，……怎么会，……哎！要早知道就……"的感叹。这说明，一方面是护士缺乏经验，另一方面是护士不太注意临床观察的结果，因此不能做到"防患于未然"。其实，有许多"蛛丝马迹"可寻。比如，本来喜欢说笑的人，突然沉默不语；或原本十分内向的人，说个没完。这种情绪上的突变，有可能潜伏着某种隐患，对此，护士需提高警惕，留心观察，以防意外情况的发生。有提出一些听起来有些奇怪的问题的病人，也有企图吞吃大量安眠药自杀的病人，会背着护士偷偷地把安眠药攒起来。如果护士工作不够仔细，不太关注治疗和护理以外的问题，那么就很难避免事态的发生和发展。有一位患骨癌的年轻人，在高位截肢手术的前一天夜里准备结束自己的生命，护士巡视病房时发现病床是空的，连忙四处寻找。当护士发现病人时，病人正站在楼道里打开的窗户旁。护士来到病人身旁，轻轻地关上窗。在护士办公室里与病人推心置腹地谈了很多，最终使病人放弃了轻生的念头，战胜了命运的挑战。那一晚发生的事情，成了只有年轻人和护士两人共知的秘密。目送病人出院的那一刻，望着病人离去的背影，护士心中有一种说不出的欣慰和满足的感觉。试想，假如护士不巡查病房，或发现病人不在，在不了解病人的情况下，就盲目推测病人可能是去了卫生间，而不去寻找，那么，意外就有可能发生。因此，护士要对病人的情况做到心中有数，知道自己今天值班要重点观察的病人，认真对待每一项护理工作。特别是当病人陷入一种困扰的漩涡难以自拔的时候，护士要责无旁贷地帮助其摆脱，这是护士义不容辞的职责。护士还应具备专科知识，对于病人因病情变化而产生的语言或行为异常，能够及时发现，进一步密切观察，并能及时采取必要的措施。

四、病人哭泣时的礼仪

护理巡视时，有时会遇到正在哭泣的病人。这时，①应从多方面了解其哭泣的原因，使自己的交流能有的放矢。②交流中要充分体现同情、理解病人。③要有为病人排忧解难的积极态度。

（一）病人为病情久治不愈而哭泣时

"××阿姨（称呼要更亲切），别哭了，您的病情是有点特殊，时间长了点，可您的病情不算很重，治疗办法也很多，会一天天好起来的，现在不是已经好多了吗？（或：现在虽然一时看起来起色不大，但总算得到了一定控制……）俗话说，病来如山倒，病去如抽丝，只有积极配合治疗，保持乐观的态度，您的病才会好得快一些；着急、哭泣只会加重您的病情，延长您的恢复时间，因为人在哭泣、情绪低落时，机体对疾病的抵抗力会大大下降，不但现在的病没治好，弄不好还会激出别的毛病来，医学上叫作应激性病变。所以，您千万不要着急，快别哭了……"

（二）安慰鼓励性

注意抓住其病情的每一点转机，向病人展示光明的前景，以鼓励其战胜病痛的信心和勇气。但要注意实事求是，切忌夸张和预见性语言，防止希望破灭，造成其精神上更大的伤害。

"××老师，您今天体温比昨天低点了，气色也好多了。""不要着急，任何药物进入体内都有一个发挥作用的过程。俗话说水到渠成，只要坚持治疗，以现在这么好的治疗条件，什么奇迹都可能发生的，您说是吗？让我们共同努力，争取创造个奇迹好吗？"

"××大姐，不要紧张，放松看书，想想快乐的事，实在难受就请告诉我，我会尽量给您想办法的。""来放松肌肉，紧张会令您的心跳加快，血压升高的，那反而会加重您的病情。""好，对，就这样，放松……"

"××大爷，您是想咳嗽吗？我来帮助您！放心，我已经为您保护伤口，当然还会有些疼痛，但是，痰咳出后肺会膨胀得更好，您才不会受肺部感染的痛苦。来，让我们一块努力……"

（三）指导性

"××同志，吃点水果吧，水果开胃，既能促进食欲，又富含多种维生素、纤维素，营养丰富，还能帮助大便通畅，我帮您削好了，来，多吃点。好，很好，只要您努力配合，您的病会好得更快些的。"

"××同志，我帮助您活动活动胳膊、腿好吗？来，请屈腿伸开，再屈腿……很好，这样活动活动，有利于促进您全身的血液循环，有利于身体康复。希望您对此充满信心，每天坚持锻炼，我们会定时来帮助您！"

哭泣也是一种宣泄方式，与其长期郁闷在心里，还不如让其放声痛哭一场。但要注意控制时间，不宜过长，以免影响其他病人。

第三节　常用护理操作礼仪

护理操作是指在实施治疗和护理手段时有意识的、有目的的动作组合。护士在进行基础护理和各项护理技术操作过程中，不但要执行各项操作程序，遵从护理原则，选择护理方式，以达到治疗及护理目标，还要不断研究每一项操作、每一个过程，甚至每一个动作是否科学、节力，达到动作协调美观、紧张有序、忙而不乱、张弛有度、干净利索的护理艺术美的境界。

一、护理操作美

护理操作美是一个广义的话题，因为，护理操作的内容是非常多且细致的。从美学的角度探讨护理操作，与从技术层面说明护理操作是不同的。护理操作技术是要求护士掌握操作要领，操作步骤及操作内容，而护理操作美是指以审美的标准探讨蕴含在其中的美感。那么怎样才能使护理操作蕴含美的内容，使人从中产生美感，就成为一个值得探讨的问题。

以往在对护士进行操作培训和考核内容中偏重于对技术的掌握。诚然，对护士而言掌握操作要领和步骤是第一位的，这将直接关系到护理目标的实现。然而，忽略了对操作美的设定与评估是很难达到完美境界的。因此，护士在实施护理操作的过程中，应以达到技术指标为准绳，并在此基础上注重将美融入其中，即对操作时身体的姿态、动作和行为进行有意识的要求与改进，特别是手的动作应以轻、柔、稳、准、快慢适中和有条理为原则，使护理操作真正成为一种美的艺术。

（一）护士应注意身体姿态的调整

有的护士平时工作时不太注意自己的姿态，表现得比较懒散，常常会引起病人的反感。曾经有一位病人在意见簿中这样形容护士：她走进病房，用右手的食指和中指夹着针，双臂交叉在胸前，一脚前一脚后地站在门口，冲着里面喊了一声："三床，准备了，打针！"可以想象护士留在病人心目中的形象有多么糟糕。因此，护士在出现于病人面前时，应时刻注意自己的形象，无论进行何种操作，都应注意姿态的正确和美观。要正确地选择用物，如注射盘、治疗车。不能为了省事而忽略了细节，给人以工作态度不严肃的感觉。在操作中需要站立、仰头、弯腰、转身时，应注意姿态的优美舒展。不正确的和不美观的姿态不但会使病人感到不舒服，对护士来说，如果不良姿态长期得不到纠正，极易造成形体上的问题，如塌腰、驼背、肥胖等，影响护士的身心健康。所以护士应注意保持体态的正确和优美，无论站、坐、行、走、工作中需要做出的各种姿态，都要以美为标准，注意纠正自己不正确的体态特征，表现出护士应有的精神风貌。

（二）护士在执行操作时手的动作

无论何种操作和治疗手段，都要通过护士的手来完成。护士的手是受大脑支配进行各种活动的。因此，护士在操作之前，应确定手的活动方式和范围，虽然操作的步骤和程序是有具体要求的，但护士在临床护理工作中实施操作时，还需要根据病人的具体情况和周围的环境来确定手的动作的轻重缓急。如鉴于病人的年龄、病情、敏感程度等因素的影响，护士对手的动作的快慢、轻重、力度的大小等都要进行选择调整。在不同的环境下，护士还要注意把握手的活动范围，不能因护士手的活动范围过大而导致失误，或物品的损坏。否则，不但会带来不良后果，同时也会有损护士的形象。

（三）护士对操作后环境的整理和物品的归位是护士素质的重要表象之一

从护理行为美的要求来说，这也是考察护理工作完美性的重要标志之一。因此，护士不但要注重自己的各种行为表现，还要寻求更高的护理美学艺术标准。在操作结束以后，不仅使病人感到舒适和愉快，还要使人感受到视觉上的愉悦。

护理艺术美常常可以从护理操作美中得以体现。这种美其实是一种综合美，是护士的语言和行为的完美组合。这不是一种刻意的、做作的表现，而是护士美好心灵的自然流露和行为上的延伸。护理操作美使人能够从护士的表现中感受到护士的爱心、耐心和诚意，表现出护理职业特有的严谨、周到、细致、完美的工作作风以及以人为本的呵护与关怀。

当前，以人为本的理念已深入到各个行业和领域。在护理工作中体现以人为本的原则，很大程度上表现为护理的行为动机和内容，表现为护士在实施护理操作过程中对病人的人性化关怀。从护理工作的整体而论，这种关怀是无处不在、无时不有的，所谓"于细微处见真情"。

在为病人进行基础护理的过程中，应始终注意对病人的影响和尊重，不要认为"我是在工作，你必须服从我"。如果在思想上存在这样的想法，那么行为上肯定就会表现为对病人缺乏理解和尊重。要注意始终让病人感到护士对自己的诚意，以达到支持和配合护理工作的结果。

护士所做的一切目的都是为病人提供保护、支持、帮助和促进康复。因此，当执行某项护理操作时，除了对病人予以必要的安抚和保护以外，还要时时注意到病人的需要和反应。如护士在清晨将沉睡中的病人唤醒，为病人测试体温。当护士将冰凉的体温计迅速插到病人腋下时，病人会感到很不舒服。如果护士设身处地为病人着想，就会将体温计送到病人手中，或轻轻地帮助病人将体温计置于腋下。当然，每天晨起的护理工作任务较重，有的护士这样做是为了加速工作的进程。但是，在紧张繁忙的工作中一定要注意尽量不要把时间节约在病人那里，而是要在锻炼自己、培养自己和提高自己的工作能力上下功夫：

1. 要计算出最佳的工作路线，减少和避免不必要的重复和忙乱的现象。

2. 加强计划性、条理性和对应性，做到合理安排，心中有数，事半功倍，以提高工作效率为原则，腾出更多的时间为病人提供必要的帮助。

因此，护士不但要把握工作的程序和要求，还要注意一些细节，给病人更为细致入微的关照。诸如水温的高低、饭菜的咸淡、睡眠的质量以及情绪的好坏等等都不能视而不见、听而不闻、不关痛痒，而是要提供一些实际的帮助和关怀。护理工作程序十分重要，它是护士进行护理观察和实施护理行为的原则和职责。在执行的过程中也要注意对病人的人性化关怀，在执行过程中无视病人的反应和感受是十分不可取的。在此过程中，护士对病人的人性化关怀主要体现在"四轻"，即说话轻、走路轻、动作轻和开关门轻。

二、护士的工作姿势

（一）站姿

1. 要领是挺胸、收腹。

2. 要端正、自然站立，下颌内收，两眼平视，嘴微闭，面带笑容，颈、胸、腰自然平直，两腿靠拢，两脚呈"V"字形或前后错步。

3. 双手自然下垂或在体前交叉，右手放在左手上。

4. 站立时不得无精打采、东倒西歪、耸肩勾背、懒洋洋地倚靠在墙上或椅子上。

5. 公开场合不得将手插在裤袋里或交叉在胸前，禁止下意识地做小动作，如玩弄衣带、医疗器械（如听诊器）、咬指甲等。

（二）坐姿

1. 正确的坐姿是上半身挺立，双肩放松，下颌内收，颈挺直，胸部挺起，使背部与大腿成一直角，双膝并拢，双手自然放在膝上或椅子扶手上。

2. 入座时（女性）双手理平衣裙，坐下后合拢衣裙。

3. 与人交谈时，上身不得前倾，或以手支撑下巴，切忌抖动脚尖。

4. 禁止坐时将裙摆撩起、双腿分开。

（三）走姿

1. 行走迈步时，脚尖向着正前方，脚跟先落地，收腹挺胸，两眼平视，双肩放平微后展，两臂自然摆动，步履轻捷，弹足有力，柔步无声。

2. 在抢救病人需快步走时，应注意保持上身平稳，步履紧张而有序，肌肉放松，舒展自然。

（四）端治疗盘的姿势

正确端盘的姿势是：双手握于方盘的两侧，掌指托物，双肘尽量靠近身体腰部，前臂与上臂呈90°，双手端盘平腰，取放、行进平稳，不触及护士服。

（五）持病历夹（书本）的姿势

用手掌握住病历或书本中部边缘，放在前臂内侧，持物手靠近腰部。

（六）推车行进的姿势

1. 推车时，护士位于车的后侧，双手扶把且均匀用力，重心集中于前臂，行进和停放平稳。

2. 尽量不使腰背部负重过多。推车行进中，要观看病人或车内物品，注意周围环境，步子不要迈得太快，要稳、要轻。

3. 转移病人途中，要快中求稳，特别要观察病人的面部表情，注意各种管道是否通畅，要使病人的头端在护士一侧。

（七）拾物的姿势

以节力美观为原则。上身挺直，双脚前后分开，屈膝蹲位，拾物。护士服下缘不得触地。

（八）开、关门姿势

1. 开门　门前遇人则停步，请人先行；进室用手开门，双手端物时则侧背开门。

2. 关门　护士出入病房时，要及时用手把门关好，动作要轻，避免不必要的噪音干扰病人的休息。

三、常用操作中的礼仪

（一）晨间护理

护士在做晨护时，一走进病室首先要向病人表示问候。如果护士想请能够活动的病人离开，不能驱使病人，而是和颜悦色地说："今天天气真好，外面一点风都没有。李大爷，您还不出去活动活动？我把窗户也打开换换空气。"如果是阴天下雨，护士也可以这样对病人说："李大爷，我给您整理一下床铺。麻烦您到外面走廊里活动活动。我一会儿就做完，麻烦您了。"这样诚恳地对待病人，往往也能得到病人的理解和支持。如果是卧床病人，护士则应注意在整理床铺的同时，注意检查病人的意识、一般状况和皮肤的血运等情况。在实施操作的过程中，应按照正确的程序进行。要注重手的动作，既不能太重，以避免伤到病人；也不能太轻，清理不彻底也会对病人不利。经护士整理过的床位，应给人一种整洁美观的感觉，看上去病人的体位和铺盖都应是非常舒适的。有些病人虽然生活不能自理，但意识是清楚的，护士在为其实施更衣、更换卧位等治疗和护理，需要暴露病人的身体时，应注意保护病人。这里"保护"有两种含义：一是指要注意关窗关门，遮盖不需要暴露的部位，尽量避免病人因此而着凉，引发其他疾病；二是指要注意保护病人的隐私。身体是人的隐私的重要组成部分。护士应在操作之前，将其他人请出，或用屏风、隔帘等保护病人隐私。操作完毕说声"谢谢您的合作！您休息吧，我会定时来看您的。"

（二）发药

推车轻开门入内，随手轻关门。

1. "您是××床××女士吗？吃药时间到了，您的壶里有水吗？来，我帮您倒点热水，请您慢慢服下。"

2. "您是××床××同志吗？今天医生给您开药了，这药是治疗××病的，每天3次，一次吃2片，您先吃吃看效果如何，好吗？您的壶里有水吗？我来帮您倒点热水好吗？您服的药如果有改动，我会及时告诉您的。"

（三）测血压

携用物至病人床前，面向病人俯身询问："我想了解一下您的血压情况，现在能给您测一下血压吗？""我帮您把衣袖脱一下，我扶您躺平好吗？这样测量准确。"为其测血压，同时询问："您平时血压高吧？今天测的血压是××，比原来低点，请注意起床时不要太猛，以免头晕。您若感觉不舒服，请及时按红灯告诉我，我也会经常来看您的。谢谢您的合作。"

（四）注射

1. 脚步轻盈，手推治疗车来到病人床前。

2. 认真核对床头牌，和颜悦色地问："您好！您是××先生（女士／大爷）吗？"等对方回答后说："我现在就要为您打针了，您还有其他事情吗？"若病人回答"没有"，随后道："好，请您配合我做好准备好吗？"

3. 选择注射部位并协助病人摆正体位。语气随和："××先生请您侧身躺好，把下面的腿弯曲，上面的腿伸直。可深呼吸，全身放松，这样注射就不会太疼。"

4. 如是卧床病人，语气要平和中肯："××先生，您先别动，我来帮您摆好体位。"要做到心不躁、手不重，随着病人的动作协助其做好准备。

5. 消毒注射部位："××先生，现在我要给您消毒了，请您坚持一会儿不要动。"

6. 注射前交代："××先生，我就要为您打针了，您别紧张，放松，我尽量轻些，不会太疼的……，好了，打完了，请再多压一会儿。来，我帮您整理衣服。"给病人盖好被子。再次询问病人："您这样躺可以吗？有什么不舒服吗？要不要换个姿势？"回答"可以。""那好，您休息吧！谢谢您的合作。"

（五）静脉输液

1. 脚步轻盈，手推治疗车来到病人床前。

2. 认真查对床头牌，然后和颜悦色地问："您好！您是××吗？我现在为您输液了，您需要去卫生间吗？"如是卧床病人应询问："要我为您拿便盆吗？"然后为病人解释输液目的，以取得病人的合作。

3. 选择输液部位："咱们来看看您哪条血管合适。"如双手都输液，选择血管时动作一定要轻，切勿拍打而引起疼痛，同时询问："输这里可以吗？疼吗？"征得病人同意后方可输入。

4. 消毒后进针前再次查对姓名，并告诉病人："我要为您穿刺了，我会注意轻一点，不会太疼的，请不要紧张。"

5. 进针、固定后，为病人摆好舒适位置并询问："您的手这样放可以吗？""您这样躺行吗？要不要变换一下姿势？"以便使病人能舒适地度过输液时间。

6. 协助病人拉好衣袖，询问是否需要盖好被子，并问："您还有什么事要帮忙吗？"

7. 把呼叫开关递与病人，并交代："您如有事请按对讲机。""我也会定时来看您的，请您放心休息吧！谢谢您的合作。"

8. 推车出门，随手轻关门。

（六）导尿

作为一名病人，在接受"导尿术"时，因羞耻所造成的心理压力，远远超过了施术本身产生的不适、疼痛。故护士在实施导尿术的过程中，要严格遵循对病人的不伤害原则。要尊重病人对身体的隐私权。以充分的准备、精湛的技术、体贴的话语、最短的时间完成导尿术。

1. 导尿术前应详细向病人讲述导尿的作用、方法及可能出现的不适。使用单间进行或以屏风遮挡病人。为异性病人导尿时，除施术者外，应有另一名医护人员在场。

2. 术中的用语举例。

"我现在为您导尿，先要彻底消毒皮肤（黏膜），反复几次，如果您有什么不适，请告诉我一声。"

"很好，现在消毒完成了，要插尿管了。请您放松些，越放松，插管就会越顺利。"当导管进入狭窄部位病人感到疼痛不适时，应告诉病人："这就是术前我提到的最难受的情况了，您像刚才那样呵气、放松，很快就会通过这道难关的。"因反复抽插使病人疼痛加剧时，应即刻向病人道歉："非常对不起，让您受疼了。"

当导尿成功时，应首先向病人报告："尿液导出来了，谢谢您的配合！"与病人分享成功的喜悦，同时也会减轻病人的心理压力。

3. 术中的注意事项　保护病人的隐私。在导尿过程中若发现病人的生理、病理问题均不应随口说出。例如：会阴部炎症、斑痕、尿道畸形等。前列腺肥大所致的尿道狭窄、情绪紧张等给插管带来一定困难时不能表现出不耐烦，甚至埋怨病人。要积极寻找原因，并与病人探讨，变换手法，以达到目的。

特别应该指出，女性护士在为青壮年男性病人导尿时，偶有病人因局部反复刺激而引起生理反应。出现这种情况时仍要本着为病人解除病痛的理念坚持尽快完成操作。不得用挖苦、讥讽乃至呵斥的口气责难病人，或者撒手而去，事后又当作笑料传播，这都是有违职业道德的行为。

（七）灌肠

1. 病人接受灌肠时并不意味着心甘情愿地交由护士"摆布"，术前介绍得再详细、准备得再充分也有可能出现以下情况。

（1）各种原因引起的肛管插入困难，插入受阻——病人感到不适、疼痛与紧张不安；

（2）灌入液体快速流出，无效灌肠——病人不满意；

（3）粪便溢出，污染床单及病人衣物——病人不满情绪增加，甚至要求停止；

（4）未达到清洁标准，需多次灌洗——病人烦躁，不愿继续。

2. 在灌肠术中，护士可采用商量、建议、肯定、鼓励的口气及礼貌用语与病人沟通。

"现在我帮您摆好体位，您看这样躺着行吗？" "如果您能再向床边移一下就更好了。"

"插管时会有些不舒服，请您随时告诉我好吗？" "我调整了一下插管的方向，您觉得这样是不是好一点？" "如果您能再放松一点，肛管就能插深一些，效果更好。"

"液体进入后会有一种温热的感觉，有些胀，如果您能再多坚持一会儿再排出就更有效了" "您真棒，坚持了10分钟了。"

"刚才您就做得很好嘛，就像这样改变一下体位，很好。"

"还有一次就大功告成了，我按照您的建议，换了根细一点的管子，让我们重新开始！"

"99步都过来了，我相信这最后一步我们一定能走好！"

"太好了，合格了！谢谢您的合作！"

3. 在操作过程中，无论发生了什么事情，都不要埋怨、指责病人。皱眉、瞪眼、厌恶的表情都不应有。护士的职业责任注定是要减轻病人的痛苦与烦恼而不是增加他们的心理负担。千万不要造成"事没少做，还落得病人不满意"的结果。

（八）护理操作不顺利如何请同事帮助

1. 向同事提出请求时，语气恳切，平等待人。

2. 无论要求别人做什么，哪怕是递一副注射器，回答一个问题，都应当是"请"字当先，"谢"字在后。

3. 向同事提出较大请求时，需把握恰当的时机，不可随便当着众人面提出，以免让同事左右为难。

4. 当某位同事拒绝您的请求时，应当给予理解，不必耿耿于怀。可以请其他的同事帮助。

5. 平时要尽可能地帮助其他同事，这样当您需要帮助时，对方亦会欣然应允。

四、集体交班时的礼仪

1. 与会者应准时参加会议，着装整齐并按规定的姿势，面对主持人站立，全神贯注倾听交班报告。嘴里边吃东西边穿戴衣帽、倚墙靠门、勾肩搭背、交头接耳、东张西望，都属于不礼貌行为。

2. 主讲人应做好充分准备，既全面概括，又重点突出。以端正的站姿、清楚的词句向与会人员报告值班情况。不得扭动身躯，切忌语句含糊不清，影响交班顺利进行。

3. 时间不宜过长。与会者可在交班后的讨论中，针对较重要的问题及疑点提问。发言时要注意用礼貌用语，例如"我可以提个问题吗？" "有一点我还不太清楚，请问……"。交班者应坦诚作答。

4. 如果在晨会上就某一问题争论不休，一时做不出结论，主持人应另择时间专门研究解决。

5. 在进行床头交班时，应充分体现对病人的尊重及护理人员之间的合作精神，特别注意对病人有所打搅时应及时道歉；属工作人员之间内部的分歧意见不宜暴露在病人面前。

第四节　与抑郁病人沟通时的礼仪

住院病人性格各异，千差万别，护理工作中经常遇到情绪异常的病人，要注意了解掌握其心理特点，以恰当的方式积极主动地帮助他们，才能有的放矢地做好护理工作。

一、临床上抑郁病人常见症状

1. 自卑感　由于情绪低沉产生。认为别人看不起自己，甚至讨厌自己。表现为长吁短叹、双眉紧锁、两眼含泪的悲痛心境。

2. 内心忧愁　由于抑郁情绪的支配，认为自己什么都不好。表现为疏远亲友、回避交往、自我贬低、自我消沉。

3. 悲观厌世　有明显罪恶感或猜疑病，总觉得生不如死，流露自责、自罪和自杀的念头。

4. 缄默　病人在精神运动性抑郁时，饿了不吃饭，口渴不喝水，生活被动，反应迟缓，整日闭口不言，严重者不动、不食，处于木僵状态。

5. 焦虑烦躁　部分病人在忧郁的心境中表现为烦躁、焦虑、易激怒。

6. 睡眠欠佳　常伴有睡眠障碍。

二、医务人员应做到

1. 从各方面关心体贴此类病人，尽量满足他们的心理需要，即使病人做了一些不得体的事情，也不要埋怨指责，尽量从开导、关心、爱护的角度给病人讲明道理，让病人做些愿意做的事情，使其保持心情舒畅。要充分发挥病人的特长与优势，对他们在思想、行为方面取得的每一点进步都要予以肯定与表扬，使其恢复自信，走出阴影。

2. 保证病人生活需要。因病人生活被动，如不洗漱、不言不语、不进饮食，此时应无微不至地关心病人的饮食起居、个人卫生，保证营养，用真情的护理去感化病人，慢慢使病人感到人间的温暖。

3. 与病人多交谈，全面了解病情及病人的心理活动。在交谈中注意应用礼貌性语言，使他获得尊重；应用安慰性语言，使他获得关心。

第五节　病人临终及去世时的礼仪

从生到死，是人类经历生命起点与终点的漫长过程，是每个人的必经之路。护士担当了迎接生命诞生人间的第一位使者，在最后一站又担当着护送完结的生命升入天国的神圣职责。作为护士，不仅要懂得尊重生者，还应认识到死者同样有被尊重的权利，认识到死者为人类有过贡献，在家庭中和家人的心目中有举足轻重的位置，因此尊重逝者同样是职业所赋予我们的责任。

一、病人临终时

1. 走进病房切忌谈笑风生，注意走路轻盈，稳重。注意自我仪表形象，保持沉稳、大方，切忌浮躁。

2. 尽量使病人的卧位舒适，卧具清洁，无异味。视病人情况与之适当交谈。

3. 如果是孩子可轻轻抚摸前额，以鼓励安慰爱护的口吻："乖孩子，勇敢，不怕，你看有爸爸、妈妈和阿姨在陪着你……"等等，使孩子有一种依赖感，以减少其恐惧。

4. 对中年、老年人则在情况允许的条件下握住病人的手，以亲切、真情话语告诉病人："您不要太紧张，我们大家都在您身边，都会尽心尽力地为您治疗。"使临终病人有一种信任感及安全感。

5. 在抢救、处理临终病人时切忌忙乱、惊慌，做到心中有数、有条不紊。

6. 做好家属的工作。

"我们在积极抢救病人，这里人多，空间小，不便于抢救"，打手势引导：请你们先到门外等候好吗？

"您的心情我们都能理解，我们会全力以赴抢救的，您能配合我们一下吗？有情况我们会随时告诉您，您看怎么样？"

"实在对不起，病人情况不好！"打手势引导：请您进来再看看病人吧。

7. 临终前护士的语言及着装应注意的问题。

（1）语言行为：患者临终前一般有三种表现：坦然、沉默、恐惧。家属一般也有两种表现：希望奇迹发生、表示理解并接受现实。护士的主要表达方式是以沉着冷静的心态、干净利落的操作，创造出一个严肃紧张的氛围做治疗及护理。应切记此时的重点是"以做事为主，语言表达为辅"。

（2）着装：此时着装的原则是不要过分保护自己（如戴手套、怕脏穿两件工作服、套鞋套等），这样对病人、家属都会产生一种距离感。总之，着装与你平时相同，以不要突然改变自己为妥。

二、病人病逝后

（一）病人病逝时护士应做的事

临终抢救时病人的亲属一般不应在现场，在医生确定病人死亡后，护士应尽快整理一下死者的床位，把死者放在床的中央。理好头发、盖好被子，将面部的血迹及其他分泌物擦拭干净，抢救仪器摆放在墙的一边（整个过程不超过2分钟），一切整理完后通知家属病逝的消息。此时，他们情绪极度亢奋，任何劝慰都显得苍白、乏力，他们会不顾一切地扑向死者，以发泄他们难以控制的情感。此时，护士不应强行阻拦，应给他们发泄情感的权利，允许他们看一下死者，允许拥抱、抚摸一下自己的亲人，这个时间一般以6~7分钟最为合适。此时的主角是家属，护士这时不应离开房间，应随时以肢体语言来表达对家属的尊重与安慰，例如，搀扶一下最悲痛的家属，女性护士搂抱一下死者的女性亲属，拍一拍比自己年龄小的家属等等，对死者单位的同事应点头表示对他们到来的问候。

（二）病人病逝后应做的事情

在家属与死者见面5~6分钟后，护士应以语言交流为主，做好家属的疏导工作。此时最好的合作伙伴是死者单位的同事，取得他们的合作是护士完成疏导工作的关键，有时可达到事半功倍的效果。家属离去后，护士就开始对死者做"尸体料理"工作。此时，护士应注意以下几点：

1. 不在房间内说笑、谈与操作无关的话题，表情严肃，态度认真。

2. 操作时动作要轻，不要因操作不当，而碰伤死者的表皮。

3. 操作时不评价死者的功过、是非，不议论病人的治疗得当与否。

4. 尸体料理完毕后，请家属再看一次死者（2分钟左右）。此时护理人员应双手握于前面，站在死者的内侧，将外侧留给家属进行告别。护士站在死者内侧的目的是：

（1）对死者表示一种尊重。

（2）使家属感到我们对死者的重视。

（3）保持死者经料理后的遗容不被破坏。

5. 遗物对生者来说是非常重要的。因此在清理遗物时，应注意不得随意处理死者的遗物，哪怕是一张留有死者笔迹的纸片或一条有血迹的内衣，将遗物全数交给家属处理。

第二章 基础护理操作技术

第一节 静脉输液技术

一、头皮静脉输液

（一）目的

最适用于新生儿和婴幼儿输液。幼儿头皮静脉浅表易固定，体位舒适，便于保暖。一般常采用额前正中静脉，颞浅静脉，眶上、枕后、耳后静脉。

（二）用物准备

硅胶管头皮针头1~2个，5ml注射器1支（内盛生理盐水注射液或药液），纱布，剃刀，必要时准备沙袋及约束带，其他物品与成人输液同。

（三）操作方法

1. 备齐用物至床旁，患儿仰卧或侧卧。头部稍抬高，选择好静脉后剃净局部毛发。

2. 穿刺时，一人操作，一人协助。将患儿固定于适当位置，常规消毒皮肤。操作者以左手拇、食指分别固定静脉两端皮肤，右手持针，在距离静脉最清晰点后0.3cm处，将针头与皮肤呈15°~20°角轻轻刺入皮肤，然后使针头几乎与其头皮平行，沿血管方向慢慢刺进。针头进入静脉时一般阻力减小，有滑空感且有回血，如无回血可用注射器抽吸，如因血管细小或充盈不全而抽吸后仍无回血时，可试推少量生理盐水或液体，局部如无肿胀也不发白，且点滴顺利，也证实穿刺成功。最后用胶布固定针头和硅胶管于适当位置。

3. 穿刺后掌握输液速度，记录输液时间、药物和输液量，整理用物。不合作者可用肢体约束带约束。

（四）注意事项

1. 严格遵守无菌操作规程，皮肤消毒应严密，针头污染或脱出、需重新穿刺者，应及时更换。

2. 严格执行核对制度，注意药物配伍禁忌。

3. 严格掌握和定时观察输液滴注速度，过快可能引起心力衰竭甚至肺水肿，过慢易使针头阻塞。并注意记录。

4. 经常观察局部有无肿胀，以防针头滑出或不在静脉内。

5. 对危重患儿进行操作时，需密切注意其面色及哭声，防止病情突变。

6. 注意鉴别头皮静脉与动脉。动脉触之有搏动感，外观较粗易滑动，呈弯曲状，啼哭时充血不明显，回血呈鲜红色，液体注入时周围头皮发白，且阻力大不易滴入。静脉则触之无搏动感，外观细小不易滑动，呈树枝状，啼哭时充盈明显，回血呈暗红色，液体注入时，周围头皮不变白，阻力小，滴入顺畅。

7. 穿刺成功后指导家属正确搂抱患儿的姿势，以防触动针头导致输液肿胀。

8. 加强巡视，观察有无输液反应，针头有无移动或脱出，瓶内的液体是否走空和各连接处有无漏液等现象。

二、留置针的应用

（一）目的

1. 减轻患者由于反复穿刺而造成的痛苦。

2. 对于长期和反复输液的患者可保护血管。

（二）用物准备

无菌输液器、输液卡、输液架、遵医嘱备齐药液、治疗盘、2%碘酊、70%酒精、无菌头皮针头、棉签、敷贴、弯盘、网套、剃须刀、静脉留置套管针、无菌敷贴、封管液。

（三）操作方法

1. 洗手，戴口罩。

2. 备齐用物。

3. 选择粗、直易于固定的血管。

4. 操作者常规扎上止血带，消毒穿刺点皮肤，消毒范围在5～10cm，如为头部应剃去血管周围的毛发。

5. 配好药物，排好空气，连接静脉留置针，去除针套，旋转松动外套管，助手协助操作者消毒左手食、拇指，左手食、拇指绷紧穿刺处皮肤，固定血管，右手持针柄，以15°～20°刺入，见血后将留置针缓慢送入0.1～0.2cm后，再缓慢边推套管边退针芯，用无菌敷贴固定好留置针。

6. 根据患儿年龄、病情调节滴速，签名。

7. 输液完毕后，用封管液正压封管，以防回血凝块阻塞。

（四）注意事项

1. 避免选择靠近神经，韧带，关节，硬化、受伤、感染的静脉。

2. 在推进外套管过程中若遇阻力，不能硬行推进，否则导管可能发生折叠或弯曲。

3. 送管时固定针芯的右手将针尾稍抬起，避免外套管紧贴皮肤，产生一定的阻力。

4. 左手送管时，应用拇指与食指持外套管的上方左右两侧沿针芯将套管全部推入静脉。

5. 静脉留置针保留3~5天，时间不宜过长，如穿刺处针眼发红或周围有炎性反应，应停止使用并拔出留置针套管，局部做相应处理。

6. 输液前后均应冲洗套管，如留置针套管被回血凝块阻塞时，不可强行推注，以免血栓脱落形成栓塞。

第二节　氧气吸入技术

一、目的

氧气吸入是指供给患儿足够的氧气，以提高动脉血氧饱和度，纠正缺氧状态，促进组织的新陈代谢，维持机体的生命活动。

二、适应证

1. 用于心衰、昏迷、休克及病情恶化的患儿。

2. 低氧血症者，如先天性心脏病患儿出现发绀、呼吸困难，新生儿窒息，代谢率增高的高热、惊厥患儿及肺不张、肺炎患儿。

3. 各种中毒引起的呼吸困难。

三、用物

治疗盘、氧气表装置一套、输氧盘、大小适当的鼻塞、小杯内盛水、胶布、剪刀、电筒、输氧单、笔、弯盘、棉签。

四、方法

（一）鼻导管法

1. 洗手，备齐用物至患儿床旁，做好解释以取得合作。

2. 用电筒观察患儿鼻腔，用湿棉签清洗鼻孔。

3. 将鼻导管前端用清水湿润后，自鼻孔轻轻插入1~1.5cm。

4. 如患儿无呛咳，即用胶布将鼻导管固定于鼻翼两侧及面颊部。

5. 视病情轻重调节流量，轻度缺氧为1~2L/min，中度缺氧为2~4L/min，重度缺氧为4~6L/min，婴幼儿为0.5~1L/min。

6. 连接鼻导管并将输氧管固定于适当位置，记录给氧时间及流量并签名。

7. 整理床单位，清理用物，询问患儿需要。

8. 观察患儿病情及给氧效果。

9. 停氧。先分离鼻导管，再关紧流量表，拔掉鼻导管放入弯盘。擦净患儿鼻孔周围，如有胶布痕迹用松节油擦掉。先开总开关，再开流量表，放出余气，关好备用。记录停氧时间、签名。整理床单位，清理用物，询问患儿需要。

（二）鼻塞法

鼻塞是用塑料做成的，塞于鼻孔给氧。使用时选择大小恰能塞住患儿鼻孔的鼻塞，适用于长时间用氧。

（三）口罩给氧法

适用于鼻导管给氧效果不好或患儿拒用鼻管时。用口罩代替导管，此法耗氧量大，1~3 L/min，肺部严重病变的患儿可达到5 L/min，无刺激，吸入氧浓度50%~60%。

（四）头罩给氧法

对婴幼儿或不合作的患儿采用有机玻璃头罩自颈部上方将头部罩入罩内。氧流量大，需6~8 L/min，氧浓度可维持在40%。

（五）双孔鼻导管给氧法

使用一次性双孔鼻管对准鼻孔，用胶布固定于唇上。氧流量大，需1~2L/min。

五、注意事项

1. 根据缺氧程度随时调节氧流量。

2. 严格遵守操作规程，使用时应先调节流量后再使用，停氧时应先拔出导管再关氧气开关，以免由于调节不当或关错而使大量氧气冲入患儿呼吸道造成肺组织损伤。

3. 长期吸氧的患儿应每天更换导管1~2次，左右鼻孔交替插入。

4. 吸氧时要密切观察患儿生命体征的变化，注意有无烦躁不安、面色苍白，缺氧情况有无改善，氧气有无漏气，导管是否通畅。

5. 停氧时要逐渐减少氧流量至空气氧浓度。完全停氧后观察患儿生命体征的变化及有无发绀、呼吸困难等。

6. 注意安全，做好防火、防油、防热、防震。

7. 要保持口罩的正确位置，口罩要贴近口鼻，而不密闭。

8. 使用头罩给氧时，头罩下缘勿触及患儿下颌及面部，注意避免擦伤皮肤。

9. 对不合作的患儿应适当约束上肢，以保证氧气管的正确位置。

第三节　肛管排气技术

一、目的

排除肠内积气，减轻腹胀。

二、适应证

主要用于肠胀气的患儿。

三、用物

治疗碗、纱布数根、肛管数根、小杯内盛水、液状石蜡、棉签。

四、方法

1. 向患儿及家长做好解释，以取得合作。

2. 将玻璃瓶系在床边，橡胶管一端插入瓶中液面下，一端连接肛管。

3. 协助患儿取侧卧位，脱裤子至膝部（婴儿取掉尿片）露出肛门。

4. 用液状石蜡润滑肛管前端，左手分开患儿臀裂，右手轻轻将肛管插入直肠10～15cm（视年龄大小而定），用胶布固定于臀部。

5. 观察排气情况，如排气不畅或无排气应更换卧位或调节肛管的深浅度，还可离心按摩腹部或热敷，以助气体排出。

6. 保留肛管20分钟。拔出肛管，清洁肛门，协助患儿穿好裤子或垫好尿片。

7. 整理床单位，清理用物并做好记录。

8. 肛管清洗后，浸泡消毒。

五、注意事项

1. 注意保暖，避免受凉，必要时备屏风。

2. 动作轻柔，以免损伤肠黏膜。

3. 新生儿加强肛门和臀部的护理。

第四节　婴幼儿灌肠技术

一、婴幼儿灌肠法的意义

1. 促进肠蠕动，解除便秘、肠胀气。
2. 为高热患儿降温。
3. 清洁肠道，为肠道手术、检查做准备。

二、婴幼儿灌肠的方法

（一）准备

1. 护士准备　洗手，戴口罩。向患儿或家长解释并说明灌肠目的及配合方法。

2. 患儿或家长准备　了解灌肠的目的及配合要点；灌肠前患儿排尿；家长为患儿更换尿布；患儿保持情绪稳定。

3. 用物准备　治疗盘内备一次性灌肠器1套、液状石蜡、棉签、卫生纸、手套、治疗巾、弯盘、水温计、量杯、灌肠液（常用生理盐水或0.1%～0.2%肥皂水，溶液温度为39～41℃；降温时为28～32℃）。灌肠液的常用量：6个月以下为50ml，6个月至1岁100ml，1～2岁200ml，2～3岁300ml。便器、便器巾、尿布、洗手液、洗手毛巾、医用和生活垃圾回收桶、输液架、屏风（必要时）。

4. 环境准备　室内温湿度适宜、无对流风。

（二）方法

1. 携用物至患儿床旁，核对患儿床号、姓名及灌肠液。备输液架、遮挡屏风（必要时）。

2. 协助患儿取左侧卧位，打开尿布，暴露臀部，将治疗巾垫于臀下。弯盘放于臀旁。便器上铺好便器巾，放于床旁椅上。

3. 取出一次性灌肠器，将灌肠器导管夹闭，用量杯量好灌肠液倒于灌肠器内并挂于输液架上。灌肠器底距床褥30～40cm。

4. 戴手套。

5. 用棉签蘸液状石蜡润滑灌肠器导管前端，松开调节器，排尽导管内气体，再次夹管。

6. 一手垫卫生纸分开患儿肛门，一手将导管前端轻轻插入直肠2.5～4cm，打开止血钳或调节器，使液体缓缓流入。

7. 护士一手始终扶持灌肠器导管前端，同时观察液体下降速度及患儿一般状况。

8. 当灌肠器内液体流尽，夹闭导管，轻轻拔出，从输液架上取下灌肠器，放入医用垃圾回收桶内。嘱患儿尽量保留5～10分钟再排便，若患儿不能配合，护士可轻轻夹紧患儿两侧臀部数分钟。

9. 协助患儿排便，擦净臀部，取出便盆，为婴儿更换尿布并包裹。

10. 整理用物和床单位，开窗通风。

11. 洗手，记录灌肠结果。

二、婴幼儿灌肠法的注意事项

1. 根据患儿年龄、病情选用型号合适的灌肠器及灌肠液种类。

2. 灌肠操作中，应注意观察患儿情况，如患儿突然哭闹、烦躁或诉说腹痛、腹胀应立即停止灌肠，并与医师联系，给予处理。

第五节　股静脉穿刺技术

一、目的

抽血做化验检查，协助诊断及治疗效果的观察。

二、适应证

需采血的新生儿、婴幼儿或体型较胖的年长儿。

三、禁忌证

有明显出血倾向者。

四、用物

治疗盘、2%碘酒、70%酒精、10ml无菌注射器2支、弯盘、棉签。

五、方法

1. 操作者洗手，戴口罩，备齐用物。

2. 核对床号、姓名。

3. 操作者应首先向家长进行自我介绍，讲明穿刺的目的、方法，征得家长的同意，以取得配合。

4. 让家长给患儿清洗会阴部、腹股沟及大腿处皮肤，并更换清洁的尿布。

5. 助手立于患儿头侧，以小软枕垫高穿刺侧臀部，使患儿股外旋、外展、膝关节屈曲成直角，并固定双下肢，用前臂约束患儿双上肢及躯干。

6. 操作者位于患儿穿刺侧足端，左手食指在腹股沟处触摸股动脉搏动点，常规消毒穿刺部位皮肤及左手食指（包括甲沟），左手食指定位股动脉搏动点（一般在腹股沟中1／3与1／3交界处），右手持注射器行股静脉穿刺。

7. 穿刺方法

（1）垂直穿刺法：沿股动脉内侧0.5～1cm处垂直将针头刺入1～1.5cm后抽血，或针头垂直刺入直至感觉有阻力时停止进针并慢慢向上提针，同时边提边回抽注射器活塞至有回血即固定针头位置，抽血至所需血量后拔针，以无菌棉签局部按压5～10分钟至无出血为止；

（2）斜刺法：在腹股沟下1.2cm处，与股纵轴平行，与腹股沟呈45°角刺入股动脉内侧0.5～1cm处至感觉有阻力时停止进针，并慢慢将注射器向回退，同时边退边回抽注射器活塞至有回血即固定针头位置，抽血至所需血量后拔针，以无菌棉签局部按压5～10分钟至无出血为止。

六、注意事项

1. 准备用物要齐全。

2. 抽血前要核对化验单与试管是否相符，操作中要做好三查七对。

3. 操作中助手应密切观察患儿面色、呼吸等情况，如有异常应立即告诉操作者，必要时停止穿刺。

4. 如穿刺不成功，不宜在同侧反复穿刺以免形成血肿，应在对侧采血。

5. 如抽出血液为鲜红色，提示误入股动脉应拔出针头重新穿刺，加压止血，直至无出血为止。

6. 严格无菌操作，防止感染。

第六节　颈外静脉穿刺技术

一、目的

抽血做化验检查，协助诊断及治疗效果的观察。

二、适应证

需采血的新生儿、婴幼儿，或体型较胖的年长儿。

三、禁忌证

病情危重、心肺功能不全、呼吸衰竭及有明显出血倾向者。

四、用物

治疗盘、2%碘酒、70%酒精、无菌头皮针头（6～7号）、无菌注射器、弯盘、棉签。

五、方法

1. 操作者洗手，戴口罩，备齐用物。

2. 核对床号、姓名。

3. 操作者应首先向家长进行自我介绍，讲明穿刺的目的、方法，征得家长的同意，以取得配合。

4. 患儿取仰卧位，头下垂于治疗台一端，头偏向一侧，助手立于台旁，面向患儿，用双手固定其头部（勿蒙住口、鼻），露出颈静脉。

5. 操作者站在患儿头端，选好穿刺部位，常规消毒皮肤，左手固定皮肤及要穿刺的血管，右手持注射器呈30°～40°沿心方向斜刺入皮肤，也可用头皮针连接注射器，手持针柄，呈30°～40°角进针，若无回血，可将针头缓慢退至皮下，重新穿刺，见回血后，固定针头，抽取所需血量，再拔出针头。

6. 拔针后，迅速按压穿刺部位，将患儿抱起，压迫止血3～5分钟，至无出血为止，并加强巡视。

六、注意事项

1. 准备用物要齐全。

2. 抽血前要核对化验单与试管是否相符，操作中要做好三查七对。

3. 操作中严格无菌技术。

4. 按压患儿头部时不可过猛。

5. 操作中助手应密切观察患儿面色、呼吸等情况，如有异常应立即告诉操作者，必要时停止穿刺。

6. 操作应迅速，以免头部下垂时间过长，影响头部血液回流。

7. 注血入管前应拔去针头，沿试管壁缓慢注入，如有多量气泡，不要注入管内，以免溶血。

8. 抗凝血标本，应水平位摇匀，以免凝血。

9. 如发现穿刺部位肿胀，应立即处理。

第七节　胸腔穿刺技术

一、目的

1. 为明确胸腔积液的性质以明确诊断。
2. 用于胸腔内有大量积液、积气者以放液及排气减压。
3. 胸腔抽脓、冲洗。
4. 向胸腔内注入药物。

二、适应证

胸腔积液、气胸。

三、禁忌证

1. 穿刺部位有感染、炎症。
2. 病情危重，有严重出血倾向。
3. 自发性气胸。

四、用物

胸穿包1个、弯盘1个、血管钳1把、孔巾1块，纱布2块、标本瓶2个，2ml、20ml、50ml注射器各1支，皮肤消毒用物及量杯等。

五、方法

1. 同骨髓穿刺术。
2. 备齐用物。
3. 术前应做体检，必要时做X线透视或B超定位。
4. 操作者洗手、戴口罩。
5. 助手抱患儿坐于椅上，面对助手，背向操作者，坐位或半坐卧位。
6. 一般采用肩胛线第7～8肋间。如胸腔抽气穿刺点应在胸前2肋间锁骨中线外侧，或腋中线5～6肋间。
7. 检查穿刺针是否通畅，注射器是否漏气，然后用血管钳夹住橡皮管并排出空气。
8. 常规消毒，术者戴手套，铺孔巾，2%普鲁卡因局部麻醉，左手绷紧穿刺点皮肤，右手持针沿肋骨上缘刺入。
9. 感到阻力消失时，即可用20～30ml注射器抽液或抽气减压，也可注入药物。
10. 拔针后用活力碘消毒针眼处皮肤，再以无菌敷料覆盖，按压3～4分钟。

六、注意事项

1. 穿刺应紧贴肋骨上缘进针，以免损伤肋间神经和血管。
2. 抽液必须缓慢，一般年长儿每次放液总量不超过600ml。
3. 穿刺过程中，动作要轻柔，避免反复穿刺损伤肺组织。
4. 向胸腔内注药时，应确定穿刺针在胸腔后再注入药物。
5. 抽液过程中及完毕后观察患儿呼吸、脉搏、血压并记录。
6. 抽液完毕，嘱患儿卧床休息2~3小时，并观察脉搏、呼吸、血压等。

第八节　腹腔穿刺技术

一、目的

1. 抽取腹腔内积液，明确性质，以协助诊断。
2. 放出适量腹腔积液，以减轻腹压，缓解症状。
3. 腹腔抽脓、冲洗、注入药物。

二、适应证

1. 有腹腔积液患儿需做化验者。
2. 人工气腹治疗。
3. 腹腔积液浓缩回输术。
4. 需查腹腔积液性质，明确病原者。

三、禁忌证

1. 肝性脑病前期。
2. 粘连性结核性腹膜炎。
3. 肠管高位胀气。
4. 棘球蚴病。
5. 动脉瘤、卵巢肿瘤。
6. 癌肿血性腹腔积液。

四、用物

同胸腔穿刺，另备腹带1条。

五、方法

1. 同胸腔穿刺术。

2. 备齐用物。

3. 患儿取仰卧位、坐位或半卧位（新生儿取仰卧位），并先排空尿液。

4. 暴露腹部，测量腹围。

5. 选择穿刺点，在脐与耻骨连线中点或髂前上棘与脐连线上、中与外1／3交界处。

6. 操作者戴口罩、无菌手套，常规消毒穿刺部位皮肤后，铺无菌孔巾，用2%普鲁卡因做局部麻醉。用左手食、拇指固定好穿刺部位的皮肤，右手持针经穿刺点缓慢垂直刺入，徐徐推进，有阻力消失感即已进入腹腔，根据病情决定抽取量。

7. 抽液完毕后，拔出穿刺针，按压4～5分钟，用无菌敷料覆盖。

六、注意事项

1. 术前（嘱患儿）排尿，以免刺破膀胱。

2. 术中严格无菌操作。

3. 进针不宜太深，以免损伤肠管。

4. 穿刺时要密切观察患儿的一般情况、血压、脉搏和呼吸。

5. 穿刺放出腹腔积液时，将预先包扎在腹部的多头腹带逐步收紧，以防腹腔内压力骤降而发生休克。放腹腔积液速度不宜过快，每次不超过500ml。

6. 穿刺后腹腔积液流出不止者，可用火棉胶封闭。

7. 穿刺过程中如发生病情变化或抽液过程中出现血液，应停止穿刺，使患儿平卧，给予输液、扩容等抢救措施。

8. 穿刺点应避开皮肤感染处，以免引起腹腔感染。

9. 记录抽取腹腔积液的量、性质、颜色等。

第九节　骨髓穿刺技术

一、目的

1. 抽取骨髓进行骨髓象检查，进行鉴别诊断。

2. 抽取骨髓做细菌培养。

3. 通过骨髓穿刺进行骨髓内输血、输液及骨髓移植。

二、适应证

1. 各种贫血。

2. 白血病及造血系统肿瘤，血小板减少或粒细胞减少症。

3. 疟疾或黑热病。

三、禁忌证

1. 有明显出血倾向者。
2. 穿刺部位皮肤感染者。

四、用物

骨穿包1个（内有穿刺针1套）、孔巾1块，2ml和50ml注射器各1个，玻片10张，纱布2块，胶布，皮肤消毒用物，砂石，2%普鲁卡因1支，弯盘。

五、方法

1. 向家长讲明目的、方法，取得家长的同意并签字。
2. 备齐用物，洗手戴口罩。
3. 选择穿刺部位。

（1）髂前上棘患儿取仰卧位，穿刺点为髂前上棘后1～2cm处。

（2）髂后上棘患儿取侧卧位，穿刺点在骶骨两侧髂骨上缘下6～8cm与脊柱旁开2～4cm交点处。俯卧位，患儿俯卧，下肢伸直上抬，可见臀部一凹陷处为髂后上棘。

（3）胸骨患儿取仰卧位，肩背部垫软枕，取胸骨中线与第2肋间水平线之交点为穿刺点。

（4）脊椎棘突患儿反坐靠背椅，双臂交叉放在椅背上，背部尽量后突，穿刺点在1～4腰椎棘突出处。

（5）胫骨适用于2岁以下患儿，取坐位，也可仰卧位，由助手固定下肢，穿刺点为胫骨结节平面下约1cm之前内侧面胫骨处。

（6）暴露穿刺部位，常规消毒穿刺点周围皮肤，直径15～20cm，戴无菌手套，铺无菌孔巾。

（7）以普鲁卡因自皮肤至骨膜行局部麻醉，操作者调节骨髓穿刺针的固定器，左手拇指和食指固定穿刺点周围皮肤，右手持穿刺针与骨面垂直，以旋转方式刺入骨腔，当阻力消失，进入骨髓腔后拔出针芯，以50ml注射器连接穿刺针座抽取骨髓液0.2～0.3ml，由助手涂片。

（8）插入针芯，拔出穿刺针，用无菌敷布覆盖，按压2～3分钟至不出血为止。

六、注意事项

1. 穿刺过程中若患儿出现面色苍白、出冷汗、脉搏加速、血压下降等表现应立即停止穿刺。
2. 涂片应薄、均匀。
3. 抽取骨髓时，不能用力过猛，骨髓液取量不应过多，以免骨髓液稀释影响结果判断。
4. 术后嘱患儿卧床休息1～2小时，并观察局部有无出血等现象。

第十节　新生儿脐部护理技术

一、护理目标

新生儿脐部护理的目的是保持脐部的清洁及干燥，预防脐部并发症，减少脐部感染的发生率。

二、操作步骤

（一）评估

患儿脐部情况，有无红肿、渗出液、脓性分泌物以及出血。

（二）准备

1. 操作准备　着装整洁，洗手，戴口罩。

2. 用物　3%过氧化氢溶液、Ⅱ型安尔碘、生理盐水、棉签、无菌纱布、胶布、弯盘，必要时备10%碘酊及吸收性明胶海绵。

（三）操作方法

1. 新生儿出生后次日开始每天洗澡后用Ⅱ型安尔碘消毒脐窝及脐周，每天1～2次，不必包扎。

2. 若出现少许渗出液或脓性分泌物，处理如下：

（1）用左手拇指及食指撑开脐窝，右手用蘸有3%过氧化氢溶液的棉签由脐窝由内向外清洗到脐周，呈螺旋形清洗，直径约3cm，同时注意脐轮下凹陷部分的清洗；

（2）用干棉签擦干；

（3）用生理盐水以同样的方式进行清洗，干棉签擦干；

（4）用Ⅱ型安尔碘消毒脐窝及脐周；

（5）创面宽而新或渗血时用无菌敷料遮盖，包扎。

3. 整理

（1）整理病床单位；

（2）将患儿取舒适体位，穿好衣服盖好棉被；

（3）洗手；

（4）记录脐部红肿及分泌物的颜色、量及出血情况。

4. 评价　保持脐部的清洁干燥，能有效地控制脐部感染的发生，无其他并发症。

三、注意事项

1. 若有伤口时不可用75%乙醇。

2. 脐窝有肉芽组织或渗血者可用10%碘酊烧灼，出血多者可用吸收性明胶海绵止血，并报告医生做进一步处理。

3. 出血较多者要经常巡视观察出血情况，及时报告并记录。

4. 保持脐部的清洁和干燥，尿布不可覆盖于脐部，以免尿液浸湿脐部。让脐部暴露是新生儿护理中很重要的一环。

第二节　新生儿盆浴法

一、护理目标

新生儿沐浴的目的是去除污垢，保持患儿舒适。

二、操作步骤

（一）评估

患儿的情况是否适宜进行沐浴，是否留置静脉留置针、PICC导管，是否有尿布皮炎。

（二）准备

1. 环境准备　关门窗，调节室温在26～28℃。

2. 操作准备　着装整洁，戴好工作帽，穿好工作衣，戴口罩，洗手。

3. 用物准备　衣服、尿布、大毛巾、爽身粉、冲凉盆、消毒小毛巾、中性沐浴露、鞣酸软膏（必要时）、38℃温水。

（三）操作方法

1. 检查手镯，核对姓名、床号。

2. 左手托起患儿头颈部，并用拇指和中指，将双耳郭折向前方，以压住外耳道，防止水流入耳内，将新生儿挟入腋下固定。

3. 右手将小毛巾打湿拧干，从眼内眦向外眦擦洗，然后擦脸、耳郭等处。用小毛巾打湿头发，涂上沐浴露，轻轻揉搓后冲洗干净，擦干头发。

4. 松解衣物，解开尿片将患儿放入水中，护士左手握住患儿右肩关节，让新生儿趴在护士左手掌根部及左前臂上，用小毛巾淋湿身子涂上沐浴液，洗干净颈背部、腰骶部及四肢，护士右手握住患儿右肩关节，翻转新生儿，右前臂托住新生儿颈背部，洗干净颈部、胸腹部、会阴部。

5. 包上大毛巾，迅速擦干全身。在颈部、腋下等处扑上爽身粉，观察臀部有无臀红，若有臀红涂上鞣酸软膏，穿好衣服、尿布。

6. 查对手镯，抱回床位（已更换床罩，枕套等）。

7. 整理用物。

三、注意事项

1. 操作应轻柔、细致。

2. 动作应迅速，避免患儿受凉。

3. 有静脉留置针、PICC导管的患儿应注意避免敷料进水。

第十一节　新生儿培养箱的应用技术

一、入暖箱适应证

1. 凡出生体重在2 000g以下或孕周小于37周早产低体重儿。

2. 异常新生儿，如新生儿硬肿症、体温不升者。

3. 保护性隔离。

二、暖箱的操作方法

1. 入箱前准备　水箱内加蒸馏水50ml左右，使箱内保持一定的湿度。

2. 热暖箱一般先调至34℃，然后再根据表2-1按早产儿体重调节所需温度。

表2-1　出生体重早产儿暖箱温度参考值表

出生体重（g）	暖箱温度（℃）			
	35	34	33	32
≤1000	出生10d内	10d后	3周后	5周后
<1500	—	出生10d内	10d后	4周后
<2000	—	出生2d内	2d后	3周后
<2500	—	—	出生2d内	2d后

三、暖箱温度与湿度标准

暖箱温度是根据早产儿的体重、体温、出生天数、胎龄大小来决定的。相对湿度55% ~ 65%。不同出生体重早产儿暖箱温度参考值见表2-1。

四、出暖箱条件

1. 体重在2 000g以上，一般情况良好。

2. 箱内婴儿体温已属于正常或偏高，吃奶良好，体重持续上升者，可出暖箱，但出暖箱后仍应密切观察注意护理。

五、注意事项

1. 暖箱内婴儿应穿单衣以避免散热，如室内温度适宜且病情需要可以裸体。

2. 一切治疗护理操作尽量在暖箱内进行，尽可能集中一次进行操作，尽量避免打开暖箱，以免箱内温度波动过大。必要时如吸氧输液治疗时，将皮管从两端门旁小孔通入。如称体重，静脉注射或抢救时，应盖绒毯或在红外线开放式暖箱中进行。

3. 及时巡视观察箱温及新生儿的一般情况，发现问题及时处理。

4. 根据病情每2～4小时测体温1次，并记录暖箱温度，根据体温的高低调节箱温，使早产儿体温保持在正常范围内。

5. 因暖箱内温度相对过高，应注意足够的母乳喂养，必要时喂水。

6. 暖箱不宜置于太阳直射或有对流风的位置，以免影响箱内温度的控制。

7. 应经常检查是否有故障或调节失控现象，以保持正常使用。

8. 暖箱清洁消毒。

（1）每日用消毒液清洁暖箱内外，并随时将奶液及葡萄糖等用湿布擦净，同时更换小床单。

（2）水箱用水每日更换1次，更换时先把水放尽，再倒入蒸馏水，以免细菌滋生。

（3）长期使用暖箱者应每周更换彻底消毒1次，定期做细菌培养。

（4）对于抵抗力极低，体重小于1 000g的新生儿其所用衣服、尿布之类，均需高压消毒后使用。

9. 医护人员接触患儿前必须洗手，防止交叉感染。

第十三节 新生儿抢救台的应用技术

一、操作步骤

1. 开放式辐射抢救台置于避风温暖处，铺好床面，检查床栏，调节床头高度。

2. 接通电源，打开电源开关，在胎儿出生前，将新生儿用的治疗巾、被服置于开放式辐射抢救台上预热，预热温度控制在32～33℃。

3. 置患儿于开放式辐射抢救台上，取仰卧位，头偏向一侧，保持呼吸道通畅，将肤控传感器探头金属面紧贴患儿皮肤，贴于患儿右上腹部，用胶布固定好探头，用十字法固定，以免探头脱落，必要时用75%乙醇清洁患儿右上腹皮肤。

4. 调节设定体温，肤控温度调节为36～36.5℃。

5. 整理患儿被服，整理床单位。

二、使用注意事项

1. 新生儿病房室温应调节在24～26℃。病房室温过低，可导致升温慢。

2. 开放式辐射抢救台无湿度调节系统，病房应经常用湿拖把擦地或用湿化器维持病房湿度在55%～65%。

3. 婴儿放在开放式辐射抢救台保暖时因对流丧失热量较多，应避免将开放式辐射抢救台放在通风处。

4. 用开放式辐射抢救台保暖时，不显性失水较保温箱增加50%以上，应注意液体补充。

5. 由于开放式辐射抢救台通过对流、蒸发散热，氧耗较高，且幼儿体表得到的热分布不均匀，不适应2kg以下新生儿。

6. 凡是用呼吸机患儿，开放式辐射抢救台应有一层透明且透气性强的塑料薄膜覆盖，可以减少不显性失水，减少对流及辐射散热。

7. 肤控传感器探头金属面应紧贴皮肤，探头脱落时会导致辐射抢救台过度加热。应多巡视观察肤控传感器探头是否脱落，探头金属面每天用75%乙醇擦拭，以保持七灵敏度。

8. 每4小时测量体温1次，使患儿体温保持在36.5～37.5℃。

9. 每天用湿毛巾擦拭辐射抢救台四周床栏及台架。

10. 停止使用时先关电源开关，后拔电源插头，轻揭肤控传感器探头固定胶布，必要时备松节油擦拭胶布痕迹。移患儿于婴儿床上，用75%乙醇擦拭探头金属面，把探头线卷好，勿折断。用含氯消毒剂消毒擦拭床栏、床面及台架，再用清水擦拭。

第十四节　新生儿光照疗法

一、护理目标

光照疗法（简称光疗）是降低血清未结合胆红素简单而有效的方法，主要作用是命名胆红素转变成胆红素异构体和光红素异构体，从而易于从胆汁和尿液中排出体外。

二、操作步骤

（一）评估

评估患儿黄疸严重程度、胆红素检查结果、患儿生命体征、反应等情况。

（二）用物准备

1. 主要有冷光源光疗灯、冷光源光疗毯、单面光疗灯、双面光疗灯、白光光疗灯，光疗前须严密检查灯管的亮度，灯管是否损坏，发光率是否达到标准，检查灯管有无灰尘。

2. 避光眼罩（用不透光的布或纸制成）、尿布、手套。

3. 光疗记录卡。

（三）操作方法

1. 对患儿皮肤进行清洁，禁忌在皮肤上涂粉或油类，以免阻碍光线照射皮肤。

2. 修剪患儿指甲以免抓破皮肤，双眼应配戴不透光眼罩保护眼睛，以避免光线造成视网膜受损。

3. 将手套套在患儿手上，用胶布固定，注意不宜太紧以免影响循环。

4. 新生儿不穿衣服，仅留尿布保护生殖器，将患儿置于光疗箱中，早产儿可直接在暖箱中光疗，单面光疗的新生儿一般每2～4小时翻身1次，从而使全身皮肤均匀照射。

5. 填好蓝光照射灯记录卡。

三、注意事项

1. 观察皮肤黄疸的变化并记录。

2. 光疗期间应经常检查眼罩是否松脱，勿固定过紧或加压，并在喂奶时适当松开眼罩，让患儿与照顾者有目光交流。

3. 注意保持适当的水分和营养供给，因为在光疗的过程中，患儿不显性失水比正常高2～3倍，故应在喂奶时喂水或遵医嘱予补液治疗。

4. 严密监测体温及箱温变化，每4小时测量体温1次，低体重儿（体重≤2500g）应置于保温箱内光疗，使患儿体温保持在36.5～37.5℃，冬天要注意保暖，夏天要防止过热，若光疗时体温超过38.5℃要暂停光疗，待体温恢复正常后再继续光疗。

5. 光照疗法的新生儿因为光疗的分解产物经肠道排出时，刺激肠壁引起肠蠕动增加，会解绿色的稀便，次数和量均会增加，须注意臀部的清洁护理。

6. 光疗时，有些患儿会出现斑点、皮疹或瘀点，可持续到光疗结束，皮疹常分布于面部、下肢、躯干，消退后不留痕迹。

7. 光疗超过24小时，可以造成机体内核黄素缺乏，建议光疗同时或光疗后短期补充核黄素，可防止继发于红细胞GR活性降低所致的溶血，剂量为光疗时核黄素5mg，每日3次口服，直至光疗结束，改为每日1次，连服3天。

8. 光疗期间若患儿烦躁，可给予患儿皮肤安慰或按医嘱给予镇静剂。

9. 光疗时若皮肤出现青铜色即青铜症，应停止光疗，光疗停止后青铜症可自行消退，但时间较长。

10. 光疗前后及期间要严密观察胆红素的变化，特别是光疗期间需监测血清胆红素，因为光疗后皮肤黄染的消退较血清胆红素量的下降为快，不能以目测决定是否继续光疗。

11. 光疗后应仔细检查患儿皮肤有无破损，如有应及时处理，并观察皮肤黄疸情况。

12. 准确记录光照疗法的开始时间和停止时间。

13. 灯管应保持清洁并定时更换，使用300小时后，蓝光能量减少20%，900小时后减少35%，2 000小时后约减弱45%，20W比40W衰减得稍快。灯管距床面距离为40cm和20cm。光疗结束后关好电源，拔出电源插座，做好清洁消毒工作并置于干净、温湿度变化较少、无阳光直射的场所。

第十五节　新生儿抚触

抚触可以促进母婴的情感交流，使婴儿肌肉协调、全身舒适、心情愉快而且安静入睡，促进新生儿神经系统的发育，加快免疫系统的完善，提高免疫力，加快新生儿对食物的吸收。

婴儿抚触的顺序：面部→胸部→腹部→上肢→下肢→背部。

一、面部

（一）头颈部

两手拇指水平放在婴儿眉部上方，其余四指放在头后部，两手拇指由眉头向颞侧水平方向推至太阳穴，再延伸至耳后。用食指沿胸锁乳突肌推至颈部，重复3～4次。

（二）鼻两侧

两拇指纵向放在眼眶下鼻两侧，其余四指放在头的后面，用拇指纵向沿鼻两侧下滑，经过颧骨，向两侧直至耳前，重复4次。

二、胸部

（一）胸大肌舒展

两手指平放于胸下部，指向上方，向上推动，直至锁骨，然后用指尖分向两侧至肩部，重复4次。

（二）扩胸运动

两手握住婴儿双手，向两侧水平方向伸展，然后向中心交叉双臂，重复此动作4次，一次左手在上，一次右手在上。伸展及向心交叉时，稍用力。

三、腹部

手要温暖，右手指尖向右侧，放在婴儿右下腹部。按顺时针方向向右上腹推动，转向左上腹，再转左下腹。右手抚触右上腹时，左手与之并进，沿同一方向转至左下腹，终止。做时要力量稍大，到指尖的皮肤起皱褶。重复3次即可。

四、上肢

（一）手心

手心朝上，用掌横纹远端处作圆心运动，用食指沿婴儿手掌边缘做顺时针转动。右手揉20～30圈，左手揉30～40圈。

（二）手背

手背朝上，成人的食指、中指放在婴儿手下，用无名指在婴儿手背上稍用力压下，两拇指前后在婴儿手背上搓揉。右手揉20～30圈，左手揉30～40圈。

（三）手指

拇指、食指及中指共同轻轻拿起婴儿的每一根手指，由指根向指尖来回转动，由拇指至小指。

（四）合谷

合谷穴位于拇指和食指延长线交叉点远端一点，用拇指按顺时针方向揉动，右手揉20～30圈，左手揉30～40圈。

（五）手臂

轻握婴儿手臂，右手拇指在下，其他四指在上，松松地环握手臂。以腕为轴心，先拱起再凹下，同时向肩关节方向搓动，然后在腕关节处来回搓2次。

（六）手臂大运动

新生儿手臂由身体内侧提起至与身体成90°处，以肩为轴向外转动1周后回到原处。外转2周再内转2周。

五、下肢

（一）足心

仰卧，大人拇指放在婴儿足跟处作为圆心，以食指沿婴儿足底内外沿，做顺时针搓揉。右脚揉20~30圈，左脚揉30~40圈。

（二）足背

仰卧，大人的中指置于婴儿足下，无名指放在脚趾上与中指形成夹角，两拇指横向一上一下搓动。右脚做20~30次，左脚做30~40次。

（三）脚趾

食指、中指、拇指三指轻轻从脚趾根至趾尖稍做搓动，每一脚趾做2遍。

（四）足三里

髌骨下2横指，胫骨外侧处。将左手拇指竖立于穴道上，顺时针揉动。右脚20~30次，左脚30~40次。

（五）腿部

左手握住婴儿足部，右手以拇指及其他四指轻轻环握婴儿腿部，并以腕部为轴心搓动，自踝部搓至髋部，再返回去，重复2次。

（六）膝部弯曲

仰卧，大人双手握住婴儿小腿，先抬右腿向婴儿腹部移动，使其紧贴腹部，然后收回右腿，抬起左腿，使其贴近婴儿腹部，左右腿各运动两次。

（七）双腿上举

仰卧，大人双手握住婴儿膝部，肠肌处，向上弯腿直至与腹部成90°。

（八）双腿外展

仰卧，大人两手握其膝部向上推，贴近腹部，待膝关节弯曲后，做外展运动，直至两膝接触床面，然后从原位收回两腿，再使之伸直，重复2次。

（九）腿部大运动

仰卧，大人握住婴儿的一只脚，提起至与身体呈90°，然后以髋关节为轴，向外做环行运动1圈后回原位。做2圈向外运动，再做2圈向内运动即可。

六、背部按摩——捏脊

婴儿俯卧，大人将两食指弯曲，指背向下置于长强穴（尾骨）上，沿脊柱方向上推至皮肤起皱褶，分三次推至大椎穴。两侧肋缘下方的中央连线至脊柱两侧肌肉处为脾俞穴，用双指按压2次。胸廓中心部中连线至脊柱两侧肌肉为胃俞穴，双拇指按压2次。在第二腰椎下脊柱两侧为肾俞穴，用两拇指横向两侧分开轻轻按压3次。

抚触的注意事项：

（1）确保抚触时不受打扰，可播放一些柔和的音乐帮助婴儿放松，以每日3次，每次15分钟为宜；

（2）选择适当的时间进行抚触，当婴儿觉得疲劳、饥饿或烦躁时都不适宜进行抚触；

（3）抚触最好在婴儿沐浴后或穿衣服时进行，抚触时房间需保持温暖；

（4）抚触者的双手要温暖、光滑，指甲要修平、无倒刺，不要戴首饰；

（5）抚触前需温暖双手，可以将婴儿润肤液倒在掌心，先轻轻抚触，随后逐渐增加压力，以便婴儿适应；

（6）抚触时可以一边做按摩，一边看着孩子的眼睛，与婴儿说话，细语交流，增加亲子感情；

（7）做操时左侧多做一些，右侧少做一些，这样可以促进右脑发育，与左脑的发育过程相辅相成，有利于右脑潜能的开发和智力的发育。

第三章　内服药物疗法护理规范

第一节　催吐疗法护理规范

一、概念

催吐疗法是指医者通过刺激患者咽喉或使用一定的药物给患者催吐，以纠正患者体液异常潴留所致病症的一种治疗方法。

二、适应证

凡属食积不化、中毒症、急腹痛、胃内虫病、食欲不振等胃及胸膈部位以上的病症，均可用吐法。

若是急性食物积滞或饮食不当所致的胃中不适，或患者常食油脂而致腹中油脂较多者，可直接服用催吐药物。

三、禁忌证

当患者体液虚少、体质虚弱、小便闭、眼病障翳、痔、肉类中毒严重者，肠内寄生虫病，以及年龄过大、小儿、孕妇等皆不宜用吐法。

对于咽喉部反复感染者也不宜用此法。因先天胸廓小或者颈部瘦长者难以催吐，此法疗效较差。

四、评估要点

1. 评估患者年龄、全身状况及咽喉部情况。

2. 饮食、生活习惯。

3. 心理社会状况。

4. 呕吐物内容、颜色、气味、次数和时间。

5. 辨证　寒邪犯胃证、食滞胃肠证、痰饮停胃证、肝气犯胃证、脾胃虚寒证、胃阴亏虚证。

五、护理操作规范要点

（一）一般护理

1. 按内科一般护理常规进行。

2. 呕吐严重者，卧床休息，不宜过多翻身，吐后不宜立即进食。

3. 呕吐时宜取侧卧位，轻拍其背部，吐后用温水漱口。对卧床不起者，可将头偏向一侧，以免呕吐物呛入气道而窒息。

4. 必要时将呕吐物留样送检。

（二）病情观察，做好护理记录

1. 观察和记录呕吐物性质、颜色、气味、次数和时间等。

2. 呕吐剧烈、量多，伴有皮肤干皱、眼眶下陷、舌质发红时，报告医师，并配合处理。

3. 呕吐呈喷射状，伴有剧烈头痛、项强、神志不清时，报告医师，并配合处理。

4. 呕吐物中带咖啡样物或鲜血时，报告医师，并配合处理。

5. 呕吐频繁，不断加重或呕吐物腥臭，伴有腹胀痛、拒按、无大便及矢气时，报告医师，并配合处理。

6. 呕吐频作、头昏头痛、烦躁不安、嗜睡、呼吸深大时，报告医师，并配合处理。

（三）给药护理

中药汤剂宜热服，小量渐进。

（四）饮食护理

1. 进食时保持心情舒畅，宜少食多餐。

2. 肝气犯胃者，可给予理气降气食物。

3. 食积者应节食。

4. 虚寒性呕吐宜给温热性饮食，忌生冷不洁和肥甘厚味之品，尤忌甜食。

（五）情志护理

消除患者恐惧、紧张心理，肝气犯胃者，保持心情舒畅。

（六）临证施护

1. 寒邪犯胃，可用鲜生姜煎汤加红糖适量热服。

2. 食滞肠胃，欲吐不得吐者，可先饮用温盐水，后用压舌板探吐。

3. 痰饮停胃，可频服少量生姜汁。

4. 肝气犯胃，稳定患者情绪，遵医嘱针刺。

5. 脾胃虚寒者，胃脘部要保暖、热敷或遵医嘱隔姜灸或按摩胃脘部。

6. 胃阴亏虚者，遵医嘱，给予中药泡水代茶饮。

六、注意事项

1. 催吐时患者应取坐位或侧卧位，头偏向一侧，防止误吸引起窒息。
2. 吐完后给予漱口，及时处理呕吐物，更换污染被服，开窗通风祛除异味。
3. 大量催吐应观察有无水及电解质紊乱。
4. 催吐后患者应卧床休息，防止直立性低血压，以免摔倒。
5. 注意生活起居，避免受寒或过于劳累。讲究饮食卫生，做到饮食有节，饮食一般宜软、易消化，切忌过饱。

第二节　催泻疗法护理规范

一、概念

催泻疗法是通过服用具有泻下功效的药物将脏腑病邪排出体外，以达到治疗疾病目的的一种方法。

二、适应证

本疗法适用于中毒症、六腑的热性疾病、食积不化、浮肿水肿，痛风，风湿、类风湿关节炎，虫病，陈旧性疮疡等，疗效显著。

三、禁忌证

凡身体衰弱、老年、孕妇，胃火衰弱者，肛门疾病，呕吐，以及外伤，如金属等异物遗留于体内疼痛者等，均不可使用本法。冬季不宜使用泻下法。

四、评估要点

1. 诊察能否使用泻药。
2. 诊察施行泻法的时机。疾病已届成熟阶段者；病邪已敛入胃中者；痞瘤已被攻破者；陈旧性疾病已被引发者；病势正当亢盛期者。凡具备上述条件，可以施行泻下法。
3. 诊察患者体质。凡久病体力衰弱，不能进食，脉象无力，出现细而疾、颤抖、间歇脉者均忌用此法。
4. 诊察大便的量、色、质、气味及次数，有无传染性。
5. 评估饮食习惯和生活习惯。
6. 评估心理社会状况。
7. 辨证　寒湿困脾证、肠道湿热证、食滞胃肠证、肝气郁滞证、气亏虚证、肾阳亏虚证。

五、护理操作规范要点

（一）一般护理

1. 按中医内科一般护理常规进行。
2. 催泻后出现急性泄泻者，应卧床休息。
3. 具有传染性者，执行消化道隔离。
4. 长期卧床者，应定时翻身，泄泻后清洁肛门。
5. 遵医嘱，及时、准确地留取大便标本送验。

（二）病情观察，做好护理记录

1. 观察大便的量、色、质、气味及次数、有无里急后重等情况。
2. 观察体温、脉搏、舌苔、口渴、饮水、尿量和皮肤弹性等变化。
3. 泄泻严重、眼窝凹陷、口干舌燥、皮肤干枯无弹性、腹胀无力时，报告医师，并配合处理。
4. 呼吸深长、烦躁不安、精神恍惚、四肢厥冷、尿少或无尿时，报告医师，并配合处理。

（三）给药护理

中药汤剂趁热服用，服后盖被静卧。

（四）饮食护理

1. 饮食以清淡、易消化、无渣及营养丰富的流质或半流质为宜。忌食油腻、生冷、辛辣等刺激性食物。
2. 肠道湿热者，饮食宜清淡爽口，忌食生热助湿之品。
3. 食滞胃肠者，暂禁食，待好转后再给予软食。
4. 脾气亏虚者，以清淡饮食为宜，可食健脾食物。

（五）情志护理

1. 慢性泄泻患者常有焦虑、恐惧心理，给予安慰，消除其疑虑保持心情愉快。
2. 肝气郁滞者，忌恼怒，保持心情舒畅。

（六）临证施护

1. 寒湿困脾，腹痛者，可作腹部热敷。
2. 肠道湿热，肛门灼热疼痛者，遵医嘱中药熏洗。
3. 食滞胃肠，腹痛者，遵医嘱给予针刺。

六、注意事项

1. 注意饮食清洁、有节。

2. 生活规律，劳逸结合，保持心情舒畅。

3. 指导患者遵医嘱正确服药。

4. 体弱患者，由于不能承受猛烈泻下，即使病邪未除，亦当中止泻下。

5. 泻下之后宜食用米粥、炒青稞粥等清淡饮食以补益身体。

第三节　发汗疗法护理规范

一、概念

发汗疗法是指医者应用药物，通过使患者发汗而祛除疾病的一种方法。

二、适应证

临床上发汗疗法可用于感受外邪引起的表证，对于麻疹未透、痈肿疮疡初起、水肿、痹证初期等也可使用。

三、禁忌证

若麻疹已透、疮疡已经溃脓，以及自汗、盗汗、吐泻等津液损伤的病症禁用发汗疗法。

四、评估要点

1. 病室环境宜安静、空气新鲜。

2. 饮食宜清淡，忌黏滑、肉面、五辛、酒酪、酸性和生冷食物。因酸性食物有敛汗作用，而生冷食物不易散寒。

3. 药宜武火快煎，麻黄煎煮去上浮沫，芳香药宜后下；服药时温度适宜；服药后卧床加盖衣被，保暖以助发汗，并且在短时间内大口喝下热稀粥约200ml或给予开水、热饮料、热豆浆等、以助药力，促其发汗；若与麻黄、葛根同用时，则一般不需饮热粥。

4. 观察出汗特点，有汗、无汗、出汗时间、遍身出汗还是局部出汗等。在一般情况下，汗出热退即停药，以遍身微微汗出最佳，忌大汗。若汗出不出，则病邪不解，需继续用药；而汗出过多会伤津耗液、损伤正气，可给予患者口服糖盐水或输液；若大汗不止，易导致伤阴亡阳，应立即通知医师，及时采取措施。

5. 汗出热退时，应及时用干毛巾或热毛巾擦干，忌用冷毛巾擦拭，以防毛孔郁闭，不利病邪外达；大汗淋漓者，暂时不要给予更衣，可在胸前、背后铺上干毛巾，汗止时再更换衣被，注意避风寒，防止复感。

6. 病位在表者服药后仍无出汗，纵然热不退，也不可给予冷饮和冷敷，避免"闭门留寇"使邪无出路，而入里化热成变证，热反更甚；可以针刺大椎、曲池穴位达到透邪发汗的目的。

7. 发汗要因人因时而异，如暑天炎热，汗之宜轻；冬令寒冷，汗之宜重；体虚者，汗之宜缓；体实者，汗之宜峻等。

8. 服发汗解表药时，禁用或慎用解热镇痛药，如阿司匹林、比理通等，防止汗出太过。

9. 服用含有麻黄的药物后，要注意患者的血压及心率变化。

10. 注意不可妄汗。凡泌尿系统感染、疮疡、失血患者和剧烈呕吐之后均禁用汗法。病邪已经入里或麻疹已透，疮疡已溃，虚证水肿，吐泻失水等，也不宜应用汗法。

11. 辨证分型　风寒感冒、风热感冒。

五、护理操作规范要点

（一）一般护理

1. 按中医内科一般护理常规进行。

2. 重症感冒宜卧床休息，热退后适当下床活动。

3. 若汗出热退时，宜用温毛巾或干毛巾擦身，更换衣服，避免受凉。

（二）病情观察，做好护理记录

1. 密切观察体温、寒热、汗出、咳嗽、咳痰、痰色、舌脉及服药后反应。

2. 服解热药后体温骤降、面色苍白、出冷汗时，立即报告医师，并配合处理。

3. 药后无汗、体温继续升高、咳嗽、胸痛、咯血，或热盛动风抽搐时，立即报告医师，配合处理。

（三）给药护理

1. 风寒感冒者，汤药宜热服，服药后可给予热饮料，或盖被保暖，以助微汗出（荆防败毒散：荆芥、防风、薄荷、桔梗、连翘、甘草等）。

2. 风热感冒者，汤药应武火快煎，宜温服（银翘散：银花、连翘、桔梗、甘草等）。

（四）饮食调护

1. 风寒感冒者，宜热食，忌生冷，宜食辛味发散食物，多饮开水，以利驱邪外出；生姜10g，葱白3根，加适量红糖煎汤热服，或喝热稀饭，使微汗出。

2. 风热感冒者，宜食凉润之食品，如西瓜汁、绿豆等；口渴者，可予鲜芦根煎汤代茶饮。

（五）情志调护

因感冒多次反复发作，情绪低落者，鼓励患者树立战胜疾病的信心。

（六）临证施护

1. 风寒感冒，头痛者可针刺百会、太阳、风池、合谷，用泻法。
2. 风热感冒，高热者可针刺大椎、曲池、合谷，用泻法或刮痧疗法。
3. 体虚者，遵医嘱艾灸足三里、涌泉、大椎等。
4. 鼻塞流涕，可用热毛巾敷鼻额部或按摩迎香穴。
5. 便秘者，遵医嘱服用中药或中药泡水代茶饮。

六、注意事项

1. 起居有常，饮食有节，加强锻炼以增强体质。
2. 自我穴位按摩，坚持每日凉水洗脸，预防感冒。
3. 注意四时天气变化，天暑地热之时，切忌坐卧湿地，汗出勿当风。
4. 服药后，酌情增加衣被促使发汗，以遍身微出汗为佳。发汗之后，腠理疏松，宜避风寒。
5. 汗法多选用辛散轻扬的药物，不宜过煮，以免药性挥发。若表邪未尽，又有里证，需使用表里双解法；若病邪至深入里则不宜再用汗法。

第四节　膏子药疗法护理规范

一、概念

膏子药疗法是指在回医药理论指导下应用配制的膏状药物用于治疗疾病的方法。本部分主要以外用膏子药疗法为主。

二、适应证

《回回药方》记载的膏子药内容极为丰富，膏子药可以口服治疗中风、风湿、胃病、伤科等诸多内科病证，也可外用治疗某些疮疡、皮肤等外科疾患。

三、禁忌证

1. 疮疡脓肿迅速蔓延、大疱性皮肤病、表皮剥脱松懈症及对膏子药过敏者禁用。
2. 有出血倾向者禁用。
3. 孕妇不能应用行气活血的膏子药物，以免发生流产。

四、评估要点

1. 评估患者当前主要症状、临床表现、既往史及药物过敏史和体质。
2. 评估患者膏敷部位的皮肤情况。

3. 了解患者年龄、文化层次、目前心理状态及对疾病的认识。

4. 向患者解释操作的目的，取得患者配合。

五、护理操作规范要点

（一）一般护理

1. 按中医外科一般护理常规进行。

2. 膏敷者暴露外敷部位，注意保暖并保护隐私。

（二）病情观察，做好护理记录

1. 操作中观察局部皮肤反应，如出现苍白、红斑、水疱、痒痛或破溃等症状时，立即停止治疗，报告医师，遵医嘱对症处理。

2. 注意消毒隔离，避免交叉感染。

3. 如有特殊专科用药，遵医嘱给予相应护理。

（三）给药护理

外用者告知患者用药后的常见反应，如出现皮肤瘙痒、过敏、红疹、脱屑等时应随诊。

（四）饮食调护

1. 忌食辛辣刺激性食物。

2. 忌食海鲜、韭菜、芫荽等发散之品。

3. 少食生冷不易消化的食物。

4. 寒湿病证者，宜进食生姜、山药、莲子、枸杞等温热性食物。

5. 湿热病证者，宜进食薏苡仁、红豆、百合等性凉之品。

6. 体虚者，宜进食当归、生姜、羊肉汤之类补益汤羹。

（五）情志调护

1. 用药期间，告知患者要心态平和，切勿生气。

2. 因感冒多次反复发作，情绪低落者，鼓励患者树立战胜疾病的信心。

（六）临证施护

1. 寒湿体质者，头痛者可针刺百会、太阳、风池、合谷，用泻法。

2. 湿热体质者，高热者可针刺大椎、曲池、合谷，用泻法或刮痧疗法。

3. 体虚者，可以遵医嘱于足三里、关元、气海、肾俞等艾灸。

六、注意事项

1. 起居有常，饮食有节，加强锻炼，增强体质。

2. 足三里、关元、气海、肾俞等穴位自我按摩，积极预防感冒等的发生。

3. 切忌坐卧湿地。

第五节　饼子药疗法护理规范

一、饼子药疗法概念

饼子药疗法是指在回医药理论指导下，采用依据理、法、方、药原则配制而成的饼子药，用以治疗疾病的方法。

二、适应证

《回回药方》中饼子药大多具有疏风、化痰、顺气止痛等功效，使用时以口服为最常用，尚可采用鼻子嗅等方法。

三、禁忌证

本疗法可因人制宜，使用恰当的药物，无明显禁忌证。

四、评估要点

1. 评估患者当前的主要症状、临床表现、既往病史及体质。
2. 评估患者的心理状态及对饼子药的接受程度。
3. 向患者解释饼子药的服用方法，取得患者配合。

五、护理操作规范要点

1. 遵循标准预防、安全给药原则。
2. 告知患者或家属药物相关注意事项，取得患者配合。
3. 严格遵循查对制度，了解患者所服药物的作用、不良反应以及某些药物服用的特殊要求。
4. 协助患者服药，为鼻饲患者给药时，应当将药物研碎溶解后由胃管注入。
5. 若患者因故暂不能服药，则暂不发药，并做好交班。
6. 观察患者服药效果及不良反应。如有异常情况及时与医师沟通。

六、注意事项

1. 注意患者体质的辨别和病症的辨别。
2. 根据病情合理配置饼子药。

第四章　外用药物疗法护理规范

第一节　灌肠疗法护理规范

一、概念

灌肠疗法是将一定量的溶液由肛门经直肠灌入结肠，以帮助患者清洁肠道、排便、排气或由肠道供给药物，以达到确定诊断和治疗的目的。

二、适应证

1. 中风急性期（痰热脑实证）。

2. 各种肝炎黄疸。

3. 慢性结肠炎，包括：部分感染性结肠炎、溃疡性结肠炎和轻症非病原体感染所致的结肠炎症，如放射性结肠炎、伪膜性结肠炎等。

4. 慢性盆腔炎、慢性盆腔疼痛症、盆腔淤血综合征、输卵管阻塞性不孕症、痛经等患者，非经期适用。

5. 慢性肾功能不全。

三、禁忌证

急腹症、消化道出血、奸娠、严重心血管疾病等。肛门、直肠、结肠等术后及大便失禁的患者不宜做保留灌肠。

四、评估要点

1. 患者的病情及治疗情况、灌肠的目的。

2. 了解患者病情，评估意识、自理情况、合作及耐受程度。

3. 患者的心理状况对灌肠的理解、配合程度。

4. 了解患者排便情况，评估肛门周围皮肤黏膜状况。

五、护理操作规范要点

1. 肛肠科一般护理常规。

2. 保留灌肠前，嘱患者排便，以清洁肠道，便于药物吸收，尽量不采取大量不保留灌肠，以免刺激肠蠕动，使药液不易保留。

3. 备齐用物携至床前，向患者解释治疗的目的及方法。

4. 测量药液温度，39～41℃，倒入灌肠筒或输液瓶内，挂在输液架上，液面距肛门30～40cm。

5. 摆好体位，根据病变部位取左侧或右侧卧位，臀下垫一次性治疗巾，并用小枕抬高臀部10cm左右，暴露肛门。

6. 润滑肛管前端，与输液器连接，排气后夹紧输液管，轻轻插入肛门10～15cm，用胶布固定，松开活塞，调节滴速，每分钟60～80滴。压力要低，以便药液的保留，保留时间越长越好，有利于肠黏膜对药物的充分吸收。

7. 待药液滴完时夹紧输液管或灌肠筒的连管，拔出肛管放入弯盘。用卫生纸轻揉肛门部。

8. 整理床铺，协助患者取舒适卧位，嘱咐患者尽量保留药液1小时以上。

9. 整理用物，洗手，记录。

六、注意事项

1. 在保留灌肠操作前，应了解病变的部位，以便掌握灌肠的卧位和肛管位插入的深度。

2. 观察前，应嘱患者先排便，肛管要细，插入要深，压力要低，药量要少。

3. 肠道病变患者在晚间睡前灌入为宜，并减少活动。

4. 药液温度要适宜，一般为39～40℃，虚证可为40～44℃。

5. 灌肠筒要清洁消毒处理，肛管可用一次性的，一人一用，用后按《医疗废物管理办法》规定处理。

6. 直肠和结肠等手术或大便失禁、下消化道出血者、妊娠妇女患者禁用灌肠治疗。

第二节 滴鼻疗法护理规范

一、滴鼻疗法概念

滴鼻疗法是指医者应用具有芳香通窍、收敛止涕、凉血止血等作用的药物制成水剂、油剂或乳剂，将药液滴入鼻内，通过鼻黏膜吸收，以达泻出病邪、醒脑开窍的一种治疗方法。

二、适应证

本疗法适用于头部及锁骨以上各种疾病，对感冒久治不愈的鼻塞、脓肿等鼻腔疾病，有显著效果。

三、禁忌证

凡瘟病初起、外部创伤，以及酒醉、食油脂类后等禁用。

四、评估要点

1. 向鼻内滴药时，滴管头不要碰到鼻部，以免污染药液。

2. 不可长期擅自依靠滴鼻液来改善鼻腔症状，应请专科医生诊治，以免丧失治疗时机。

3. 婴幼儿尽量不用滴鼻液，因为婴幼儿的鼻黏膜更为娇嫩，用滴鼻液会刺激鼻黏膜。

4. 高血压患者慎用鼻黏膜血管收缩剂，以防血压升高。

五、护理操作规范要点

1. 滴药前把鼻涕擤干净，如果鼻腔有干痂，可用温盐水清洗，待干痂变软取出后再滴药。

2. 滴药时，患者后仰，头向后垂使鼻孔朝天，将药液滴入患侧或双侧，每侧4~5滴，滴后轻捏鼻翼数次，休息5分钟后再起来，使药液充分和鼻腔黏膜接触。

3. 每日滴药3~4次。使用喷鼻剂时，头不要后仰，将药瓶的喷嘴插入鼻子，在按压喷雾器的同时吸气。在抽出喷雾器之前，要始终按压喷雾器，以防鼻中的黏液和细菌进入药瓶。

4. 在一侧或双侧鼻孔中喷药后，轻轻地用鼻吸气2~3次。

六、注意事项

1. 如用药后鼻中疼痛、作痒及鼻涕增多者，可使患者坐起，擤净鼻涕。

2. 如有黄水和脓液排出，或喉部上腭有遗药，则用温开水漱口洗鼻腔。

3. 在施行滴鼻法时，如果出现鼻出血等反应者，可于头额、上身、印堂等处冷水喷激。

4. 如发生目赤、头额、刺痛，是药力未达病所的原因，可取鼻脉、额脉及舌下脉等处放血，然后再在头部用冷水喷激。

第三节　点咽法护理规范

一、概念

通过使用外用药物点敷咽部治疗疾病的方法，称为点咽疗法。

二、适应证

点咽疗法使用的药物剂型包括散剂、膏剂、酊剂等。本法对于悬雍垂水肿、咽黏膜下出血、溃疡膜性咽峡炎等咽部疾病均有较好疗效。

三、禁忌证

1. 年老、婴幼儿及偏瘫、失语者，不宜应用本疗法。

2. 如在应用过程中，有反复呕吐、恶心等现象，也不宜应用本疗法。

四、评估要点

1. 评估患者的病情及治疗情况、点咽的目的。

2. 了解患者意识、自理情况、合作及耐受程度。

3. 第一次点咽后，需观察10分钟左右，询问患者感觉，密切注意其面色及表情；若有不良反应，及时加以处理。

五、护理操作规范要点

1. 点咽前先向患者说明，每次点入的药液均不可咽下。

2. 临床使用本法时多用一支干净的羊毛笔，然后蘸取药汁或者药末等直接点患处即可，待药物在患处15分钟左右后将药物吐出。

3. 点咽顺序自上而下，从右至左，即先悬雍垂及软腭；再咽后壁和舌根；然后右侧扁桃体及舌；咽腭弓，最后是左侧的相应部位。

4. 每次喷药前应先吐出口内的残余药液及分泌物。

5. 用药前15分钟或用药后1小时内，一般不要饮水或进食，以免影响疗效。

六、注意事项

1. 应用本疗法之前，应先清洁口腔，用凉开水或淡盐水漱口，点药后不要进饮食，以免影响疗效。

2. 操作时，医者动作要迅速、轻柔、准确，遇咽喉神经敏感患者容易发生恶心、呕吐，尤须注意。

3. 为了防止咽喉疾病交叉感染，使用过的医疗器具须严格消毒。

4. 吹喉的药粉要细腻。若过于粗糙，则容易刺激咽喉。

5. 药粉中多有芳香气味，应注意密封储藏，以防气味走散，降低药效。

6. 医者操作时，动作要轻柔、迅速、准确，以免损伤咽喉。

7. 凡病在急性期，最好配合应用其他疗法，以尽快控制病情。

第四节　含漱疗法护理规范

一、概念

含漱疗法是用某些药物做成冲剂或水剂，多次漱口，含漱完后吐出，用以治疗口腔和咽喉疾病的一种方法；具有局部药物浓度高、起效迅速、简便经济的特点。

本疗法起源较早。隋朝巢元方《诸病源候论》已将"食毕当漱口数过"作为口腔保健的常规加以介绍。唐代孙思邈《千金要方》载录有用杏仁、甘草、黄连和蔷薇根煎液含漱治疗口疮；用竹茹加醋煎液，或以细辛、甘草水煎含漱治疗齿龈出血；用松叶、食盐水煎含漱治疗齿根肿痛；用生地、独活水煎，加白酒含漱治疗齿根松动等治疗经验。后世医家在此基础上不断有所发展，将它作为防治口腔、咽喉疾病的一种主要治疗方法而加以推广。如明代《本草纲目》用白芷、吴茱萸等份浸水含漱，治疗风热牙痛；用白芷、川芎等份含漱，治疗口齿气臭。清代吴尚先《理瀹骈文》强调平常坚持漱齿，可以"坚骨以防"。

二、适应证

本疗法适用于急慢性咽炎、扁桃体炎、牙周炎、牙痛及口腔表浅寄症等口腔、咽喉部疾病的治疗。

三、禁忌证

此法只可作为口腔及咽喉部分疾病的辅助治疗，其他疾病则非此法所宜。

四、评估要点

1. 评估患者社会的心理状况。

2. 评估口腔及咽喉部的黏膜情况。

3. 评估患者的文化及生活方式状况。

五、护理操作规范要点

1. 根据咽喉、口腔疾病的不同，配制成含漱剂，水煎，候凉，含漱口中1～2分钟吐出。

2. 如是咽喉部病症者，则应仰头含漱在咽喉部1～2分钟吐出。

3. 一般可每日含漱3～5次。

六、注意事项

1. 含漱药物一般不可内服，故含漱后应吐出，不可下咽。

2. 此法作用较慢，可作其他疗法辅助治疗，不单独使用。

3. 对于咽喉部疾患，含漱时应注意仰头使药液直接作用于咽喉部，并使药液与病变部位有一定时间的接触，然后吐出。

4. 含漱后不必用清水漱净口腔，亦不要立即进食，以避免将残留口腔、咽喉部的药汁带入胃中，并使药汁在口腔咽喉部充分接触与吸收，从而加强其治疗作用。

第五节　捻子药疗法护理规范

一、概念

捻子药疗法是指将腐蚀药加赋形剂制成线香状的药捻，插入细小的疮口中或管、窦道内，以引流祛腐，促其疮口愈合的方法，是外科透脓祛腐法的一种。药捻，又称药线、捻子、拈子、纸捻、药条。我国晋末就已将纸捻用于脓肿引流。隋唐时期，纸捻引流扩大应用于管治疗。至宋代，药线引流已广泛用于外科临床，《太平圣惠方》中就详细记载了纸捻引流祛腐的药方、适应证及用法。如"治诸痈肿，破成疮口，脓带清薄……上件药都细研如粉，贴之。如疮口深，作纸红子，引散入疮口里面，候肉生，即合疮口。"《卫济宝书》则首先提出了在疮口中"以油捻子塞之"的方法，即在药捻子上润以油类的使用方法。

二、适应证

捻子药疗法在外科临床中多用来引流与祛腐，以治疗病变部位较深、排脓困难的疮疡及瘘管等。其作用机理是，通过纸捻的物理作用，将药末插入溃疡深处，引脓腐外出；利用药线自身之螺旋状拧绞形，能使坏死组织附着于药线，而使之外出。药线还可探查疮孔之深浅长短，以及是否有死骨之存在。对于溃疡疮口小脓水不易排出，或已形成窦道瘘管者，乳房后位脓肿、较大之蜂窝组织炎、骨髓炎、骨结核等病，常用此法。

三、禁忌证

1. 疮未熟、脓未成及有出血者不可用药捻。

2. 胸背部疾患慎用药捻，特别是胸背瘘管，因其接近内脏稍有不慎就可能损伤脏器而致危症。

3. 对含砷、汞成分较多的药捻，使用过程中应注意其毒副反应，颜面及黏膜等部位一般不用，对砷、汞过敏者禁用。

四、评估要点

1. 评估患者的病情及紧张焦虑心情。

2. 评估患者有无局部感染性病变，并治疗局部存在的疾病。

3. 保持清洁、干燥，避免松动、潮湿，防止出血和感染，观察渗血、渗液，做好记录。

4. 预防感冒、受凉，注意休息，劳逸结合，加强营养，增强体质。

5. 勿使污水污染伤口，以免引起感染。

五、护理操作规范要点

药捻的做法是用消毒纱布1条，蘸预先配制好的药液、药粉或药膏即成。也可将药粉或药膏直接搓成条状。将药捻放在病变部位，1～2天换1次，或2～4天换1次，根据具体情况而定。

1. 外粘药物法有两种，一种是将搓成的纸线，临用时放在油或水中润湿，藤药插入疮口；另一种是预先用自芨汁与药和匀，黏附在纸线上，候干贮存，随时取用。目前大多采用前法。

外粘药物，一般多用含有升丹成分的方剂或黑虎丹等，因它有提脓祛腐的作用，故适用于溃疡疮口过深过小、脓水不易排出者。

2. 内裹药物法是将药物预先放在纸内，裹好搓成线状备用。内裹药物，一般多用白降丹、枯痔散等，这些药有腐蚀化管作用，适用于溃疡已成瘘管或突道者。

3. 具体使用时，应顺着疮口方向插入药线，插到口道底部后再抽出少许，外留0.5cm，便于换药时取出。

六、注意事项

1. 作药捻的药物一定要与疾病相适应，否则效果不佳。

2. 置放在病变部位的药捻，深浅度要适中，合理。

3. 施术时要注意严格消毒，药捻要做到无菌，以防继发感染。

4. 药物插入疮口中，应留出一小部分在疮口之外，并应将留出的药线末端，向疮口侧方或下方折放，再以膏药或油膏盖贴固定，以便于下次换药时取出。

5. 如脓水已尽，流出淡黄色黏稠液体时，即使脓腔尚深，亦不可再插药线，否则影响收口时间；若窦道清洁，肉芽生长良好，即应停用，以免影响愈合。

第六节　脐疗法护理规范

一、脐疗法概念

脐疗法是指把药物直接敷贴或用艾灸、热敷等方法施治于患者脐部，激发经络之气，疏通气血，调理脏腑，用以预防和治疗疾病的一种外治疗法。

二、适应证

脐疗法对消化、呼吸、泌尿、生殖、神经、心血管系统均有作用。并能增强机体免疫力，可广泛用于内、外、妇、儿、皮肤、五官科疾病，并可养生保健。概括如下：

1. 强壮祛病，养生延年。脐之先天之命蒂，后天之气舍，是强壮保健的要穴。脐疗可增强人体抗病能力，具有补肾，益精气之功。用于虚劳诸疾、神经衰弱和不寐少眠、多梦烦躁等症。

2. 通调三焦，利水消肿。脐疗能激发三焦的气化功能，使气机畅通，经络隧道疏通。可治疗小便不利、腹水、水肿、黄疸等病。

3. 调理冲任，温补下元。冲为血海，任主胞胎，冲任督带四脉与生殖及妇人的经带、胎、产息息相关，故药物温脐可调理冲任固经安胎。临床用于阳痿、遗精、早泄及妇女月经不调、痛经、崩漏、带下、滑胎、不孕等症。

4. 通经活络，行气止痛。脐通百脉，温热药贴脐后，能够通经活络，理气活血，达到"通则不痛"。适应于痹症，手足麻木及诸酸痛症。

5. 敛汗固表，涩精止带。脐疗能收敛人体的精、气、神、津，调整脏腑阴阳平衡，使气血调畅，营卫通利。临床常用于治疗自汗、盗汗、梦遗、滑精、久泄、带下、惊悸、失眠等。

6. 健脾活胃，生清降浊。脐疗可增强脾肾机能，使清阳得升，浊阴下降，以健脾止泻，和胃降逆。用于胃痛、痞满、反胃、呕吐泄泻、痢疾、呃逆等。

三、禁忌证

敷脐的药物一定要与疾病相符合。有严重心血管疾病、体质特别虚弱者，处在怀孕期、哺乳期的女性，以及过敏性皮肤者，特别是腹部皮肤有炎症、破损、溃烂者均不适合进行脐疗。除此之外，还要注意有无药物过敏史，避免在用药时引起过敏。

四、评估要点

1. 评估患者全身情况。
2. 评估局部皮肤的完整性，有无皮疹、破溃及瘢痕。

3. 观察脐疗过程中有无过敏。

五、护理操作规范要点

1. 根据病情选定方药。

2. 将选定的药物研细末，或作散剂用，或用调和剂调匀作膏剂用。如为新鲜湿润药物，可直接捣如泥，作膏剂用。

3. 将患者脐部洗净擦干，然后将配制好的药粉或药膏置入脐中，然后用脐布或纱布垫敷盖固定。

4. 根据病情，或1～2天换药1次，或3～5天换药1次。

5. 脐疗的方法主要有药物敷脐、贴脐、填脐、熨脐、熏脐、灸脐等。

（1）灸脐法：利用某些药物（如艾叶）的燃烧，使其火热熏灼脐部，达到治疗疾病的目的。包括艾条间接灸、艾条或艾炷隔盐灸、隔附子灸、隔姜灸、隔蒜灸、隔肉桂灸、隔香灸、隔柏树白皮灸等，有温中回阳镇痛等效能。此外，还有后世运用较为广泛的脐部保健灸法。如《肘后方》记载，救猝死，灸脐中百壮；又治吐且下利者、以盐纳脐中，灸二七壮，此为隔盐灸。《急救广生集》引《日用本草》治二便不通，以葱白杵，填脐中，艾火灸七壮，此为隔葱白灸。《理瀹骈文》治黄疸，用湿面为饼穿孔簇脐上，以黄蜡纸为筒长六寸，插孔内，点烧，至根剪断另换，此为隔面饼灸。《太平圣惠方》治小儿撮口及口噤，取柏树白皮，穿入小孔子，安于脐上，以艾炷入柏树皮孔中，灸之便差，此为隔柏树白皮灸…脐部保健灸：灸脐具有温补元阳、健运脾胃、益气延年之功效。其中隔盐灸、隔姜灸每次3～5壮，隔日1次，每日10次，每晚9点钟灸之为佳，灸至局部感到温热舒适，灸后稍有红晕为度，古人多累积灸之三五百壮。另有神阙熏脐法，其药物处方为：生五灵脂24g，生青盐15g，乳香3g，夜明砂6g（微炒），地鼠粪9g（微炒），木通9g，干葱头6g，香（少许）。共研细末备用，取面粉适量，用水调和作圆圈置于脐上，再将药末6g置于脐内，另用槐树皮剪成圆币一枚，盖于脐上，随年壮，每月一次。此法有健身、防病之效。《针灸资生经》以鼠粪灸脐中作为老年保健手段。《医学入门》说："凡一年四季各熏（指熏灸脐部）一次，元气坚固，百病不生。"

（2）熨脐法：又名温脐法，此法用药炒热直接熨脐上，或用药末做饼，烘热敷脐上；或单用热物置于脐部，借药物作用和热能渗透相结合以治病。如《外台秘要》引《肘后方》治霍乱苦绞痛不止，方以姜、玻合捣，研如粉，熬令灼灼，更番以熨脐中。《太平圣惠方》治小便难，以葱白、盐烂研，炒令热，以帛子裹，分作二包，更互熨脐下。《圣济总录》治小利不通，取葱津和腻粉调如泥，封脐内，以裹肚系定，热手熨，须臾即通。《理瀹骈文》温脐法，用皂角、半夏、香填脐，上盖生姜片，以热物熨之，治小便不通。

（3）敷脐法：用药末或用生药捣研后（或兑入不同性质的液剂，摊成饼状）直接敷于脐上，使药效由局部及于内脏。如《急救广生集》引《海上方》用莴苣菜捣敷脐上以治尿血。《理瀹骈文》治小儿吐蛔，以鸡蛋清调绿豆粉敷脐上；治小儿遗尿，方用龙骨煅末，醋调敷脐；治霍乱转筋，则以葱盐敷脐；治泄泻，以车前子水调敷脐。《外治寿世方》治妇人乳忽缩入，急用两手紧紧抓住，取公鸡一只，连毛破开去肠杂，加真麝香一钱，入鸡肚内，敷肚脐上。

（4）熏脐法：又名蒸脐法或炼脐法，即以药末敷脐后，再以艾（或其他药剂）熏之。如《急救广生集》引《简要济众方》治筋骨疼痛，用猩红（即银朱）、枯矾为末作三纸捻，每以一捻蘸油点火熏脐，被覆卧之取汗。又如《理瀹骈文》治虚劳的太乙真人熏脐法和济众熏脐法；治腹脐冷痛，用枯矾作纸捻蘸油点烧熏脐，或贴暖脐膏后再熏。李芳莉介绍用熏脐法治疗女性更年期综合征，所用药物：香、龙骨、虎骨、蛇骨、木香、雄黄、朱砂、乳香、没药、丁香、胡椒、青盐、夜明砂、五灵脂、小茴、两头尖。上药各等份研为细末，次罐贮藏，切勿漏气，其中香临用时另研备用。用法：博香先放脐心，再用面粉做一圆圈套在脐周，然后装满适量药粉，外盖槐树皮或生姜皮熏治，防止烧伤皮肤，间日一次。

（5）贴脐法：将药物贴于脐部（常以膏药或软膏的形式）以治病。如《理瀹骈文》治便秘，用大戟、枣肉捣如贴脐取泻。《外治寿世方》治梦遗，用紫花地丁草捣为膏，贴脐。

（6）滴脐法：将药物溶于液剂，滴于脐中。此法有利于药物在脐部迅速吸收，以发挥药效。如《杨氏家藏方》治小便不通，用矾石散（矾石）水滴脐中治疗。《类编朱氏集验方》治老人小便不通，以茴香、白颈地龙杵汁，倾脐中即愈。《外治寿世方》治伤寒小便不通，用蜗牛、冰片，点入田螺内，即化成水，滴脐中。

（7）涂脐法：用药汁、药膏、食用油和药物调和，涂于脐部。如《千金要方》治妊娠时疾，令子不落，取灶中黄土，水和涂脐或以酒和涂，或以泔清和涂。《外台秘要》治卒关格大小便不通，支满欲死，盐和苦酒和，涂脐中。《理瀹骈文》治遗精，用五倍子末津调涂脐；治盗汗，用黄檗末津调涂脐；治自汗，用首乌末津调涂脐。

（8）呵脐法：以口吸呵脐部，借口中热气以助阳益气，多用于小儿科。如《圣济部录》"小儿统论"谓："小儿初生，气体稚弱……气有所亏，则灸以助之，或呵脐，或卫囟，然后乳用哺"《世医得效方》治初生儿大小便不通，腹胀欲绝，令妇人以温水漱口，吸儿前后心并脐下手足心共七处，每日一次，凡三五次漱口吸呵，取红赤为度，须臾自通。

（9）灯火法：古称"神火"，用灯芯蘸麻油燃火，烧灼神阙穴（其他穴位也可应用），手法必须迅速，一触及皮肤便即离去。古人用治脐风、惊病、风痰闭证等效。如《幼科铁镜》中取囟门、脐心、脐轮等等，共十三穴，治疗脐风。但对邪已入里的实热证及久病体弱、久热消渴、虚热、阴血虚亏等症，均禁用此法。

（10）封脐法：以药物（或药末，调入水或其他液剂），封于脐部。如《太平圣惠方》治妊娠伤寒热病，用护胎救生散（浮萍草、川朴硝、蛤粉、川大黄、板蓝根）捣细，水调封脐上；新生儿断脐后，看脐欲落不落，用封脐散（雄鼠粪、干姜、甑带、锦灰、维帛灰、胡粉、麝香）封脐便瘥。《理瀹骈文》治虚脱证，用吴茱萸、酒和饼封脐。《仁术便览》治大人小儿久泻不止，及自汗不止，五倍子为末，入香少许，封于脐中。

（11）填脐法：将药填于脐内，此法与封脐法类似。如《理瀹骈文》治中寒证，用附子、川椒、姜汁、飞面和盐填脐；用甘遂、巴豆霜、木香填脐；治热痢，大黄末，水丸填脐。

（12）缚脐法：将药物捣烂布裹缚于脐上。如《急救广生集引》《文年山堂方》治腹痛，用红枣两个，巴豆三粒，同捣烂裹缚脐上；治阴证伤寒指甲青者，用老雄鸡一只，当脊开连肠血等趁热急裹于脐上，将布缚定，一周时即醒。

（13）围脐法：用面圈、鸡蛋或药物围脐四周的一种治疗方法。如《理瀹骈文》治伤寒目瞪口呆，身热无汗，便秘，不省人事，用煮鸡蛋砌脐四旁；或用老油松节、胡椒煮鸡蛋，趁热切蛋顶壳，覆脐眼，外用面圈护住。

（14）脐部拔罐法：在脐部使用拔罐方法，可达到祛风散寒，扶正固本的作用。现代研究证实，拔罐可使局部血管扩张，血液循环加快，营养状况改善，从而有利于疾病的好转。如《外治寿世方》治黄疸，用天南星叶捣烂，放茶杯内，平口扣在脐上，汗巾缚住，愈一昼夜解下，腹上自起一大泡，用银针从下面刺破，渐渐流出黄水，水尽自愈。《奇效良方》治漏水死，以酒坛一个，纸钱一把，烧放坛中，急以坛口覆水入脐上，冷则再烧纸钱，放于坛内，覆脐去水即活。有报道用神阙穴拔火罐治疗荨麻疹，获较好疗效。

（15）脐部按摩推拿法：在脐部施以各种手法，使脾胃健运，六腑通畅，周身之气得以畅行，气行则血行，从而达到祛病去邪，养生延年之目的。

①按法：用拇指面按压脐部及脐周围，按压的力量以出现酸胀感为度，持续按压2～5分钟，再慢慢放松或减压，也可间断性地一按一放，有节奏地按压。如《太平圣惠方》治妇人小便不通，以盐捣碎，熬令热，布裹熨及下，按，小便渐渐令出，不住手按熨，以通快即止。《仁术便览》治大小便不通，田螺三枚，连壳捣如泥加，加麝香少许贴脐中，以手揉按立通。

②摩法：以手指或手掌在脐部摩动的一种手法，操作时用指或掌在皮肤表面回旋摩动，作用力温和而浅，仅达皮肤和皮下。如《外台秘要》治妊娠热病子死腹中，用乌头一枚细捣，水煮后取汁摩脐下至阴下，胎当立出。

（16）脐部刺血法：以三棱针在脐四周针刺出血，或用梅花针刺后，再以火罐拔没出血。如《中国民间刺血术》治中风不省人事、腹中虚冷、伤败脏腑、泄利不止、水肿膨胀、肠鸣、肠痛、小儿脱肛、风痫、角弓反张等证，用细三棱针在脐四周针刺四点出血。又治泄泻，针点刺脐中四边穴出血，或炎罐拔吸脐中15分钟，然后用针点刺出血。

（17）脐部磁电法：利用电磁疗机产生的低频交变磁场治疗疾病。该机附圆形磁头两个，可同时用于治疗两名患者，或用于同一患者的两个部位。如《磁疗手册》治疗胃肠功能紊乱，磁头置于脐部，磁场强度0.05～0.15T，每次15～30分钟，治疗15次。

（18）激光（或远红外线）脐部照射法：以激光束通过光导纤维作用于脐穴皮肤，或用远红外线照射脐穴皮肤。如有单位用低功率激光照射天枢、神阙治疗婴儿腹泻，每穴照5分钟，一日一次，三次为一疗程，总有效率为95％。施氏报道以氦-氖激光照射穴位（以神、足三里为主）治疗婴幼儿迁延性腹泻，获较好效果。有报道应用远外线照射神阙穴治疗婴幼儿腹泻，也有较好效果。

六、注意事项

1. 明确疾病，辨证施治，正确选用和配制敷脐药物。

2. 敷脐后如局部有皮疹痒痛，应暂停3～5天，如出现局部溃疡，应停止敷脐，改用其他疗法。

3. 敷脐疗法主要靠局部吸收而产生治疗作用，治疗效果较慢，对于一些全身性疾病如免疫疾病的调节则更慢，需治疗一段时间方可产生治疗效果，早期更换治疗方案是不科学的。

4. 此法对有些病收效较慢，可配合药物内服、针灸、推拿等疗法同时治疗，以提高疗效。

5. 要特别注意保暖。治疗不要在室外进行，或者让脐部对准风口。保持室内温暖，适当覆盖衣被。尤其是腹泻、感冒、体质虚弱的患者，以及老人和小儿更要注意保暖。

6. 如果在操作中遇到需要局部加热，比如艾灸，此时要特别留意皮肤的颜色改变和表面温度，避免温度过高造成烫伤。给小儿施灸时尤其要当心，小儿皮肤娇嫩，在治疗过程中也很难长时间保持一个姿势，所以更容易烫伤，需加以小心。

7. 一旦有过敏现象，立刻停药。轻者可自行消退，如发生皮肤水泡者，用消毒针挑破，外搽紫药水即可。

第七节　发泡疗法护理规范

一、概念

发泡疗法又称天灸疗法或水灸疗法，是用一些对皮肤有刺激性、使局部皮肤灼热、潮红、充血、起泡，甚至引起发疮的药物敷贴于穴位或患处的一种外治法。因局部发泡如火燎，形成灸疮，又名发泡灸。本法具有祛邪通络、清热解毒、止痛消肿之功效。所用药物大多为药力峻猛，气味俱厚、辛香走窜、温热气锐之品，如白芥子、斑蝥、大蒜、旱莲草、甘遂、威灵仙、蓖麻子、吴朱萸、马钱子、天南星等，可用单味药，也可多味药组方合用。

二、适应证

发泡疗法适应证较广，现多分为三伏灸和三九灸两种。

1. 呼吸系统疾病　支气管哮喘、慢性支气管炎、过敏性鼻炎、慢性咽喉炎、虚人反复感冒等。

2. 消化系统疾病　胃痛、慢性胃炎、慢性肠炎、胃肠功能紊乱、消化不良等。

3. 运动系统疾病　颈椎病、肩周炎、腰腿疼痛、关节疼痛、肌肉劳损、肢体疼痛等。

4. 免疫系统疾病　风湿性关节炎、类风湿性关节炎、荨麻疹等。

5. 儿科疾病　支气管哮喘、反复咳嗽、体虚易感、小儿厌食、腹泻、遗尿、消化不良、多汗症等。

6. 妇科疾病　盆腔炎、痛经、月经不调等症，属虚寒、实寒、寒湿、瘀血的。

三、禁忌证

1. 孕妇，月经期，恶性肿瘤患者，肺结核活动期患者。

2. 支气管扩张患者。

3. 强过敏体质者。

4. 感冒发烧者及患有感染性疾病者不宜进行天灸治疗。

5. 六个月以下婴儿肌肤娇嫩，不宜进行天灸治疗，以防灼伤肌肤。

四、评估要点

1. 向患者解释发泡疗法的作用及发泡过程，以取得患者配合。

2. 发泡前应将局部清洗干净，或嘱患者洗澡。

3. 敷药后应密切观察局部反应，如患者感烧灼，疼痛较重，皮肤反应大，可提早将药饼取下。

4. 发泡过程应注意保护水泡，避免碰破，抽吸泡液时应注意无菌操作，防止感染。抽吸后用无菌敷料覆盖固定，隔日更换敷料一次，待局部干燥愈合即可。

5. 局部皮肤病变者，禁在病变部位发泡。

五、护理操作规范要点

（一）临床常用的方法

1. 蒜泥灸　将大蒜（以紫皮蒜为优）捣烂如泥，取3～5g涂敷于穴位上，敷灸时间为1～3小时，以局部皮肤灼热疼痛为度。如敷灸涌泉穴可治疗咯血、衄血；敷灸合谷穴可治扁桃体炎；敷灸鱼际穴可治喉痹等。

2. 斑蝥灸　取斑蝥适量研为细末。使用时先取胶布一块，中间剪一小孔如黄豆大，贴在施灸穴位上，以暴露穴位并保护周围皮肤，将斑蝥粉少许置于孔中，上面再贴胶布固定，以局部皮肤灼热疼痛为度，然后去除胶布与药粉；也可用适量斑蝥粉，以日油调和外敷；或将斑蝥浸于醋或95%酒精中，10天后擦涂患处。适用于牛皮癣、神经性皮炎、关节疼痛、黄疸、胃痛等病症。

3. 白芥子灸　将白芥子研末，醋调为糊膏状，取5～10g敷贴穴位上，用油纸覆盖，胶布固定；或将白芥子末1g，放置于5cm直径的圆形胶布中央，直接敷贴在穴位上，敷炎时间为1～3小时，以局部皮肤灼热疼痛为度。适用于风寒湿痹、肺结核、哮喘、口眼歪斜等病症。

4. 天南星灸　将天南星适量研末，用生姜汁调成糊状贴敷于穴位上。敷灸时间为1～3小时，以局部皮肤灼热疼痛为度。适用于口眼歪斜等病症。

（二）护理操作要点

治疗盘、药物（根据需要事先将新鲜的毛茛或威灵仙等中草药切碎、捣拦，捏成直径约1cm的药饼）、塑料纸、纱布、胶布绷带、75%酒精棉球、5ml注射器一副、消毒瓶盖一个（直径约3cm，高2cm）。

1. 摆好体位，暴露发泡部位。

2. 将制好的药饼敷于需要的部位，如痹证敷于关节肿胀处；哮喘敷于天突或膻中穴；急性黄疸敷于内关穴等。

3. 盖上塑料纸、纱布，以胶布固定。

4. 敷4小时左右，患者感局部灼痛、蚁走感，皮肤潮红，即可将药饼取下，上扣一直径约3cm的瓶盖，以绷带固定。

5. 8～12小时后，皮肤逐渐起泡，待水泡内液体充盈、胀满时，经常规消毒，用针头刺破水泡底部，抽出液体。

6. 再以酒精棉球消毒针眼，盖上消毒纱布，用胶布或绷带固定。若有液体渗出，可继续抽吸。

六、注意事项

1. 应用时要按照操作规程进行，发泡药物及穴位的选择都要符合需要。

2. 发泡药物有腐蚀性和刺激性，不要乱敷，并妥善包扎。

3. 水泡可以挑破，也可以不挑破，但要注意清洁，要用消毒纱布包扎，预防感染。如果一旦感染，可外涂或外敷消炎药物。

4. 一次发泡后，如仍需在原处进行第二次，第三次发泡，须待皮肤愈合恢复后才能进行。

5. 在使用发泡疗法的同时，可同时内服药物或采用其他疗法。

6. 贴药处避免挤压，贴药后局部皮肤有轻度灼热感，这是正常现象，一般3～4小时可将药物自行除去，切忌贴药时间过长。如贴药后，局部灼热难受，可提前除去。贴药后局部起水泡可涂万花油。贴药当日禁食生冷寒凉辛辣之物，并用温水洗澡，忌入冰室。

7. 施术前要向患者说明该疗法的作用、操作过程及可能发生的反应及变化情况。

8. 药饼不宜过湿，敷的范围不宜过大。敷药后要密切观察局部皮肤的反应。

9. 发泡后嘱患者注意休息，切勿碰破水泡，抽液时要做到无菌操作，防止感染。若已感染，按感染伤口处理。

10. 体弱者慎用本法，皮肤有病变的部位禁止发泡。

第八节　油治疗法护理规范

一、概念

油治疗法是食用动、植物油脂或外用涂擦、点滴身体的特定部位，达到治疗疾病、营养滋补、增强体质的目的一种治疗方法。

二、适应证

凡年老体弱，消瘦无力，劳神过度，营养不良，流血过多，水中作业过久，尿混浊黏腻，精液和体质耗损等均可使用。

三、禁忌证

凡脾胃虚寒，消化不良，腹泻，痛风，风湿、类风湿关节炎，珍宝药物及水银中毒，食欲不振，各种胃病、胃肠溃疡等，消渴，吐血等病症，不宜施行油脂法。

四、评估要点

1. 评估患者此次患病的情况，当前的饮食、营养、排泄、睡眠、自理和活动等情况。

2. 既往健康状况，包括既往患病史、创伤史、手术史、过敏史、烟酒嗜好，女性的婚育史和月经史等。

3. 根据患者的具体情况，有侧重地检查其身体状况，了解护理对象的病情变化。

4. 评估患者对疾病的认识和态度，康复的信心，患病后情绪及行为的改变。

五、操作规范要点

1. 融酥油性热，宜在冬季或中午服用；植物油易消化，宜于夏季服用；骨髓和脂肪油宜于春季阳气旺盛时，特别在春夏交替时期服用。用油疗法泻下时，应于清晨空腹口服融酥油，中午则效果不佳。

2. 油疗后，儿童、老人、营养好的人，不能食用富有脂肪的食物，应配以肉汤、炒青稞粥、稀饭、蜂蜜等易吸收消化的饮食。

3. 油疗法之前后须多喝热开水帮助消化。

4. 行术后，禁忌进食酸腐生冷饮食，宜进食炒青稞粥、稀饭、无油脂干羊肉、新鲜酪汁等。

5. 禁止房事、强烈劳作、忧思悲伤、骑马、白天睡眠、水浸、湿地停坐、风吹烟熏等。

六、注意事项

1. 油疗用量过度出现饥渴时，将盐和牛粪烧热敷于胃部，多饮放有盐的开水引吐。

2. 食用豆面、豌豆叶、大麦面粥和陈旧酪汁、新鲜薄酒，或饮用放有少许含水石粉的开水，可以消除副作用。

第九节　熨敷疗法护理规范

一、概念

熨敷疗法是指将药物或其他物体冷敷或炒热热熨患处，借助药性及温度等物理作用，使气血流通，达到治疗目的的一种方法，本法通过药性和温度作用，使腠理开阖、气血通调，散热（或散寒）止痛，祛风除湿，达到治疗效果。

二、适应证

熨敷疗法适应证十分广泛，如风湿性关节炎、跌打损伤；消化系统疾病，如胃痛、胃胀、粘连性肠梗阻、肠胀气等以及妇女痛经、乳腺炎等病症，均可用本法治疗。

三、禁忌证

患有急性炎症、皮肤炎、血栓性静脉炎、外周血管疾病；有出血性疾病，如血小板减少性紫癜、过敏性血小板减少性紫癜、月经过多、崩漏等；失去分冷热能力的患者，不能明白指示者都不宜使用。

四、评估要点

1. 患者的具体情况是否适合熨敷疗法。

2. 评估患者感觉情况。

3. 评估患者的精神意识情况，了解护理对象的病情变化。

五、护理操作规范要点

（一）铁屑加醋热熨法

取工厂机床刨下的纯生铁屑，用醋或5%稀盐酸，按10∶1的比例渗入，即5kg的铁屑加入250ml的食醋或5%的稀盐酸溶液，充分搅拌均匀。配好后，放置15分钟，便可装入布袋内。每袋装750g。布袋大小约25cm×20cm，最好用粗布或帆布制成，以防磨破。然后将装好的药袋重叠地放在一起，用棉垫保温，待发热至50℃时即可用于治疗。

铁屑加醋热熨疗法，对肚腹冷痛、关节酸痛、妇女痛经、夜间小腿抽筋、坐骨神经痛等症，有缓解的作用。使用铁屑加醋热熨疗法时，需注意以下几点。

1. 醋的浓度必须适宜，过浓或过稀都会影响铁屑发热。在使用白醋时，最好先做试验，以确定哪一种浓度合适。一般陈醋含醋酸浓度高，因此加入醋量应该少些；反之，如果醋的质量差、醋酸浓度较低，则加入的醋量应该多些。

2. 应用铁屑加醋熟熨法的铁屑，可以重复应用。但使用3~4次后，需用铁筛除去已氧化的铁粉。一般情况下，铁屑可重复使用10次左右，但每次都应加进适量的新铁屑，以确保治疗效果。

3. 每次治疗结束后，都需及时清洗布袋，防止布袋被醋酸侵蚀腐坏。

（二）坎离砂热熨法

用净铁末50kg、米醋3kg、防风400g、当归300g、川芎400g、透骨草400g，加清水3kg配制而成。本法与铁屑加热熨法相比，又进了一步，坎离砂热熨法里面加有中草药，通过发热，可充分发挥其药物效能，具有良好的镇痛解痉作用和活血化瘀、祛风散寒、止痛消肿等功效。用于治疗慢性风湿性关节炎、慢性肺炎、肥大性脊椎炎、肌肉纤维组织炎、腰肌劳损、关节扭挫伤、关节手术后功能障碍、神经痛、慢性腰痛等。

（三）葱熨法

根据受伤部位的大小，取葱白150~250g，切碎，然后杵烂并立即放火锅中炒热。热度应以皮肤能够耐受为准，然后取出敷于施治部位上。冷却后，可再炒热继续熨烙，如此反复2~3次。葱熨疗法适用于跌打损伤后的陈旧性外伤疼痛、气滞血瘀，以及因受寒而引起的小便不畅、慢性膀胱炎、产后腰腿痛等疾病。

跌打损伤致肿胀疼痛等应用本法时，需在受伤24小时以后再行葱熨。刚刚发生损伤时，不宜应用此法。对于跌打损伤后淤积不散，甚至血瘀化热，出现脓肿、全身发热比较明显的患者，也不适用葱熨。

（四）麸熨法

用麦麸或棉籽壳500g炒热，也可加入苍术50g、木香50g、乳香25g、没药25g，再炒12分钟。炒时可加入一些水，使锅内生热气，以充分发挥药力。炒好后装入布袋，熨烙患处。此法常用于治疗消化不良、急慢性腹痛、腹泻和单纯性因寒而引起的腹痛。

（五）蚕沙熨法

取蚕沙500g、黄酒200ml搅拌均匀，分装在2个布袋内，放入开水锅内的竹笼上蒸10分钟，然后取出，趁热熨烙患处或四肢关节；也可应用炒法，将蚕沙炒热后，再加黄酒拌炒，装袋熨烙。本法活血止痛，对风湿性关节酸痛有显著疗效。

（六）砖熨法

取青砖2块，放于炉口烧红，待砖不烫手时，即用布包好先在患处垫上4～5层旧布，然后把垫砖放上，随着砖热减弱，逐渐抽掉垫布。也可在热砖下放葱白、姜片，或扎上一条浸透陈醋的毛巾，醋浸毛巾上放热砖熨烙，可以充分发挥陈醋的作用。砖熨常用于手足疾患的治疗；放置葱姜熨烙，多用于手足部跌打损伤后的陈旧性外伤疼痛；用醋浸毛巾砖熨，常用于手部或足部的关节酸痛。

（七）瓶熨法

用500ml的医用盐水空瓶装满热开水，先在患处放上一个装满葱白切成丝的布袋，布袋上再放一块厚布，然后放上热水瓶做局部熨烙。开始时瓶的热度较高，可用手垫上布或戴上绒手套拿热水瓶做一起一落的反复熨烙，瓶内热度降低后，可将瓶放于患处不动，进行固定熨烙。瓶熨常用于治疗跟骨刺引起的疼痛或适用于一般性腹痛。

（八）盐熨法

用食盐250g，爆炒加热后，加入陈醋200ml，随酒随炒，经均匀地加入锅内后，再炒半分钟。然后马上装入布袋，将袋口扎紧，放于患处熨烙。此法可缓解痉挛，用于治疗妇女痛经、夜间小腿抽筋和坐骨神经痛等症。单纯盐熨可治疗胃痛、腹痛、吐泻。

（九）电熨法

电熨疗法，常用于过敏性耳炎。采用局部电熨，操作简便，每次只需2～3分钟，患者无痛苦，施治后也不影响鼻腔的正常功能。一般经过2～3次电熨，鼻炎即可痊愈或明显减轻。

六、注意事项

1. 在熨敷时若局部出现红、痒、皮疹等现象，应立即停用。

2. 热熨时，尤其要防止局部烫伤，尤其是小孩、昏迷患者、老年人，及有瘫痪、糖尿病、肾炎等血液循环不好或感觉不灵敏的患者，使用热敷时，应随时检查局部皮肤的变化，如发红、起泡时，应立即停止。

3. 开始时熨器热度过高，应采用起伏放置式熨烙，或者加厚垫布。

4. 当急腹症未确诊时，如急性阑尾炎，面部、口腔的感染化脓，各种内脏出血，关节扭伤初期有水肿时，都禁用热敷。

5. 热敷所用中药，一般用量大，药物毒性大，千万叮嘱患者不得误服，以免药物中毒。

6. 热熨后，患者可在室内散步，但暂时不得外出，要注意避风，防止着凉。

第十节　熏法护理规范

一、概念

熏法是指借助于药力和热力的作用，以促进腠理疏通，气血流畅，达到消肿，止痒，止痛，祛风目的之一种外治方法。

二、适应证

熏法多用于肿疡初起、痔疾或皮肤病、血栓闭塞性脉管炎、闭塞性动脉硬化症、糖尿病肢体血管病变、雷诺综合征、血栓性浅静脉炎、下肢深静脉血栓形成稳定期及后遗症、静脉性溃疡、各种血管炎、淋巴水肿等多种疾病。

三、禁忌证

感染性病灶并已化脓破溃时禁止使用局部熏疗；有过敏性哮喘病的患者禁用香包熏法。

四、评估要点

1. 评估患者的具体情况是否适合应用熏法，熏蒸部位皮肤是否完整。
2. 评估患者的精神意识情况，了解护理对象的病情变化。
3. 熏蒸过程中随时观察温度，防治烫伤。
4. 观察疗效，以皮肤黏膜潮红为度。若灼伤有水泡应及时处理。

五、操作要点

熏法可分热气熏和烟熏两种。热气熏法即以药水煎沸于小口锅中，使患处直接对准锅口熏之；烟熏法亦名药捻子熏、神灯照法，即按证用药，将药研为细末，以棉纸裹药搓捻，或以油浸之，用时燃点烟熏患处。使用该法时要避免造成皮肤灼伤。一般每天熏洗1～3次，每次20～30分钟。其疗程视疾病而定，以病愈为准。

熏洗疗法可分为全身熏洗法、局部熏洗法两种。以下主要介绍局部熏洗法。

（一）手熏洗法

1. 根据病症先选定用药处方，准备好脸盆、毛巾、布单。
2. 将煎好的药物趁热倒入脸盆，患者先把手臂搁于盆口上，上覆布单不使热气外泄。待药液不烫手时，把患手浸于药液中洗浴。

3. 熏洗完毕后用干毛巾轻轻擦干，注意避风。

（二）足熏洗法

1. 按照病症选定用药处方。

2. 准备好水桶或铁桶、小木凳、布单、毛巾。

3. 将煎好的药汤趁热倒入木桶或铁桶中，桶内置1只小木凳，略高出药汤面。患者坐在椅子上，将患足搁在桶内小木凳上用布单将桶口及腿盖严，进行熏疗。待药汤不烫足时，取出小木凳，把患足没于药汤中泡洗。根据病情需要，药汤可浸至踝关节或膝关节部位。

4. 熏洗完毕后，用干毛巾擦干患处皮肤，注意避风。

（三）眼熏洗法

1. 按照病症选定好用药处方，准备好脸盆或热水瓶、消毒药棉或消毒纱布、布单、毛巾。

2. 将煎好的药汤趁热倒入脸盆，患者取端坐姿势，向前微微弯腰，面向药汤，两眼紧闭，然后用布单将脸盆口盖严，勿使热气外泄。或将煎好的药汤趁热倒入保温瓶内，患者将患眼对准瓶口熏洗，待药液降温至不烫手时，用消毒棉花或消毒纱布蘸药液频频热洗患眼；也可用洗眼杯盛温热药汤（约为全杯容积的2／3），患者先低头，使洗眼杯口紧扣在患眼上，接着紧握洗眼杯随同抬头，不断开合眼睑，转动眼球，使眼部与药汤接触。如患眼分泌物过多，应用新鲜药液多洗几次。

3. 熏洗完毕后，用干毛巾轻轻擦干眼部，然后闭目休息5～10分钟。

（四）坐浴熏洗法

1. 按照病症选定好用药处方，准备好脸盆、横木架或坐浴椅、毛巾。

2. 将煎好的药汤趁热倒入盆内，在盆上放置横木架，患者暴露臀部坐在横木架上进行熏疗；或用坐浴椅，把盆放在椅子下熏疗。待药汤不烫手时，把臀部浸入盆中泡洗。

3. 熏洗完毕后，用干毛巾擦干，更换干净的内裤。

六、注意事项

1. 随时听取患者对治疗部位热感程度的反映，不得引起皮肤灼伤。

2. 室内烟雾弥漫时，要适当流通空气。

3. 使用局部熏法时，药物置于熏管内时务必压紧压牢，防止点燃的药物炭火脱药灼伤皮肤，烧坏衣物。

4. 居室熏烟时，点燃的药物要远离易燃物，防止失火。

第十一节　贴敷疗法护理规范

一、概念

贴敷疗法是应用中草药制剂，施于皮肤、孔窍、腧穴及病变局部等部位的一种方法，属于中药外治法。

二、适应证

1. 呼吸道疾病，如支气管哮喘、过敏性鼻炎、慢性支气管炎、老年性肺气肿、慢性阻塞性肺病、虚入感冒等。

2. 胃肠道疾病，如慢性胃炎、胃溃疡、胃下垂、胃肠功能紊乱、慢性胃肠炎、溃疡性结肠炎等。

3. 妇科疾病，如月经不调、痛经等。

4. 成人亚健康状态调理，如失眠、慢性疲劳综合征等。

三、禁忌证

经常反复咳黄浓痰和出血的患者、有皮肤过敏体质者、孕妇、年老体弱者不适宜用本法治疗。

四、评估要点

根据疾病种类、药物特性以及身体状况而确定贴敷时间。

1. 一般情况下，老年、儿童、病轻、体质偏虚者贴敷时间宜短，出现皮肤过敏如瘙痒、疼痛者应即刻取下。

2. 刺激小的药物每次贴敷4～8小时，可每隔1～3天贴敷一次。

3. 刺激性大的药物，如蒜泥、白芥子等，应视患者的反应和发泡程度确定贴敷时间，数分钟至数小时不等（多在1～3小时）。如需再贴敷，应待局部皮肤基本恢复正常后再敷药，或改用其他有效腧穴交替贴敷。

4. 每次贴敷的时间可以在3～24小时，隔日1次，所选药物不应为刺激性大及发泡之品。

5. 贴敷从每年夏日的初伏到末伏，一般每7～10天贴1次，每次贴3～6小时，连续3年为一疗程。

五、护理操作规范要点

1. 中药穴位敷贴之后，一般人的局部皮肤都会有灼热痒感和红润，若出现刺痒、肿、痛较甚或者起泡，可以及时将药贴揭下。

2. 对于起泡者，可以用消毒的针或者注射器抽干并涂上紫药水即可。根据文献报道，这种情况的发生率为1%～5%。实践证明，反应强烈的患者疗效往往更好。

3. 敷完药后最好等6～10小时后再洗澡。

4. 贴药后如皮肤出现水疱，应注意保护好创面，避免抓破引起感染。

5. 每次贴敷3～10小时，每次间隔10天左右。

6. 敷药期间禁食一些海味、冷饮、辛辣食物、肥肉等。

7. 贴敷的种类。

（1）寒贴

【组成】白芥子6g、延胡6g、细辛6g、制甘遂3g。

【用法】共研细末，用生姜调和，制成药饼。贴于百劳、肺俞、膏肓。大伏天开始贴治，隔7～10天贴一次，直至末伏结束，共贴3年。

【主治】止咳，用于寒性哮喘。

（2）热贴

【组成】麻黄6g、生石音20g、法石膏10g、葶苈子10g、桑白皮10g、白果10g、甘草5g、苏子10g。研末，醋调备用。

【用法】三伏天贴敷。用时每次用醋将以上药末调成糊状，用胶布固定于穴位，可选用肺俞、肾俞、定喘、大椎等，每穴用药末3克，每周贴1次，连贴7～8次。

【主治】清肺化痰平喘。用于热哮反复发作者。

（3）虚贴

【组成】制附片10g、川乌10g、肉桂5g、桂枝10g、细辛5g、干姜6g、蜀椒6g、天南星10g、吴茱萸5g、补骨脂10g，上药洗净，麻油1000ml浸一夜，煎熬去渣，入乳香、没药各10g，受膏成膏药。

【用法】伏天外贴，穴位取肺俞，每次2～3次。

【主治】温阳散寒，温肺化饮。用于阳虚寒饮之寒哮。

六、注意事项

1. 贴敷疗法在应用过程中要注意一定要辨证或辨病治疗。在贴敷疗法应用的药物中，有些药物有一定的刺激性（例如紫皮蒜、白芥子、鲜毛茛等），容易出现发泡等现象，多属正常反应（但要区别于过敏反应），此为发泡疗法里的一种现象，疗效常常较好，但要注意局部避免感染。

3. 注意过敏反应，由于有些患者属过敏体质，而某些药物又具有一定的刺激性，所以容易出现过敏反应，如红肿、皮疹、局部溃烂，甚至出现严重的过敏性休克等，如仅局部出现轻度的过敏反应，可及时将药物取下，间隔数日后即可重复应用。如过敏反应较严重者，可以停药，也可适当应用一些抗过敏药物，特别是出现全身性反应时，一定要及时采取综合治疗措施，以免意外情况发生。

4. 对于鲜品，在应用前最好要先去除杂质，清洗干净，以免有些药物上带有农药、化肥等其他物质，而带来不良反应。

5. 对于需要加工的药物，多数需要加工成细面，一般来讲越细越好（但有时也以较粗为好），目数最好在80目以上。这样可使药物中的有效成分尽可能地析出，以加强疗效。

6. 穴位贴敷疗法应根据病症和寒热虚实等性质，结合患者个体的体质状态综合分析施行。一般而言，"穴位贴敷"疗法适用于大多数的慢性呼吸道疾患，如支气管哮喘、老慢支、肺气肿、慢性咳嗽、慢性咽炎等。如果出现阴虚火旺、痰热、咯血以及皮肤过敏等情况，则不宜使用。

7. 治疗期间，更应注意夏季特点，从饮食、药物及起居方面综合调养。

（1）慎用辛燥之品，以防伤阴，夏季气候炎热，易伤阴液，而辛温香燥之品容易导致燥热内盛，暗耗津精，所以应慎食肉桂、花椒、大茴香、小茴香、狗肉、羊肉和新鲜桂圆和荔枝等等。

（2）忌大量服用寒性之品，夏季炎热，往往易贪凉冷饮，若大量进食寒凉之品，则易致中阳受损，脚背虚弱，甚至损及身之阳气，轻则泄泻腹痛、恶心呕吐，重则造成阳虚宿疾。

（3）慎食大量肥甘滋腻之品，夏季易生暑湿，温热之邪侵袭入体；若服用大量肥甘之品，则易导致内外混热之邪合击入体。

（4）忌过量运动，以免汗出过多，导致气阴两虚。

第十二节　药枕疗法护理规范

一、概念

药枕疗法是指将具有芳香开窍、活血通脉、镇静安神、益智醒脑、调养脏腑、和调阴阳等作用的药物经过炮制之后，置于枕芯之内，或浸在枕套之中，或直接做成睡枕，令人在睡卧之时枕之，用以防治疾病和延寿抗衰的一种疗法。

二、适应证

药枕中许多药物含大量挥发性物质，可直接作用于局部皮肤黏膜，起到消炎杀菌、镇静止痛、扩张血管、健脑增智的功效。可调整人的身心状态，提高机体免疫力，调节内分泌，达到保健养生之目的。

本疗法的临床应用范围较广，可适用于头痛头昏、头晕目眩、失眠健忘、耳鸣目花，神经衰弱、中风口歪、肩周炎、下颌关节痛、脑动脉硬化、鼻渊等。其中治疗头痛、失眠、高血压、颈椎病等，疗效较为明显。

三、禁忌证

1. 药枕要根据辨证施治的原则选择制作。对虚寒症候，或素体虚寒者，不宜长时间使用气味寒凉药物做枕。

2. 枕内物宜选用辛香平和、微凉、清轻之品，以植物的花、叶、茎为好，不宜使用大辛大热、大寒及浓烈毒之物。

3. 选药时慎用动血、破血之品。需特别提醒的是，阳亢阴虚患者、孕妇及小儿禁用。

4. 对于药效强，药力猛的治疗性药枕，如治疗风湿、类风湿之药枕，不可滥用于常人保健。

四、评估要点

1. 评估患者病情。
2. 评估患者心理状况和体质。

五、护理操作规范要点

1. 药枕的制作方法因其种类不同而稍有差异。根茎、木本、藤类药物多需晾晒或烘干，再粉碎成粗末即可；花、叶类药物多于晾晒后搓碎即可；矿石类，角质类药物多需打碎成小块如米大小，或磨成粉类，再装入枕芯；冰麝等贵重药物、易挥发类药物多混入药末之中，不需另加炮炙。

2. 诸药混匀后，装入由纱布或棉皮缝制的枕芯中，底层枕芯加塑料布一块，防止药物渗漏而遗失。

3. 药枕制作除特殊要求外，一般需选用透气性能良好的棉布或纱布做成枕芯，不用尼龙、化纤类布匹。一般枕长以60~90cm，枕宽20~35cm为宜。

4. 根据不同的病情和体质，根据辨证施治的原则选择药物。药物经过防霉、防蛀处理后，装入枕中。

5. 药物经过处理后，一般可以保持半年以上。如病情需要可随时更换药物。

6. 药枕不使用时最好用塑料袋包封，防止有效成分散发，并置于阴凉干燥处，防止霉变。一般使用2~3周后，当置于阳光下晾晒1小时，以保持药枕枕形及药物的干燥度。

7. 药枕在枕前一般多要求患者松衣，饮一两口温开水，防止芳香类药物耗伤阴津。并要求患者全身放松，息心宁神，若能配合内养功、六字诀等气功疗法，效果更好。

8. 药枕疗法起效缓慢而且持久，必须告诫患者要耐心坚持，决不可3天一枕，5天不用。一般每天至少要枕6小时以上，连续枕之2~3周即见疗效。

9. 对枕后有不良反应者，应当及时予以必要的处理。

78

10. 对在使用药枕过程中，原发病加重或不改善者，应及时到医院诊治，严格防止擅用药枕而延误病情，必须及时采取其他行之有效的中、西医疗法。

11. 急危重患使用药枕，只能作为辅助治疗手段，主要依靠内服、静脉给药、针刺等其他疗法。

六、注意事项

1. 定期晒枕芯，定期更换药物。由于中药易吸附人体的汗气、容易发霉，特别在夏季，应经常放在通风处翻晒。但要注意切忌将药枕放在太阳光下曝晒，以免药物气味挥发过快。一般药枕枕芯，有条件者，以一个月更换一次为宜。

2. 使用药枕时间不宜太短。药枕保健不同于内服药物，作用缓慢，一般要连续使用3~6个月，效果才会明显，疗效才能巩固稳定。每晚用枕时间不应少于6小时，时间太短也可影响疗效。

3. 药枕与头颈接触的隔层不宜过厚。药枕的枕芯上面不宜垫放更多的东西，以免影响药物作用的发挥。应把药枕直接放在枕巾下面，或垫放较薄的东西。

4. 因人施枕。药枕要根据辨证施治的原则选择制作。例如对虚寒症候，或素体虚寒者，不宜长时间使用气味寒凉药物做枕。枕内物宜选用辛香平和、微凉、清轻之品，以植物花、叶、茎为好，不宜使用大辛大热、大寒及浓烈毒之物。选药时慎用动血、破血之品。需特别提醒的是，阳亢阴虚患者、孕妇及小儿禁用。对于药效强，药力猛的治疗性药枕、如治疗风湿、类风湿之药枕，不可滥用于常人保健。有条件者，最好在中医养生康复医师的指导下选用。

第十三节　取嚏疗法护理规范

一、概念

取嚏疗法是指通过给患者鼻腔以刺激，使之连续不断地打喷嚏，以祛除病邪、治疗疾病的一种方法。临床上有抹入取嚏法、吹鼻取嚏法、滴鼻取嚏法、塞鼻取嚏法和探鼻取嚏法5种。

二、适应证

取嚏疗法临床适应范围较广，一般多用于昏迷厥脱、中风、中暑、小儿急慢惊风、头痛、牙痛、喉闭、痉证、癃闭、感冒、晕厥、黄疸、麻疹等。还可用于预防传染病。

三、禁忌证

卒中、痰厥等急证属脱证者禁用，鼻衄史、高血压、脑出血脑外伤等所致昏厥者禁用，体虚及孕妇者慎用。

四、评估要点

1. 评估患者心理状况和体质。
2. 评估患者病情。
3. 评估患者的文化程度。

五、护理操作规范要点

（一）取嚏用品

1. 工具类　草、纸捻、羽毛、棉花等。
2. 药物类

（1）通关开窍类：南星、皂角、细辛、生半夏、雄黄、白芷、猪牙皂、辛夷、蟾酥、冰片。

（2）升降气机类：辛夷花、郁金、川芎、青黛、白芷、细辛、雄黄、硼砂、皂角。

（3）行气活血类：郁金、川芎、青黛、本香、赤芍、当归、全蝎、乳香、川椒、桂心、瓜蒂、藜芦、雄黄。

（4）常用成药有：通关散、飞龙夺命丹、风油精、薄荷酊等。

（二）取药物配制

依据病情选择药物组份，将其研成极细末，放入洁净瓶内备用；或将药物煎制成药液、过滤，或将丸药或散剂液化、过滤，将过滤药液放入洁净瓶内备用。

取嚏次数及刺激鼻孔，根据具体病情而定。若用于急救者，以得嚏气通苏醒为度；用于症候较缓者，根据病情轻重、体质强弱及所用药物等而定，一般每天1～3次或2天1次不等。取嚏的部位，如头痛、咽喉疾患、眼病、牙痛等疾病，一般是左侧病取右鼻，右侧病取左鼻，双侧同病则二鼻交替或者同取。

1. 抹入取嚏法　将所用药物研细末，以手指蘸取适量，抹鼻取嚏。此类所用药刺激性较强。

2. 吹鼻取嚏法　将所用药物研细末，用药前令患者含一口清水（令患者屏气也可），取0.3g左右药末置于细管一端（细竹管、细纸管均可），吹入鼻腔取嚏。若用吹药器将药末吹入鼻取嚏更佳。

3. 探取嚏法　以纸捻、灯芯、鸡或鸭之羽毛等物（亦可蘸药末少许）刺入鼻内取嚏。

4. 滴鼻取嚏法　取药液适量（包括将丸药化为液体），滴入鼻内，予以刺激取嚏。

5. 塞鼻取嚏法　取所用的药物研细末，以布包适量塞入鼻内；或将药末用酒等调成糊状，布包适量塞入鼻内取嚏。

六、注意事项

1. 取嚏疗法为祛邪之法，中病即止，不可久用，以免耗伤正气。

2. 用此法后如有不良反应，要改用其他疗法。

3. 运用本法，要根据病情，及时配合其他疗法，特别是急性疾患尤应注意。

（1）患有下列疾患者慎用取嚏法，如凝脂翳、黑翳如珠、蟹睛以及眼睛内血性疾患等。

（2）应用本法中病即止，不可久用。若喷嚏不止者，用清水清洗鼻中药物，并饮冷水。

（3）应用本法后，如涕泪痰涎较多者，应予拭干。如鼻腔发干者，可涂以麻油润之。如有药物过敏者，应当停用本法。

第十四节　握药疗法护理规范

一、概念

握药疗法是指采用芳香、辛辣、具有刺激性的药物做成药丸，握于掌中，通过刺激劳宫穴而作用于病患部位，或者促使患者发汗以治疗某些疾病的一种方法。本疗法通过药物直接作用于手中的经络、穴位，使其发汗、消导而收效，加之手掌的温度和湿度，更能促进药物的吸收。

二、适应证

本疗法主要适用于感冒、小儿消化不良、面神经麻痹、血管神经性头痛、小儿疳积、恶心呕吐、阳虚便秘、遗精，预防流感、肝炎或腮腺炎、炎症等。

三、禁忌证

1. 上肢瘫痪或麻木、无力手握的患者，不宜应用本疗法。

2. 手掌心有溃疡或破损处者禁用。

四、评估要点

1. 评估患者心理状况和体质。

2. 评估患者病情和肢体活动情况。

3. 评估患者的文化程度和对疾病的认知度。

五、护理操作规范要点

1. 根据临床病情的不同选择药物，一般多采取辨病辨证相结合的方法。

2. 可将药物加工成适用于手握的形状，如丸药、散剂。也可以取新鲜药物稍加加工，直接握在手内。

3. 取药丸分握于二手掌心中，为时20~30分钟。也可以取新鲜药物稍微加工，直接握在手中使用。直接将药物握在手中时，根据病情需要掌握用药时，一般多以手汗微出为度。

4. 用于婴幼儿，可以将药物用纱布或绷带固定在手心。

六、注意事项

1. 凡有腐蚀性或对皮肤过敏的药物，应及时停用，改用其他药物。
2. 用热水浸泡双手后，再行治疗，可提高疗效。

第五章　内科护理操作知识

第一节　内科常用护理操作知识

一、血糖监测的目的

通过测试血糖，准确掌握血糖的含量，为健康体检、胰岛素治疗、糖尿病患者的血糖控制等提供依据。

二、血糖监测的注意事项

1. 不要用手指涂血，以免手上的油脂影响测定效果。

2. 不要触摸试纸条测试区和滴血区。

3. 避免监测时血糖仪发生移动或倾斜。

4. 采血针不可重复使用，以免感染。

三、皮下胰岛素注射的目的

胰岛素不宜口服，皮下注射较肌内注射或静脉注射吸收慢，可更有效地发挥胰岛素的治疗效果。

四、皮下注射胰岛素的注意事项

1. 针头刺入角度不宜超过45°，以免刺入肌层。

2. 定期更换注射部位，建立轮流交替注射区计划，达到在有限的注射部位吸收最大药量的效果。

3. 必须用1ml注射器抽吸胰岛素，以确保计量准确无误。

4. 两种胰岛素同时注射时，应先抽吸短效胰岛素，后抽吸长效胰岛素，以免影响短效胰岛素的速效效果。

5. 胰岛素需置于冰箱内存放（约5℃），注射前1小时自冰箱内取出升温后再用，过冷的药物注射后不易吸收，并可致脂肪层萎缩。

五、使用胰岛素笔的目的

让患者在任何时间、地点都可以迅速注射胰岛素。

六、使用胰岛素笔的注意事项

1. 谨防坠落，保持清洁。

2. 安装连接机械装置部分和笔芯架前，应确认活塞杆已经完全回复到机械装置部分之内。

3. 保持机械装置部分和笔芯架之间结合紧密，不可出现脱落。

4. 每次注射前，都应排尽空气。

5. 笔芯上的色带表示胰岛素的不同剂型。每次注射前，应仔细查对，确认所注射的胰岛素剂型无误。

6. 每次注射前，查看笔芯中的胰岛素是否足够本次注射。注射之后，应检查剂量显示窗，确认度数已回零。

7. 每次注射完，应立即卸下针头。

8. 勿用碘酊、酒精及含氯洗洁剂清洁胰岛素笔，以免损坏其塑料部分。

9. 一支胰岛素笔仅供一人使用。

10. 小心存放胰岛素笔、笔芯和针头，以防伤害儿童。

七、心电监测的目的

1. 对危重患者进行动态心电图观察，及时发现和诊断致命性心律失常，指导临床抗心律失常的治疗。

2. 通过仪器的报警装置，将危重患者的心率及时、准确地反映给医务人员，提高危重患者的抢救成功率。

八、心电监测的注意事项

1. 根据患者的病情，协助患者取平卧位或半卧位。

2. 密切观察心电图波形，及时处理干扰和电极脱落。

3. 正确设定报警界限，不能关闭报警声音。

4. 定期观察患者贴电极片处的皮肤，定时更换电极片和电极片位置。

5. 对躁动患者应固定好电极和导线，避免电极脱位及导线打折缠绕。

6. 停机时，先向患者说明，取得合作后再关机，并切断电源。

九、电除颤的目的

纠正患者心律失常。

十、电除颤的注意事项

1. 除颤前需确定患者除颤部位无潮湿、无敷料。如患者带有植入性起搏器，应注意避开起搏器部位至少10cm。

2. 除颤前需确定周围人员无直接或者间接与患者接触。

3. 操作者身体不能与患者接触，不能与金属类物品接触。

4. 电极板放置位置要准确（心尖部，左侧腋前线第5、6肋间；心底部：胸骨右缘第2肋间），并应与患者皮肤密切接触，保证导电良好。导电糊涂抹要均匀，防止皮肤灼伤。

5. 动作迅速、准确。

6. 保持除颤器完好，备用。

十一、应用简易呼吸器的目的

帮助呼吸困难患者改善缺氧症状，提高氧饱和度，提高抢救效率。

十二、使用简易呼吸器的注意事项

1. 密切观察患者的生命体征及氧饱和度变化。

2. 注意球囊挤压手法的正确性，确保通气质量。

3. 球囊挤压一次的送气量应适宜，避免引起患者胃肠胀气或通气量不足。

十三、超声波雾化吸入的目的

1. 湿化气道。

2. 控制呼吸道感染，消除炎症，减轻呼吸道黏膜水肿，稀释痰液，帮助祛痰。

3. 改善通气功能，解除支气管痉挛，保持呼吸道通畅。

4. 预防呼吸道感染。

十四、超声波雾化吸入的注意事项

1. 水槽和雾化罐中切忌加温水或热水。

2. 水温超过60℃应停机调换冷蒸馏水。

3. 水槽内无足够的冷水及雾化罐内无液体的情况下不能开机。

十五、微量输液泵的使用目的

准确控制输液速度，使药物速度均匀、用量准确并安全地进入患者体内发生作用。

十六、使用微量输液泵的注意事项

1. 正确设定输液速度及其他必需参数，防止设定错误而延误治疗。

2. 护士随时查看输液泵的工作状态，及时排除报警、故障，防止液体输入失控。

3. 注意观察穿刺部位皮肤的情况，防止发生液体外渗，出现外渗应及时给予相应处理。

十七、经外周静脉穿刺中心静脉导管（peripherally inserted central venous catheter，PICC）的目的

1. 为患者提供中、长期的静脉输液治疗。

2. 静脉输注高渗性、有刺激性的药物，如化疗、肠外营养（parenteral nutrition，PN）等。

十八、经外周静脉置入中心静脉导管（PICC）的注意事项

（一）穿刺时注意事项

1. 穿刺前应当了解患者的静脉情况，避免在疤痕及静脉瓣处穿刺。

2. 避免穿刺过深而损伤神经，避免穿刺进入动脉，避免损伤静脉内膜、外膜。

3. 对有出血倾向的患者要进行加压止血。

（二）穿刺后注意事项

1. 输入全血、血浆、蛋白等黏性较大的液体后，应当以等渗液体冲刷管，防止宫腔堵塞。输入化疗药物前后均应使用无菌生理盐水冲管。

2. 可以使用PICC导管进行常规加压输液或者输液泵给药，但是不能用高压注射泵推注造影剂等。

3. 严禁使用小于10ml的注射器，否则如遇导管阻塞可以导致导管破裂。

4. 护士为PICC置管患者进行操作时，应当洗手并严格执行无菌操作技术。

5. 尽量避免在置管侧肢体测量血压。

十九、洗胃的目的

1. 通过实施洗胃抢救中毒患者，清除胃内容物，减少毒物的吸收，利用不同的灌洗液中和解毒。

2. 减轻胃黏膜水肿，预防感染。

二十、洗胃的注意事项

1. 插管时动作要轻快，切勿损伤患者食管及误入气管。

2. 患者中毒物质不明时，及时抽取胃内容物送检，并用温开水或者生理盐水洗胃。

3. 患者洗胃过程中若出现血性液体，应立即停止洗胃。

4. 幽门梗阻患者，洗胃宜在饭后4～6小时或者空腹时进行，并记录胃内潴留量，以了解梗阻情况，供补液参考。

5. 吞服强酸、强碱等腐蚀性毒物患者，切忌洗胃，以免造成胃穿孔。

6. 及时准确记录灌洗液名称、液量，洗出液量及其颜色、气味等。

7. 保证洗胃机性能处于备用状态。

二十一、常用的洗胃溶液

临床常用的洗胃溶液见表5-1。

表5-1 常用的洗胃液

洗胃液	适应证	注意事项
清水或生理盐水	砷、硝酸银、溴化物及不明原因的中毒	儿童宜用生理盐水
1∶5000高锰酸钾	安眠药、氰化物、砷化物、无机磷	对硫、磷中毒者禁用
2%碳酸氢钠	有机磷杀虫药、氨基甲酸酯类、苯、汞、香蕉水	敌百虫及强酸中毒者禁用
0.3%过氧化氢	阿片类、的士宁、氯化物、高锰酸钾	
鸡蛋清、牛奶	腐蚀性毒物、硫酸铜	
10%活性炭	河豚毒、生物碱	
液状石蜡	硫黄、汽油、煤油	服液状石蜡再用清水洗胃
0.3%氧化镁	阿司匹林、草酸	
5%硫酸钠	氯化钡、碳酸钡	

二十二、服毒后最佳洗胃时间

洗胃应尽早进行，一般在服毒后6小时内洗胃有效。超过6小时由于部分毒物仍可滞留在胃内，故仍有洗胃的必要。

第二节　内科常用穿刺技术配合知识

一、腹腔穿刺术的目的

1. 明确腹腔积液的性质，找出病原，协助诊断。

2. 适量地抽出腹腔积液，以减轻病人腹腔内的压力，缓解腹胀、胸闷、气急，呼吸困难等症状，减少静脉回流阻力，改善血液循环。

3. 向腹膜腔内注入药物。

4. 注入一定量的空气（人工气腹）以增加腹压，使膈肌上升，间接压迫两肺，减小肺活动，促进肺空洞的愈合，在肺结核空洞大出血时，人工气腹可作为一项止血措施。

5. 施行腹腔积液浓缩回输术。

6. 诊断性（如腹部创伤时）或治疗性（如重症急性胰腺炎时）腹腔灌洗。

二、腹腔穿刺的适应证

1. 腹腔积液原因不明，或疑有内出血者。
2. 大量腹腔积液引起难以忍受的呼吸困难及腹胀者。
3. 腹腔内注药或腹腔积液浓缩再输入者。

三、腹腔穿刺的禁忌证

1. 广泛腹膜粘连者。
2. 有肝性脑病先兆、棘球蚴病及巨大卵巢囊肿者。
3. 大量腹腔积液伴有严重电解质紊乱者禁忌大量放腹腔积液。
4. 精神异常或不能配合者。
5. 妊娠。

四、腹腔穿刺的注意事项

1. 术中需密切观察患者，如有头晕、心悸、恶心、气短、脉搏增快及面色苍白等，应立即停止操作，并进行适当处理。
2. 放液不宜过快、过多，肝硬化患者一次放液一般不超过3000mL，过多放液可诱发肝性脑病和电解质紊乱。放液过程中要注意腹腔积液的颜色变化。
3. 放腹腔积液时若流出不畅，可将穿刺针稍做移动或稍变换体位。
4. 术后嘱患者平卧，并使穿刺孔位于上方以免腹腔积液继续漏出；对腹腔积液量较多者，为防止漏出，在穿刺时即应注意勿使自皮肤到腹膜壁层的针眼位于一条直线上，方法是当针尖通过皮肤到达皮下后，即在另一手的协助下，稍向周围移动一下穿刺针头，而后再向腹腔刺入。如遇穿刺孔继续有腹腔积液渗漏时，可用蝶形胶布或火棉胶粘贴。大量放液后，束以多头腹带，以防腹压骤降，内脏血管扩张引起血压下降或休克。
5. 注意无菌操作，以防止腹腔感染。
6. 放液前后均应测量腹围、脉搏、血压，检查腹部体征，以视察病情变化。
7. 腹腔积液为血性者于取得标本后，应停止抽吸或放液。

五、肝脏穿刺的目的

1. 确定肝病原因，对于一些其他方法不能确诊的疾病有一定的确定诊断价值。
2. 确定肝病的严重程度，包括肝细胞变性坏死的程度和肝纤维化的程度，有助于确定治疗方案及判定预后。
3. 治疗前后的两次或多次肝穿还有助于了解治疗效果。
4. 针对性地穿刺某些特殊部位，如肿瘤、囊肿、血管瘤等，进行相应诊断或治疗。

六、肝脏穿刺的适应证

1. 疑有肝炎、肝硬化、肝脏肿瘤、肝脏淀粉样变性等。

2. 恶性组织细胞增多症及原因不明的肝大等。

七、肝脏穿刺的禁忌证

1. 某些血液系统疾病,重度黄疸、大量腹腔积液、凝血功能障碍者。

2. 充血性肝大、右侧胸腔及膈下急性炎症,疑有肝包虫病或肝血管瘤。

八、肝脏穿刺的注意事项

1. 严格无菌操作,防止感染,引发并发症。

2. 穿刺后需以沙袋加压穿刺部位预防出血约2小时,绝对卧床休息6小时。

3. 穿刺部位会有轻微疼痛感,可做深呼吸放松肌肉,如果出现持续疼痛,应查找原因。

4. 穿刺部位的胶布,第二天即可去除,不致影响日常生活。

5. 穿刺3日内勿提重物,一周内勿做剧烈运动。

6. 肝穿刺后的病人要卧床24小时,24小时内需注意观察呼吸、脉搏和血压。

九、肾脏穿刺的目的

1. 通过肾穿刺获得肾脏组织活体标本,以明确病理诊断及病变实质。

2. 对肾脏移植术后有严重的排斥反应者,指导治疗;通过肾穿刺活检确定治疗措施。

十、肾脏穿刺的适应证

1. 原发性肾脏疾病。

（1）急性肾炎综合征:按急性肾炎治疗2～3个月病情无好转或肾功能急剧转坏,怀疑急进性肾炎时。

（2）原发性肾病综合征。

（3）无症状性血尿:血尿为畸形红细胞时。

（4）无症状性蛋白尿:≥1g／d。

2. 继发性或遗传性肾脏疾病。

3. 急性肾衰竭　对于临床及实验室检查无法确定时。

4. 移植肾　当肾功能明显减退原因不明,怀疑原有肾脏病复发,或严重排斥反应决定是否切除移植肾时。

十一、肾脏穿刺的禁忌证

1. 绝对禁忌证　明显出血倾向、重度高血压;精神病或不配合者;孤立肾;小肾（<8cm）。

2. 相对禁忌证　活动性肾盂肾炎、肾结核、肾盂积水或积脓、肾脓肿或肾周围脓肿。肾肿瘤或肾脏动脉瘤;多囊肾;肾脏位置过高或游走肾;过度肥胖,重度腹腔积液。

3. 其他　心功能衰竭、严重贫血、低血容量、妊娠或全身衰竭者。

十二、肾脏穿刺的注意事项

1. 严格无菌，预防感染。
2. 严密观察有无并发症。
3. 肾穿刺后，捆绑腹带，平卧24小时。
4. 密切观察脉搏、血压、尿量，留尿做离心后沉渣镜检。
5. 鼓励患者多饮水，以轻度利尿，避免肾出血后形成血块梗阻尿路。
6. 遵医嘱适当使用抗生素及止血药2～3天以预防感染及出血。
7. 术后卧床休息6小时，24小时内避免剧烈活动。1周内避免腰部、背部受力运动，半年内不从事重体力活动。

十三、胸腔穿刺术的目的

1. 排除胸腔内的气体和液体，以减轻症状。
2. 向胸腔内注入药物，以达到治疗的目的。
3. 通过对胸腔积液进行常规、生化、细菌、病理等检查，可以确定积液的性质，协助诊断。

十四、胸腔穿刺术的适应证

1. 获取标本，病因诊断。
2. 大量胸腔积液或经保守治疗不吸收者。
3. 脓胸抽液灌洗治疗。
4. 胸腔积液治疗的手段之一。
5. 气胸的治疗。

十五、胸腔穿刺的注意事项

1. 严格无菌操作，避免胸腔感染。
2. 术中病人应避免咳嗽、深呼吸及转动身体。有咳嗽症状者可遵医嘱在术前口服止咳药。术中如发生连续咳嗽或出现头晕、胸闷、面色苍白、出汗、晕厥等症状，应立即停止抽液，拔出穿刺针，让病人平卧，遵医嘱给予吸氧及对症处理。
3. 抽液及抽气速度不宜过快，量不宜过多，一般第一次抽液不超过800ml，以后每次抽液不超过1000mL，以避免胸膜腔内压突然下降，肺血管扩张引起急性肺水肿。小儿应按年龄决定抽液量。
4. 需要向胸腔内注入药物者，应在抽液后接上备有药物的注射器，将药液注入。
5. 术后协助病人卧床休息，密切观察病人生命体征及一般情况，有异常应及时通知医生给予处理。
6. 标本及时送检，疑为感染时，用无菌培养管留取标本，检查癌细胞时，留取标本不少于50ml，并立即送检，以免细胞自溶。

十六、心包穿刺术的目的

1. 用于对心包积液性质的判断与协助病因的诊断，同时通过穿刺抽液可以减轻病人的临床症状。

2. 对于某些心包积液，经过穿刺排脓、冲洗和注药可达到一定的治疗作用。

十七、心包穿刺的适应证

1. 抽液检查，以确定积液性质及病原体。

2. 大量积液有填塞症状时，放液治疗；化脓性心包炎穿刺排脓。

3. 心包腔内注射药物。

十八、心包穿刺的禁忌证

1. 出血性疾病。

2. 如抽出液为血性，应立即停止抽液，并严密观察有无心包压塞征象出现。

十九、心包穿刺术的注意事项

1. 严格掌握适应证，心包穿刺术有一定风险，应在心电监护下进行。

2. 术前需进行心脏超声检查，确定液平段大小、穿刺部位、穿刺方向和进针距离，选择液平段最大，距体表最近点作为穿刺部位，或在超声显像指导下进行心包穿刺抽液更为准确、安全。

3. 术前和患者交代好注意事项，嘱其在穿刺时不要咳嗽或深呼吸，术前30分钟可服用可待因0.03g。

4. 麻醉要完善，以免因疼痛引起神经源性休克。

5. 抽液量第一次不宜超过100～200ml，重复抽液可逐渐增加到300～500ml。抽液速度要慢，如果过快过多，短期内使大量血液回心，可能导致肺水肿。

6. 如抽出鲜血，应立即停止抽吸，并严密观察有无心包填塞征象出现。

7. 取下空针前夹闭橡胶管，以防空气进入。

8. 术中、术后均需密切观察病人呼吸、血压、脉搏等的变化。

二十、骨髓穿刺术的目的

1. 抽取骨髓制成涂片做细胞及病原学检查以确定诊断及观察疗效。

2. 抽取骨髓做细菌培养以协助诊断。

3. 进行骨髓内输血、输液及骨髓移植。

二十一、骨髓穿刺术的适应证

1. 各类血液病，如白血病、原发性血小板、减少性紫癜等的诊断。

2. 某些传染病或寄生虫病需行骨髓细菌培养或寻找疟疾及黑热病等原虫者。

3. 网状内皮系统疾病及多发性骨髓瘤的诊断。

4. 恶性肿瘤可疑骨髓转移者。

5. 了解骨髓的造血功能，有无造血抑制，指导抗癌药及免疫抑制药的使用。

二十二、骨髓穿刺术的禁忌证

1. 由于凝血因子缺乏而有严重出血者，如血友病。

2. 穿刺部位皮肤有感染者。

3. 晚期妊娠者。

二十三、骨髓穿刺的注意事项

1. 骨髓穿刺前应检查出血时间和凝血时间，有出血倾向者行骨髓穿刺术时应特别注意，血友病病人禁止行骨髓穿刺检查。

2. 骨髓穿刺针和注射器必须干燥，以免发生溶血。

3. 穿刺针针头进入骨质后要避免过大摆动，以免折断穿刺针。胸骨穿刺时不可用力过猛、穿刺过深，以防穿透内侧骨板而发生意外。

4. 穿刺过程中如果感到骨质坚硬、难以进入骨髓腔时，不可强行进针，以免断针。应考虑为大理石骨病的可能，及时行骨骼X线检查，以明确诊断。

5. 做骨髓细胞形态学检查时，抽取的骨髓液不可过多，以免影响骨髓增生程度的判断、细胞计数和分类结果。

6. 行骨髓液细菌培养时，需要在骨髓液涂片后，再抽取1～2ml骨髓液用于培养。

7. 由于骨髓液中含有大量的幼稚细胞，极易发生凝固。因此，穿刺抽取骨髓液后应立即涂片。

8. 送检骨髓液涂片时，应同时附送2～3张血涂片。

9. 如使用普鲁卡因麻醉必须先做皮试。

二十四、腰椎穿刺的目的

（一）诊断性穿刺

1. 测定脑脊液压力。

2. 中枢神经系统感染，如散发性病毒性脑炎、乙型脑炎、流行性脑脊髓膜炎、化脓性脑膜炎、结核性脑膜炎、真菌性脑炎等的诊断、鉴别。亦用于判断上述感染的治疗效果。

3. 疑诊原发性颅内肿瘤或其他部位恶性肿瘤颅内转移时，如中枢神经系统白血病。

4. 疑诊脑血管破裂、栓塞及蛛网膜下腔出血者。

5. 做脑脊液动力学试验，了解椎管内有无梗阻性疾病。

6. 通过腰椎穿刺，施行气脑造影、脊髓造影等检查。

（二）治疗性穿刺

1. 经腰椎穿刺放出适量脑脊液，可降低颅内压。

2. 脑挫裂伤、蛛网膜下腔出血及脑部手术之后，腰椎穿刺放出血性脑脊液，可减轻脑膜刺激症状，减少蛛网膜颗粒阻塞、蛛网膜下腔粘连及脑积水发生的可能。

3. 中枢神经系统感染、肿瘤等疾病，可经椎管内注入抗生素或化疗药物。

4. 急性枕骨大孔疝，脑室穿刺引流病情无好转时，可经腰穿椎管内加压注入生理盐水，使小脑扁桃体复位，抢救生命。

5. 蛛网膜粘连，可经腰蛛网膜下腔适量注气或水治疗。

6. 颅内压过低，需经椎管内注射生理盐水。

二十五、腰椎穿刺的适应证

1. 用于脑和脊髓炎症病变的诊断。

2. 脑和脊髓血管性病变的诊断。

3. 区别阻塞性和非阻塞性脊髓病变。

4. 气脑造影和脊髓腔碘油造影。

5. 早期颅内压增高的诊断性穿刺。

6. 鞘内给药。

7. 蛛网膜下腔出血可放出少量血性脑脊液以缓解症状。

二十六、腰椎穿刺的禁忌证

1. 颅内压明显升高、有明显视神经盘水肿或有脑疝先兆者。

2. 颅后窝占位性病变或伴有脑干症状者。

3. 颅底骨折或其他原因引起脑脊液漏者。

4. 颅脑损伤并有脊柱损伤者，应在判明脊椎损伤情况后酌情进行。

5. 穿刺部位皮肤、软组织或脊柱感染者。

6. 病情严重、全身情况很差的危重病人。

7. 术后颅内引流条、引流管尚未拔除时慎做腰椎穿刺。

二十七、腰椎穿刺的注意事项

1. 不合作病人应由助手协助保持病人体位，防止术中病人乱动折断针，必要时可使用镇静剂。

2. 腰穿前2小时内不宜用甘露醇等脱水药物，以免影响脑脊液的真实压力。

3. 严格掌握禁忌证，疑有颅内压升高但不明显者可应用20％甘露醇5～10ml／kg静脉推注后再行穿刺。

4. 注意勿将局麻药注入蛛网膜下腔。

5. 若一次穿刺不成功，可将穿刺针退至皮下，更换穿刺方向或改变穿刺椎间隙。向上或向下移动一个椎间隙。

6. 穿刺针接近最后深度时应缓慢进针，以免损伤马尾神经或血管，以致产生下肢疼痛或血液污染脑脊液影响结果判断。轻微损伤时脑脊液滴出数滴后红色消失，化验结果可供参考，亦可行鞘内注射；严重损伤应待5～7天后重新进行穿刺，过早进行穿刺，则脑脊液仍混有血液成分。

7. 脑脊液压力过高时留取脑脊液的量能够检验即可，速度要慢，应用针芯控制脑脊液的滴出速度，避免诱发脑疝。必要时术后静滴甘露醇等脱水药物。

8. 如脑脊液压力过低并排除椎管梗阻，不应再放脑脊液，让病人平卧，多饮盐开水，必要时可静滴等渗或低渗盐水。

9. 鞘内注射药物时，应先放出与药物同量的脑脊液，然后再缓慢注入稀释后药物。鞘内注药时化疗药物应边稀释边缓慢注入，注入时间应大于10分钟，以免引起化学刺激性脑膜炎。

10. 穿刺时病人如出现呼吸、脉搏和神态异常症状时，应立即停止穿刺，并做相应处理。

11. 病人紧张、烦躁或患儿哭闹可使脑脊液压力升高或波动，分析结果时应注意。

第六章　普外科护理操作知识

第一节　营养支持

一、患者营养状况判定的方法

患者营养状况评价涉及病史、人体测量和实验室监测指标等多方面的综合评价，现简介一些判定营养状况的方法。

1. 体重　当实际体重仅为理想体重的90%以下时，可视为体重显著下降。

2. 体质指数（body mass index，BMI）　BMI=体重（千克）／身高的平方，理想值介于18.5～23。

3. 三头肌皮皱厚度　间接测定机体脂肪贮存的一个指标，正常值：男性为11.3～13.7毫米，女性为14.9～18.1毫米。

4. 上臂中部周长　实际上是上臂肌肉、肱骨和皮下脂肪所形成的周长。测量方法：用卷尺测定上臂中点处的周长。上臂中部肌周长可用公式推算，即上臂中部肌周长（厘米）=上臂中部周长（厘米）－0.314×三头肌皮皱厚度（毫米）。

5. 血清转铁蛋白量　反映内脏蛋白情况的一种检查方法。

6. 淋巴细胞总数　周围血液中淋巴细胞总数（白细胞总数×淋巴细胞百分率）。

7. 氮平衡试验　用于初步判定体内蛋白质的合成与分解代谢状况，当氮的摄入大于排出量时为正氮平衡，反之为负氮平衡。

8. 细胞免疫状态的测定　营养不良会影响机体的细胞免疫功能。可用抗原如结核菌素、白色念珠菌抗原、腮腺炎病毒、链激酶、链球菌脱氧核糖核酸酶、植物血凝素等各0.1毫升分别同时做皮内注射，24～48小时后观察反应。营养不良的患者往往反应低下，皮肤风团很小（小于5毫米）。风团大于5毫米者为阳性。皮肤试验中有两项阳性反应者，表示细胞免疫有反应性。

9. 肌酐／身高指数　从肾排出的肌酐量和体内肌肉量直接相关，本指数可用来判定体内的肌肉量。

肌酐／身高指数=24小时实际排出的尿肌酐量（mmol／L）／标准的24小时尿肌酐排出量（mmol／L）×100。

二、外科营养支持的途径

外科营养支持的途径包括肠内营养和肠外营养。肠内营养是指经胃肠道，包括口或喂养来提供人体代谢所需的一种营养支持方式；肠外营养指当患者胃肠道功能不能充分利用时，通过静脉途径提供人体代谢所需的营养。

三、肠外营养的适应证

1. 营养不良。
2. 胃肠道功能障碍。
3. 因疾病或治疗限制不能经胃肠道进食者。
4. 高分解代谢状态，如严重感染、大面积烧伤、大手术后等。
5. 抗肿瘤期间不能正常进食者。

四、肠外营养治疗的并发症与防治

（一）技术性并发症

气胸、血胸、水胸、臂丛神经损伤、出血、空气栓塞、导管扭曲或折断等。以空气栓塞最为严重，可导致死亡。

（二）代谢性并发症

1. 补充不足　包括电解质紊乱、微量元素缺乏和必需脂肪酸缺乏等。预防：注意各种营养物质的均衡性补充。
2. 糖代谢异常　包括胰岛素用量不当引起的高血糖和低血糖以及葡萄糖用量过多引起的肝损害（脂肪肝）。预防注意胰岛素的用量及速度。
3. 肠外营养本身的并发症　如胆汁瘀滞、胆泥及胆石形成、肝酶谱升高和肠屏障功能减退及继发性肠道细菌和内毒素移位和肠源性感染。预防：适当补充谷氨酰胺类肠黏膜保护剂和及早改用肠内营养。

（三）感染性并发症：导管性脓毒症

1. 原因　由插管时无菌操作不严、插管后局部伤口处理欠妥和营养液在配制过程中受到污染所致。
2. 临床表现　突发寒战、高热，重者可发生感染性休克。
3. 预防　导管置入和营养液配制均应执行严格的无菌操作；加强导管的护理。

五、肠内营养的适应证

凡有营养支持征、胃肠道功能可利用的患者均可进行肠内营养。包括吞咽和咀嚼困难，胃肠功能正常，但营养物摄入不足或不能摄入者，如意识障碍、大面积烧伤、大手术后等；消化道疾病稳定期，如消化道瘘、炎症性肠病和胰腺炎等；慢性消耗性疾病，如结核、肿瘤等。

六、肠内营养治疗的并发症与防治

肠内营养治疗过程中可发生倾倒综合征或腹泻，营养液宜从少量开始，交错递减量和浓度有利于患者对肠内营养液的耐受。依赖重力滴注而不用胃肠喂养泵时，因受腹腔压力影响，滴入不均匀而时快时慢，有些患者难以适应，最好使用胃肠喂养泵以保持恒速输入。此外，配制好的营养液在温度高的条件下易滋生细菌和真菌，输入后易引起腹泻等，肠内营养液应现配现用，在较凉快的室温下放置时间小于6～8小时。若营养液含有牛奶及腐败成分时，放置时间应更短。

第二节　围手术期患者护理

一、围手术期的三个阶段

围手术期是指从患者确定手术治疗时起，直到与这次手术有关的治疗基本结束为止，包括手术前、手术中及手术后的一段时间。手术前期指从患者决定接受手术到患者送至手术台；手术中期指患者接受手术的整个过程；手术后期指从患者被送到恢复室或外科病房至患者出院或后续追踪。

二、手术前期

从病人准备手术至进入手术室，这一时期称手术前期。

三、手术前的健康教育

1. 宣传术前戒烟、皮肤准备及禁食禁饮等的目的。

2. 讲解术后早期活动、深呼吸及咳嗽排痰的意义。

3. 讲解术后可能留置的各种引流管、氧气管、导尿管、胃肠减压管等的目的和意义。

4. 指导术后必须进行的活动锻炼。

四、手术前的饮食管理

术前患者的饮食管理重在改善营养状况，以提高手术耐受能力，减轻术时和术后并发症。可增加下列营养物质的摄入。

1. 糖类　能增加肝糖原的数量，既可防止麻醉意外，也可减轻手术刺激，防止休克，还可避免患者因低血糖而发生昏迷。故术前最好进食一些含糖丰富的食物，如藕粉、面食、蔗糖、麦芽糖等，这些食物都易消化，不会影响术后胃肠功能的恢复。

2. 蛋白质　创口愈合需要消耗蛋白质，术前增加蛋白质的摄入，可以促使伤口早日愈合。麻醉药剂都有不同程度的毒性，术前多吃含蛋白质丰富的食物，尤其是含必需氨基酸较多的食物，可以提高体内血浆蛋白的浓度，减轻麻醉药剂中毒。

3. 维生素　B族维生素参与糖代谢，对合成肝糖原有好处；维生素C能促进胶原蛋白的生成，有助于伤口愈合；维生素K能提高凝血酶含量，帮助血液凝固，减少手术失血。

4. 水分　术前供给充足的水分，能预防手术过程中发生脱水、休克等并发症。

五、手术前胃肠道准备的内容

择期手术患者术前12小时起禁食、4小时起禁水。胃肠道手术患者术前1～2天进少渣饮食，手术当天清晨常规放置胃管。幽门梗阻患者术前3天每晚以温生理盐水洗胃，排空胃内滞留物，减轻胃黏膜充血、水肿。结肠或直肠手术患者术前3天起口服肠道不吸收抗生素，术前晚及手术当天清晨行清洁灌肠或全肠道灌洗，以减少术后感染的机会。

六、手术前呼吸道准备

1. 术前戒烟2周以上，以免呼吸道黏膜受刺激，分泌物增多。

2. 有肺部感染或咳脓痰的病人，术前3～5天使用抗生素，并做体位引流，促使脓性分泌物排出；痰液黏稠者应用抗生素加糜蛋白酶超声雾化，每天2次，使痰液稀薄，易于排出；支气管哮喘发作病人，术前可用地塞米松雾化吸入，以减轻支气管黏膜水肿。

七、术前呼吸锻炼

1. 鼓励患者术前练习并掌握正确的深呼吸运动。分别坐位练习胸式深呼吸和平卧位练习腹式深呼吸，每天3～4次，每次15分钟左右，并进行适当的体育锻炼，以增加肺活量。

2. 练习有效地咳嗽和排痰等方法。向患者解释通过有效咳嗽，可预防肺不张、肺部感染。指导患者深吸气后，用胸腹部的力量做最大咳嗽，咳嗽的声音应以胸部震动而发出，每天练习3次，每次20回左右。

3. 指导患者进行呼吸功能训练。通过术前呼吸训练器的锻炼，可以增加患者的肺活量和最大通气量，从而改善肺功能。嘱患者取坐位、半卧位深呼气后口含连接呼吸训练器的喉嘴，做最大吸气。每天各练习2～3次，每次20分钟，术前3天开始进行训练，训练器上的刻度可显示每次吸气量。

八、术前皮肤准备的目的

术前皮肤准备的目的是降低术后切口的感染率，备皮时间离手术时间越近越好。若切口周围毛发比较短少，不影响手术操作，可不必剃除毛发，反之应全部剃除。

九、术前备皮注意事项

1. 冬天注意保暖，防止受凉感冒；注意遮挡，保护病人的隐私。

2. 操作时绷紧皮肤，勿剃破皮肤，尤其是对皮肤松弛的老年人。

3. 剃毛时需以锋利剃刀顺着毛发生长方向剃，以免损伤毛囊，剃刀与皮肤表面呈

45°，切忌刮破皮肤。

4. 备皮区域内如有炎症应治愈后再施行手术。

5. 腹部手术应注意肚脐清洁，术前日用肥皂球、清水彻底清洁腹部及会阴部皮肤，彻底清除脐孔内的污垢，手术晨用碘伏或75%酒精消毒皮肤。

6. 阴囊、阴茎手术前，每晚用肥皂水清洗，温水坐浴。

7. 口腔手术术前3天，每次餐后用复方硼酸液漱口。

十、手术前特殊病人准备

1. 纠正营养不良状态。鼓励多摄取碳水化合物、蛋白质和维生素B、C、K丰富的饮食，不能经口进食者，给予鼻饲或静脉营养支持，以改善病人的营养状况。贫血病人可通过少量多次输血，以纠正低蛋白血症。

2. 纠正脱水、电解质紊乱和酸碱平衡失调。脱水病人遵医嘱由静脉途径补充液体，记录24小时出入液量，测体重；纠正低钾、低镁、低钙及酸中毒。

3. 合并有糖尿病、高血压、心脏病等疾病时，遵医嘱分别做好术前的特殊准备工作。

（1）糖尿病：应适当控制血糖、尿糖、纠正水、电解质代谢失调和酸中毒，改善营养情况。凡是施行有感染可能的手术，术前都应使用抗生素。

（2）高血压：病人血压在160／100mmHg（21.28／13.30千帕）以下，可不必做特殊准备。血压过高者，诱导麻醉和手术应激可并发脑血管意外和充血性心力衰竭等危险，在术前应适当用降压药物，使血压控制于一定程度，但并不要求降至正常后才手术。

（3）心脏病：严重心律失常病人，用药物治疗尽可能使心率恢复正常方能手术。急性心肌梗死病人6个月内不实行择期手术，6个月以上，只要没有心绞痛发作，在监护条件下可施行手术。心力衰竭病人，待心力衰竭控制3~4周后，再施行手术。

十一、术日晨的准备

1. 测量体温、脉搏、呼吸和血压，如有体温升高或女病人月经来潮，及时与医师联系，考虑是否延期手术。

2. 检查手术前的准备工作是否完善，如皮肤准备情况，是否确实做到禁食、禁水。更换清洁衣裤。

3. 遵医嘱灌肠，按手术需要置胃管并固定。

4. 遵医嘱排空膀胱，根据手术需要留置导尿管并固定。

5. 取下假牙、眼镜、发夹、手表和首饰等，给予妥善保管。

6. 擦去指甲油、口红等，以便术中观察病人的血液循环情况。

7. 遵医嘱给术前用药。

8. 送病人至手术室，按手术需要将X射线、计算机断层成像（computed tomography，CT）等摄片、术中特殊用药、用物等随病人一起带入手术室。

9. 病人去手术室后，按手术大小、麻醉种类准备好床位及术后所需用物。

十二、术后护理

术后护理是指病人手术后返回病室直至出院这一阶段的护理。

十三、术后转运患者注意事项

1. 术后转运患者应先由医生、麻醉师评估，待患者意识清醒，呼吸频率、幅度恢复正常，生命体征平稳，血氧饱和度稳定方可转运。

2. 携带必要的抢救物品，如面罩、简易呼吸囊、氧气袋、简易抽吸器等；专梯接送以减少护送途中的时间。

3. 转运过程中应轻抬轻放，推送过程平稳，避免颠倒和急剧体位改变。

4. 妥善固定各种管道，转运前将引流袋稳妥放在患者身上，待患者移至转运车后，将管道及引流袋妥善放置于身旁，勿打折、无受压；转运前检查输液是否通畅，局部有无漏出，有无妥善固定，避免因躁动而导致输液管道脱落或液体渗出。

5. 防止碰伤、坠床，转运前检查转运车是否完好，患者转移至转运车上后拉上床挡，脚在前、头在后，护送工友在头侧，以利于观察患者及保护患者；交换对接车时，两车应在同一水平位置，以减少患者的震动；躁动者使用约束带严加防护，防止坠床；过高、过胖者，对超出平车的身体部位应加强防护，尤其是进出电梯及过门时，保证头及四肢的安全。

6. 转运前通知所在病区准备事项，如准备好床单位、监护仪、急救物品，并调整病室室温；转运后与护士进行床旁交接病情、交治疗、交物品、交生命体征并签字。

十四、术后安置患者合适的卧位

1. 全身麻醉　尚未清醒者应去枕平卧，头转向一侧，使口腔分泌物或呕吐物易于流出，避免误吸入气管，全身麻醉清醒后根据需要调整卧位。

2. 蛛网膜下腔麻醉　患者应去枕平卧12小时，以防止因脑脊液外渗致头痛。

3. 硬脊膜外腔麻醉　患者一般取平卧位6小时，随后根据病情安置合适体位。麻醉作用消失后：

（1）一般头颅手术，抬高床头15～30°。

（2）颈、胸、腹部手术后，采取半坐卧位。

（3）脊柱和臀部手术后采取俯卧位或仰卧位。

（4）四肢手术后应抬高患肢，减轻肿胀和疼痛。

十五、术后不适的主要原因

手术后不适的主要原因有疼痛、恶心、呕吐、腹胀和尿潴留等。

十六、术后疼痛护理

1. 安慰和鼓励病人，消除对疼痛的恐惧。

2. 根据疼痛的原因，采取相应措施，如腹胀及膀胱膨胀所引起的疼痛，在做肛管排气和诱导排尿后可减轻，因石膏绷带压迫而引起的疼痛，做石膏开窗或切开后可缓解。

3. 小手术后疼痛可口服止痛剂，大手术1~2天内常需肌肉注射哌替啶止痛。注意在病人疼痛开始时给予止痛剂，其效果比疼痛厉害时给药好。如血压较低者，应减少止痛剂的用量。

十七、手术后尿潴留处理

尿潴留常见于全身麻醉后排尿反射受抑制、切口疼痛引起的后尿道括约肌反射性痉挛以及不习惯床上小便等。若患者术后6~8小时尚未排尿或者虽有排尿，但尿量甚少、次数频繁者，应在耻骨上区叩诊检查，有明显浊音区，可确诊为尿潴留。先稳定患者的情绪，采取听流水声、下腹部热敷、轻柔按摩等方法诱导排尿。若无禁忌，可协助其坐于床边或站立排尿。亦可针对切口疼痛的患者用镇静、止痛药解除疼痛，有利于患者自行排尿。上述措施均无效时，在严格无菌技术下导尿，一次放尿液不超过1000毫升，尿潴留时间过长，导尿时尿量超过500毫升者，应留置导尿管1~2天，以利于膀胱逼尿肌收缩功能的恢复。

十八、麻醉后恶心、呕吐和呃逆的处理

恶心、呕吐的常见原因是麻醉反应，待麻醉作用消失后自然停止。若持续恶心、呕吐，应查明原因进行对应处理。护士应观察患者出现恶心、呕吐的时间及呕吐物的量、颜色、性质，并做好记录，以利诊断和鉴别诊断；稳定患者情绪，协助其取合适体位，头偏向一侧，防止发生吸入性肺炎或窒息；遵医嘱使用镇静、镇吐药物，如阿托品、奋乃静或氯丙嗪等。

手术后早期发生呃逆者，可经压迫眶上缘、抽吸胃内积气和积液、给予镇静或解痉药物等措施得以缓解。如果上腹部手术后出现顽固性呃逆，应警惕膈下感染或积液的可能，做超声检查可明确病因。

十九、术后预防腹胀的护理措施

1. 鼓励患者尽早排小便，预防腹胀。患者麻醉一旦清醒，生命体征平稳后，根据患者实际情况，主动协助患者在床上或下床小便，减少因尿潴留所致的腹胀。

2. 协助患者早期活动，尽早恢复肠蠕动，减轻腹胀。患者麻醉清醒，生命体征平稳后帮助患者取斜卧位，协助患者活动上、下肢；待输液完毕后，两腿下垂，床边活动；次日晨协助患者下床活动，以促进肛门排气，减轻腹胀。

3. 指导患者合理进食，预防腹胀。患者肛门排气后，指导患者进少量低脂、易消化的流质饮食，不吃牛奶、豆类等产气食物，逐渐进普食，鼓励患者多饮水，多吃蔬菜、水果，增加肠蠕动，促进排便，减少腹胀所致的不适。

二十、手术后切口护理

1. 保持敷料清洁干燥，切口渗血、渗液应及时更换敷料，渗血可加压包扎止血，四肢切口大出血时先用止血带止血后再进一步处理，若出血量较多，应立即通知医师，查明原因及时处理。

2. 昏迷、躁动病人和小儿应给予约束，防止抓脱敷料；大小便污染后应立即更换。

3. 遵医嘱使用抗生素，正确按量、按时给药，预防切口感染。

4. 切口有红、肿、硬结和压痛等感染征象时，应采取局部热敷、理疗等措施促进炎症吸收。

二十一、手术后引流管的护理

1. 必须熟知各种引流管的作用和通向，贴好标识，切勿接错。

2. 固定妥当，以免脱落或滑入体腔内。

3. 观察记录引流液的颜色、性状及量。

4. 避免压迫或扭曲引流管，保持引流通畅，必要时负压吸引。

5. 维持引流管装置的无菌状态，防止污染，每天更换引流袋。

6. 掌握各类引流管的拔管指征、拔管时间及拔管方法。

7. 向病人及家属交代好注意事项。

二十二、手术后早期活动的意义及注意事项

早期活动有增加肺活量，减少肺部并发症，改善全身血液循环，促进切口愈合，防止褥疮和减少下肢静脉血栓形成等优点。还可利用肠道和膀胱功能的恢复，减少腹胀和尿潴留的发生。但有休克、心力衰竭、严重感染、出血、极度衰弱等情况或四肢关节手术需限制活动的病人，则不应强调早期活动。

二十三、手术后患者的饮食指导

术后根据患者术式和机体情况进行饮食指导。胃肠道手术需禁食1～3天，待胃肠功能恢复，肛门排气、排便后，开始少量流质食物，逐步增加至全量流质食物。第5～6天进食半流食，第7～9天可过渡到软食，第10～12天开始进食普食；胃切除术后患者应少量多餐；体表或肢体的手术，全身反应较轻者，术后即可进饮食；手术范围较大、全身反应较明显的，需待2～3天后方可进食；蛛网膜下腔阻滞和硬脊膜外腔阻滞者，术后3～6小时即可进食；全身麻醉者，应待麻醉清醒，恶心、呕吐反应消失后，方可进食；当患者禁食或进食不足时，应经静脉输液供给水、电解质和营养。

第三节　甲状腺疾病患者护理

一、单纯性甲状腺肿的病因

甲状腺激素合成原料（碘）缺乏；甲状腺素需求量的激增；甲状腺素合成、分泌障碍。

二、甲状腺功能亢进的分类

1. 原发性甲亢　最常见，好发年龄在20～40岁，多为女性。在甲状腺肿大的同时伴有功能亢进症状，常伴有眼球突出，故又称"突眼性甲状腺肿"。

2. 继发性甲亢　较少见，好发年龄在40岁以上，主要见于单纯性甲状腺肿流行区。有多年甲状腺结节性腺肿，腺体呈结节性肿大，两侧多不对称，无眼球突出，以后逐渐发展成甲亢症状，容易发生心肌损害。

3. 高功能腺瘤　少见。

三、甲亢的临床表现

1. 甲状腺肿大　多数患者有不同程度的弥漫性、对称性甲状腺肿大，肿大程度与症状轻重无关；一般无局部压迫症状。因腺体内血管扩张、血流加速，在左右叶上下极可扪及震颤感，听诊可闻及杂音。

2. 甲状腺激素分泌过多症候群　由于三碘甲状腺原氨酸（triiodothyronine，T_3）、甲状腺素（thyroxine，T_4）大量分泌和交感神经兴奋性增高，患者可出现高代谢症候群和各系统功能受累。主要表现为多语、急躁、易激动、失眠、怕热、多汗，皮肤常较温暖及双手常有细速颤动；心悸、胸部不适、脉快有力，脉率常在100次／分以上，休息和睡眠时不减速，脉压增大；食欲亢进但消瘦、肠蠕动亢进、腹泻、易疲乏；停经、阳痿，极个别患者伴有局限性胫前黏液性水肿。

3. 眼征　典型病例常有双侧眼球突出、眼裂增宽。严重者，上下眼睑难以闭合，甚至不能盖住角膜，凝视时瞬目减少，眼向下看时上眼睑不随眼球下闭，两眼内聚能力差。

四、基础代谢率的测定方法

于清晨、空腹、完全安静状态下测量患者的脉搏和血压，按如下公式计算：

基础代谢率（basal metabolic rate，BMR）%=（脉率+脉压差）−111

五、碘剂的作用

碘剂的作用在于抑制蛋白水解酶，减少甲状球蛋白的分解，逐渐抑制甲状腺素的释放，有助于避免术后甲状腺危象的发生。

六、常用碘剂及用法

常用碘剂是复方氯化钾溶液，每天3次口服，第一天每次3滴，第二天每次4滴，依次逐日递增至每次16滴为止，然后维持此剂量。

七、口服碘剂的注意事项

1. 由于碘剂可刺激口腔黏膜和胃黏膜，引起恶心、呕吐等不良反应，护士应指导患者饭后用冷开水稀释后服用，或在用餐时将碘剂滴在面包、饼干上服用。

2. 急性支气管炎、肺水肿、高钾血症、甲状腺功能亢进症、肾功能受损者慎用。

3. 应用本品能影响甲状腺功能，影响甲状腺吸碘率的测定，甲状腺核素扫描显像结果也受影响，这些检查均应安排在应用本品前进行。

4. 孕妇及儿童慎用。

八、预防甲亢术后甲状腺危象发生的预防措施

甲状腺危象的有效预防措施关键在于做好术前准备，使病人基础代谢率降至正常范围后再手术。

（一）避免诱因

避免诱发甲状腺危象的因素，如应激状态（感染、手术、放射性碘治疗等）、严重的躯体疾病（心力衰竭、脑血管意外、急腹症、严重创伤、败血症、低血糖等）、口服过量甲状腺激素制剂、严重精神创伤及手术中过度挤压甲状腺素等。

（二）提供安静轻松的环境

保持病室安静，室温稍低，色调和谐，避免精神刺激或过度兴奋，使病人得到充分的休息和睡眠。

（三）术前药物准备的护理

术前通过药物降低基础代谢率是甲亢病人手术准备的重要环节，护士应遵医嘱正确指导甲亢病人完成术前药物的准备。术前药物准备方法通常有：

1. 开始即用碘剂，2～3周待甲亢症状得到基本控制（病人情绪稳定，睡眠好转，体重增加，脉率＜90次／分，基础代谢率＜+20%）后便可进行手术。

2. 先用硫脲类药物，待甲亢症状基本控制后停药，再单独服用碘剂1～2周，再行手术。

3. 少数病人服用碘剂2周后症状改善不明显，可加服硫脲类药物，待甲亢症状基本控制，停用硫脲类药物后再继续服用碘剂1～2周后手术。

4. 对不耐受碘剂或合并应用硫脲类药物，或对此两类药物无反应的病人，主张与碘剂合用或单用普萘洛尔做术前准备。

九、甲亢外科手术治疗的手术指征

1. 继发性甲亢或高功能腺瘤。

2. 中度以上的原发性甲亢。

3. 腺体较大伴有压迫症状或胸骨后甲状腺肿等类型的甲亢。

4. 抗甲状腺药物或^{131}I治疗后复发者或坚持长期用药有困难者 鉴于甲亢对妊娠可造成不良影响，而妊娠又加重甲亢，故妊娠早、中期的甲亢患者凡具有上述指征者，应考虑手术治疗。

十、甲状腺瘤的分类

1. 滤泡状腺瘤是最常见的一种甲状腺瘤，其中包括单纯性腺瘤和嗜酸性腺瘤，后者可变为嗜酸细胞腺瘤癌，恶性度较高，很少见。

2. 乳头状腺瘤有较大的恶性倾向。

3. 功能自主性甲状腺瘤，瘤组织边界清楚，周围甲状腺组织萎缩，也称为毒性甲状腺瘤。

十一、甲状腺癌术前手术体位训练

指导患者进行颈仰过伸位训练，将软枕置于患者肩部。头部后仰，充分暴露手术部位，以适应术中体位，减少术后头部不适。

十二、甲状腺切除术后护理措施

1. 根据麻醉情况采取合适体位，全麻清醒者采取半卧位。

2. 观察手术切口有无出血迹象及引流情况。

3. 饮食指导 麻醉清醒者饮水无呛咳、误吸症状后，则进食温凉食物。

4. 观察患者发音情况 有无声调降低或嘶哑。

5. 术后观察 遵医嘱继续口服碘剂并定期复查。

6. 并发症的观察

（1）呼吸困难和窒息：常发生于术后48小时内。

（2）喉返神经损伤：单侧损伤表现为声音嘶哑。

（3）喉上神经损伤：外支损伤表现为声带松弛、音调降低。内支损伤则表现为饮水呛咳，易误吸，应指导进食半固体食物，配合理疗。

（4）甲状旁腺损伤：表现为低血钙，患者有面唇部、手足麻木针刺感或强直感。指导避免进食高磷食物，遵医嘱予钙剂使用。

（5）甲状腺危象：患者表现为高热、寒战、心动过速、烦躁不安、谵妄甚至昏迷，应立即建立静脉通道，吸氧，物理降温，遵医嘱使用肾上腺皮质激素。

十三、甲状腺危象处理

1. 病情监测 观察神志、体温、呼吸、脉搏、血压变化。

2. 急救　遵医嘱使用肾上腺素阻滞剂、碘剂、氢化可的松、镇静剂等。体温高者将体温维持在37℃，静脉补充能量，吸氧，心电监测，心力衰竭者按医嘱使用洋地黄类药物。

十四、喉返神经及喉上神经损伤的临床表现

1. 喉返神经损伤临床表现　一侧喉返神经损伤出现声音嘶哑，双侧喉返神经损伤则出现失声、呼吸困难。

2. 喉上神经损伤临床表现　内支损伤表现为饮水呛咳，易误吸；外支损伤则表现为声调低沉。

十五、手足抽搐的治疗护理措施

术中甲状旁腺被误切除、挫伤或其血液供应受累可引起甲状旁腺功能低下，随血钙浓度下降，神经肌肉应激性显著提高，引起手足抽搐。术后应加强对血钙浓度动态变化的监测，适当限制肉类、乳品和蛋类等含磷较高的食品，以免影响钙的吸收。指导患者口服补充钙剂，症状较重或长期不能恢复者，可口服维生素D_3以促进钙的吸收。若抽搐发作，应立即遵医嘱静脉注射10%葡萄糖酸钙或氯化钙10～20毫升。

十六、甲状旁腺功能低下最常见的原因

1. 甲状腺或颈部手术时不慎切除了甲状旁腺。

2. 甲状旁腺因肿瘤转移而被破坏。

3. 假性甲状旁腺功能减退症，甲状旁腺产生的甲状旁腺激素没有正常功能，不能发挥生理作用，或产生的甲状旁腺激素正常，但甲状旁腺激素的靶组织不起反应，不能产生生理效应。

4. 原因不明的特发性甲状旁腺功能减退，甲状旁腺组织萎缩，不能生成甲状旁腺激素。

5. 手术后暂时性甲状旁腺功能减退。

第四节　急腹症患者护理

一、急腹症的分类

1. 按学科分类　内科急腹症、外科急腹症、妇科急腹症、儿科急腹症。

2. 按病变性质分类　感染性疾病、出血性疾病、空腹脏器梗阻、缺血性疾病。

3. 按腹痛机理分类　内脏痛、躯体痛、牵涉痛。

二、腹膜刺激征

以腹部压痛、反跳痛、腹肌紧张为主要体征的征象称为腹膜刺激征。

三、腹膜炎术后采取半卧位的目的

急性化脓性腹膜炎患者即使是术后，腹腔仍会有残余炎症和渗出，术后如无休克，应让患者采用半卧位，其目的是促使腹腔内脏下移，腹肌松弛，减轻因腹胀压迫膈肌而影响呼吸和循环；减少肺部并发症，减轻切口疼痛；残余未吸收的脓液或渗出液流向盆腔，减少膈下脓肿发生的机会，因盆腔腹膜吸收力差，可利于减轻全身中毒症状，有利于炎症的局限和引流。

四、急腹症引起腹痛的原因

腹痛是机体对腹膜或其他不同部位刺激的一种自身感觉，是由不同的刺激因子包括化学性物质、机械性刺激、炎症性物质等刺激交感神经、副交感神经、支配壁腹膜的体神经三条途径传入大脑中枢而引起的疼痛。

五、急腹症的临床表现

急腹症的临床表现为压痛、反跳痛、腹肌紧张等症状，病程急、快、重、变化多端。

六、外科急腹症与内科急腹症的区别

外科急腹症先有腹痛后有发热，最先发生疼痛的部位可能是病变的原发部位。内科急腹症常先发热后腹痛，腹痛多无固定位置。

七、急腹症非手术治疗的护理措施

1. 严密观察病情，监测生命体征，掌握腹痛的性质，伴随症状，监测尿量及其转变的变化并记录，如有异常，及时报告医生。

2. 诊断未明确前，禁用止痛药，禁灌肠。

3. 饮食与体位。多需胃肠减压及禁水，采取半卧位利于呼吸和循环的改善，便于引流。

4. 做好术前准备，以备急诊手术。

5. 遵医嘱给予输液、输血及抗感染治疗。

八、急腹症手术治疗的护理措施

1. 术前　严密观察病情，观察生命体征、腹部症状与体征变化，监测各项抽血指标；记录出入量；采取半卧位；禁饮水，胃肠减压；输液或输血，防止休克，维持体液平衡，纠正营养失调；遵医嘱进行抗感染治疗用药；做好疼痛及心理护理；做好急诊术前准备。

2. 术后　早期禁食水，肠蠕动恢复后，逐渐恢复饮食；取半卧位；遵医嘱予补液，补充水、电解质及营养物质；早期活动，防止肠粘连；做好腹腔引流护理；严密观察病情，预防并发症。

九、胃管拔出的指征

通常在术后48～72小时，肠鸣音恢复，肛管排气、排便后，无须观察胃液的状态即可拔管。

第五节　急性消化道出血患者护理

一、急性上消化道出血的病因

1. 食管疾病，如食管炎、贲门黏膜撕裂、食管溃疡、食管癌、外伤等。
2. 胃及十二指肠疾病，如急慢性胃炎、消化道溃疡、胃黏膜脱垂、胃癌等。
3. 门静脉高压、食管胃底静脉曲张，各种原因的肝硬化、门静脉炎及栓塞等。
4. 上消化道邻近器官或组织基本疾病，如胆囊及胆管疾病、急性胰腺炎累及十二指肠等。
5. 其他疾病，如血液病、血管炎、血友病、传染病、尿毒症、应激性溃疡等。

二、急性上消化道出血的临床表现

呕血和黑便为主要表现，血容量减少可以导致周围循环的变化，患者常有头晕、心悸、出汗、恶心、晕厥等症状，甚至脉搏细速、血压下降，出现出血性休克。

三、急性上消化道出血非手术治疗止血方法

急性上消化道可在内镜下止血，遵医嘱使用抑酸药及止血药物等，配合选择性血管造影可达到止血的目的。

四、急性下消化道出血的病因及临床表现

1. 病因　因有肛门和直肠疾病，如痔疮、肛裂、直肠炎、创伤、直肠癌等；结肠疾病，如结肠癌、息肉、痢疾、溃疡性结肠炎、血管畸形等；小肠疾病，如坏死性小肠炎、肠结核、溃疡、肠套叠、肿瘤、息肉、血管瘤及畸形等。
2. 临床表现　多为黑便，根据出血的速度、量及在肠道停留的时间长短可出现黑便、果酱色、红色等颜色。根据出血速度可伴随心慌、冷汗、苍白，甚至血压下降等急性失血表现。原发疾病症状可伴随有腹痛、腹泻、发热及肠梗阻、腹壁包块等临床表现。

五、急性下消化道出血的护理措施

监测生命体征的变化并记录，快速建立有效的静脉通道，有效胃肠减压，并保持呼吸道通畅，同时做好患者及家属心理护理，及时给予吸氧、保暖并及时记录入量，如有异常及时报告医生，并配合处理。情况好转后，应警惕再次性出血，观察患者大便颜色、血压、脉搏及尿量等情况。后期根据胃肠功能恢复情况进行饮食指导，少量多餐，避免进食刺激性食物。劳逸结合，适量运动。

第六节　腹外疝患者护理

一、疝

体内任何脏器或组织离开其正常的解剖位置，通过先天或后天形成的薄弱点、缺损或孔隙进入另一部位，称为疝。

二、腹外疝

腹外疝是由腹腔内某一器官或组织连同壁腹膜，经腹壁薄弱点或孔隙向体表突出所形成，是最常见的外科疾患之一。

三、腹外疝的形成病因

腹外疝发病的两个主要原因：

1. 腹壁强度降低　有先天原因和后天原因。先天原因，如精索或子宫圆韧带穿过腹股沟管、股动静脉穿过股管、脐血管穿过脐环以及腹白线发育不全；后天原因包括手术切口愈合不良、外伤、感染和老年或肥胖所致的肌萎缩。

2. 腹内压力增高　腹内压增高利于疝的形成，常见腹内压增高的原因有慢性咳嗽、便秘、排尿困难（如前列腺增生）、腹腔积液、妊娠、举重、婴儿经常啼哭等。正常人虽有腹内压增高，但若腹壁正常，则不易发生疝。

四、疝内容物

疝内容物以小肠最多见，大网膜次之。

五、疝的分类

1. 根据病理变化分类　腹股沟疝、腹壁疝、脐疝、阴疝、切口疝。
2. 根据临床类型分类　易复性疝、难复性疝、嵌顿性疝、绞窄性疝。

六、根据临床类型分型的腹外疝的特点

分类	内容物回纳	肠梗阻表现	血供障碍	主要临床表现
易复性疝	完全	无	无	腹部包块，无触痛
难复性疝	不完全	无	无	坠胀、隐痛不适，滑动性斜疝有消化不良或便秘
嵌顿性疝	不能	可出现	无	腹内压骤然增高时，疝块突然增大，剧烈疼痛；肿块张力高且硬，有明显触痛
绞窄性疝	不能	出现	有	

七、嵌顿疝与绞窄疝的区别

当腹内压突然增高，疝内容物被强行挤入狭小的疝环而被卡住不能还纳腹腔时，称为嵌顿性疝。若疝内容物不能回纳，且合并有血运障碍，称为绞窄性疝。绞窄性疝与嵌顿性疝的区别是疝内容物有无血运障碍。

八、临床最常见的腹外疝

临床最常见的腹外疝是腹股沟斜疝，约占全部腹外疝的90%。

九、直疝三角

直疝三角（海氏三角）是由腹壁下动脉、腹直肌外侧缘、腹股沟韧带三者之间形成的一个三角形区域。

十、腹股沟斜疝的病因

疝的形成与患者的体质有很大关系，多由于咳嗽、喷嚏、用力过度、腹部过肥、用力排便、妇女妊娠、小儿过度啼哭、老年腹壁强度退行性病变等原因引起，腹腔内产生负压，导致腹腔内气压增大，迫使腹腔内的游离脏器如小肠、盲肠、大网膜、膀胱、卵巢、输卵管等脏器由原来的部位，通过人体正常或不正常的薄弱点或缺损、孔隙进入另一部位。

十一、腹股沟直疝的病因及临床表现

腹股沟直疝大多属后天性，主要原因是腹壁发育不全、腹股沟三角区肌肉和筋膜薄弱。老年人因肌肉萎缩退化，使腹股沟管的间隙变得宽大，同时腹内斜肌、腹横肌和联合肌腱的支持和保护作用减弱，当有慢性咳嗽和习惯性便秘或排尿困难而致腹内压增高时，腹横筋膜反复遭受腹内压力的冲击，造成损伤、变薄，腹腔内脏即逐渐向前推动而突出，形成直疝。一般无明显症状，有疝块外突时有轻微酸胀感，主要为腹股沟区可反复性肿块，多无疼痛或其他不适。站立时即可出现，平卧时消失。肿块不进入阴囊，咳嗽时可于腹股沟区有膨胀性冲击感。

十二、腹股沟斜疝与直疝的鉴别有哪些？

	斜疝	直疝
发病年龄	多发于儿童及青壮年	多见于老人
突出途径	经腹股沟管突出，可进入阴囊	由直疝三角突出，不进入阴囊
疝块外形	椭圆形或梨形，上部呈蒂病状	半球形，基底较宽
回纳疝块后压住深环	疝块不再突出	疝块仍可突出
精索与疝囊的关系	精索在疝囊后方	精索在疝囊前外方
疝囊颈与腹壁下动脉的关系	疝囊颈在腹壁下动脉外侧	疝囊颈在腹壁下动脉内侧
嵌顿机会	较多	较少

十三、嵌顿疝手法复位的适应证

1. 嵌顿时间短（3～4小时内），局部压痛不明显，无腹部压痛和腹膜刺激征。
2. 年老体弱或伴有其他较严重疾病而肠祥尚未绞窄坏死者可行手法复位。

十四、嵌顿手法复位的注意事项

复位时让患者采取头低脚高位，注射吗啡或哌替啶以止痛和松弛腹肌，手法需轻柔，切忌粗暴。复位后还要严密观察腹部情况，如有腹膜炎或肠梗阻表现，应尽早进行手术探查。

十五、腹外疝的治疗原则

1. **手术治疗** 腹外疝一般均应尽早施行手术治疗。

易复性疝：择期手术，1岁以内患儿及年老体弱者不宜手术，可用疝带保守治疗。难复性疝：尽早手术。嵌顿性疝：紧急手术。绞窄性疝：必须紧急手术。

手术治疗的基本原则是高位结扎疝囊、加强或修补腹股沟管管壁。术前应积极处理引起腹内压增高的情况，如慢性咳嗽、排尿困难、便秘等，否则术后易复发。

2. **非手术治疗** 局部压迫、手法复位、随诊。

十六、无张力疝修补术

无张力疝修补术以人工生物材料作为补片用以加强腹股沟管后壁，不仅使内环口消失，而且成型补片放置于精索后方，同时覆盖腹股沟管内环及海氏三角，使腹股沟管后壁更牢靠。这项技术在治疗上更符合人体的生理解剖结构无张力的特点。

十七、腹外疝手术护理

（一）术前护理

1. **休息与活动** 择期手术病人术前一般体位和活动不受限制，但巨大疝的病人应卧床休息2～3天，回纳疝内容物，使局部组织松弛，减轻充血与水肿，有利于术后切口的愈合。

2. 饮食护理　进普食、多饮水、多吃蔬菜等含纤维素高的饮食，以保持大便通畅。怀疑嵌顿疝或绞窄性疝者应禁食。

3. 消除腹内压增高的因素　术前有咳嗽、便秘、排尿困难等引起腹内压增高的因素存在时，除急诊手术外，均应做出相应处理，待症状控制后方可施行手术，否则术后易复发；对吸烟者，术前2周开始戒烟；注意保暖，防止感冒。

4. 严格备皮　严格备皮是防止切口感染，避免疝复发的重要措施。手术前嘱患者沐浴，按规定范围严格备皮，对会阴部、阴囊皮肤的准备更应仔细，既要剃尽阴毛又要防止剃破皮肤。术日晨需再检查一遍皮肤准备的情况，如有皮肤破损应暂停手术。

5. 灌肠和排尿　术前晚灌肠通便，以免术后便秘。送病人进手术室前，嘱病人排尽尿液，预防术中误伤膀胱。

6. 嵌顿性疝或绞窄性疝准备　嵌顿性疝或绞窄性腹外疝，特别是合并急性肠梗阻的病人，往往有脱水、酸中毒和全身中毒症状，甚至发生感染性休克，应遵医嘱予腹胀、呕吐者胃肠减压；术前有体液失衡者应予以纠正；病情严重者需抗菌、备血等处理。

（二）术后护理

1. 体位　术后当日取平卧位，膝下垫软枕，以免增加腹内压及腹股沟处切口张力，利于切口愈合和减轻切口疼痛；术后第2天改为半卧位；传统手术不宜过早下床活动，3～5天可坐起。老年病弱、巨大疝、绞窄性疝术后适当可延长下床活动时间。采用无张力修补术的病人可早期离床活动。

2. 观察病情　观察生命体征、腹部切口有无红肿热痛，阴囊部有无出血、血肿。

3. 饮食　术后6～12小时进食流质或半流质，第二天进食软食和普食。

4. 预防颅内压增高的因素　保暖防受凉刺激，指导病人咳嗽时用手掌按压，保护切口；保持大便通畅，及时处理尿潴留。

5. 预防并发症

（1）预防阴囊血肿：术后切口部位常规压沙袋（重0.5千克）24小时以减轻渗血；使用丁字带或阴囊托托起阴囊，减少渗血、渗液的积聚，促进回流和吸收。经常观察伤口有无渗血、阴囊是否肿大，如有异常应报告医生处理。

（2）预防感染：注意观察体温及切口等情况，保持敷料清洁、干燥，避免大小便污染，尤其是婴幼儿更应加强护理。如发现敷料脱落或污染时，应及时更换，以防切口感染。嵌顿性或绞窄性疝手术后，易发生切口感染，遵医嘱常规应用抗生素。

6. 健康教育　出院后加强休息，适当活动，三个月内，避免重体力劳动。减少和消除腹内压增高的因素，防止术后复发。

十八、疝修补术后的饮食指导

一般患者术后6～12小时可进流质，第2天进软食或普食，以营养丰富易消化的清淡饮食为主。做肠切除、肠吻合者术后应禁食，待肠道功能恢复后，方可进食流质饮食。

第七节 胃十二指肠疾病患者护理

一、胃壁的分层

胃壁由外向内分为浆膜层、肌层、黏膜下层和黏膜层。

二、胃腺的细胞组成及功能

1. 主细胞分泌胃蛋白酶原和凝乳酶原。
2. 壁细胞分泌盐酸和内因子。
3. 黏液细胞分泌碱性因子，有保护黏膜、对抗胃酸腐蚀的作用。

三、十二指肠

十二指肠分为球部、降部、水平部、升部。

四、胃与十二指肠发病的病因

胃与十二指肠溃疡的病因是多因素综合作用的结果。主要的有：幽门螺杆菌感染、胃酸分泌过多、非甾体抗炎药与胃黏膜屏障损害、其他因素（包括遗传、吸烟、心理压力和咖啡因等）。

五、胃溃疡与十二指肠溃疡腹痛的特点

胃溃疡多为局限性疼痛，多位于剑突以下正中或偏左；起病缓慢，病程长达数年或数十年，疼痛多在餐后0.5～2小时发作，经1～2小时胃排空后缓解，其规律是进食—疼痛—缓解。当溃疡较深，特别是有穿孔者，疼痛可涉及背部。十二指肠溃疡多为早餐后1～3小时开始出现上腹痛，如不服药或进食则要持续至午餐后才缓解。食后2～4小时又痛，也需进餐来缓解。其规律是疼痛—进食—缓解。约半数患者有午夜痛，患者常可痛醒。节律性疼痛大多持续几周，随着缓解数月，可反复发生。

六、胃十二指肠溃疡外科治疗适应证

1. 胃十二指肠溃疡急性穿孔。
2. 胃十二指肠溃疡大出血。
3. 胃十二指肠溃疡瘢痕性幽门梗阻。
4. 胃溃疡恶变。

5. 内科治疗无效的顽固性溃疡。

七、外科手术方法

（一）胃大部切除术

胃大部切除术是治疗胃十二溃疡的首选术式。切除的范围是胃远侧2／3～3／4，包括部分胃体、胃窦部、幽门和十二指肠壶腹球部的近胃部分。

1. 毕（Billroth）Ⅰ式胃大部切除术　在胃大部切除术后将残胃与十二指肠吻合，多适用于胃溃疡。优点：术后重建的胃肠道接近正常解剖生理状态，胆汁、胰液反流入残胃较少，术后并发症少。缺点：有时为避免残胃与十二指肠吻合口的张力过大致使切除胃的范围不够，增加了术后溃疡的发病率。

2. 毕（Billroth）Ⅱ式胃大部切除术　胃大部切除术后残胃与空肠吻合，十二指肠残端关闭。适用于各种胃十二指肠溃疡，特别是十二指肠溃疡者。优点：胃切除较多，胃空肠吻合的张力不致过大，术后溃疡的复发率低。缺点：吻合方式改变了正常的解剖生理关系，术后发生胃肠道紊乱的可能性较毕（Billroth）Ⅰ式多。

3. 胃大部切除后胃空肠Rouxen–R吻合术　胃大部切除术后关闭十二指肠残端，在距离十二指肠悬韧带10～15厘米处切断空肠，将残胃与远端空肠吻合，距此吻合口下45～60厘米处将空肠与空肠近侧断端吻合。此法临床应用较少。优点：防止术后胆胰液进入残胃。

（二）胃迷走神经切断术

胃迷走神经切断术较少用。可分三种类型：
1. 迷走神经干切断术。
2. 选择性迷走神经切断术。
3. 高选择性迷走神经切断术。

八、胃十二指肠溃疡的并发症

可并发出血、穿孔、幽门梗阻、癌变、溃疡复发等并发症。

九、胃十二指肠溃疡术后潜在并发症

出血、感染、十二指肠残端破裂、吻合口瘘、消化道梗阻、倾倒综合征、胃潴留、胃小弯坏死和穿孔、腹泻、吞咽困难、吻合口溃疡和残胃癌等。

十、胃十二指肠溃疡术后护理

（一）一般护理

1. 术后取平卧位，血压平稳后取半卧位。
2. 胃肠减压期间禁饮食，做好口腔护理，胃管必须在术后肛门排气后才可拔除。
3. 拔管当日可给少量饮水，术后一个月内应少食多餐，避免生、冷、硬、辣及不易消化的食物。

（二）病情观察

观察神志、血压、体温、尿量、腹部体征、伤口敷料及引流管引流的情况。

（三）治疗配合

1. 补液与营养　胃肠术后禁食时间较长，应遵医嘱静脉输液营养，维持水、电解质及营养代谢的平衡。

2. 保持减压管的通畅，有利于减轻腹胀，促进吻合口的愈合。

3. 手术早期及体弱者，给予抗生素预防感染；术后疼痛排除并发症者，必要时给予止痛剂。

（四）术后并发症护理

1. 吻合口出血　采取禁食、应用止血剂、输新鲜血等措施，多可停止；经非手术处理效果不佳，甚至血压逐渐下降，或发生出血性休克者，应再次进行手术止血。

2. 十二指肠残端瘘　多发生在毕Ⅱ式手术后3～6天，是早期严重的并发症，患者突发剧烈疼痛和腹膜刺激征，需立即手术。护理应积极纠正水、电解质紊乱，可行全胃肠外营养或做空肠造口行管饲以补充必要的营养；此外还需多次少量输新鲜血，应用抗生素抗感染，应用氧化锌糊剂保护造口周围皮肤等措施。

3. 吻合口梗阻　由于十二指肠残端处理不当，引起肠内压力增高，患者进食后出现呕吐。护理：一般经禁食、胃肠减压、补液等措施，多可使梗阻缓解。

4. 倾倒综合征　术后早期指导病人少食多餐，饭后平卧20～30分钟，避免过甜、过热的流质饮食。后期饮食中减少碳水化合物含量，增加蛋白质的比例，少食多餐。经长期治疗护理未改善者，可将毕Ⅱ式改为毕Ⅰ式吻合。

（五）健康指导

1. 适当运动，6周内不要举起过重的物品。

2. 进行轻体力劳动以增加体力。

3. 合理安排饮食，胃大部切除术的病人应少量多餐。

4. 出现切口部位红肿、疼痛、腹胀、停止排气、排便等症状时，应及时就医。

十一、迷走神经切断术后并发症

迷走神经切断术后的并发症主要为胃潴留、胃小弯坏死穿孔、腹泻、吞咽困难。

十二、倾倒综合征

其发生于任何类型的胃部手术之后，以Billroth Ⅱ式胃大部切除术后更为多见，食管手术引起迷走神经损伤也可产生倾倒症状。早期餐后症状群主要包括两组症状：一组是胃肠道症状，最常见的是上腹饱胀不适、恶心、嗳气、腹痛、腹胀及肠鸣等，有时伴有呕吐及腹泻。吐出物为碱性含胆汁；另一组是神经循环系统症状，如心悸、心动过速、出汗、眩晕、苍白、发热、无力、血压降低等。

十三、肠扭转的病因及临床表现

新生儿肠扭转多为先天性畸形，可能与小肠扭转不良有关，使胃脾韧带或胃结肠韧带松弛而致胃固定不良。成人胃扭转则多存在解剖学因素。急性胃扩张、暴饮暴食、剧烈运动和胃的逆蠕动等可以成为胃的位置突然改变的动力，是促发急性胃扭转的诱因。胃周围的炎症和粘连可牵扯胃壁使其固定于不正常位置而出现扭转，这些病变常是慢性型胃扭转的诱因。起病时有骤发的上腹部疼痛，程度剧烈，并牵涉到背部，常伴有频繁呕吐和嗳气，呕吐物不含胆汁。若扭转完全者，则有上腹部局限膨胀感、干呕和胃管不能插入等典型表现。扭转程度轻者则临床表现不典型。

十四、胃癌的病因

1. 地域环境及饮食生活因素。
2. 幽门螺杆菌（helicobacter pylori，HP）感染，是引发胃癌的主要因素之一。
3. 癌前病变和癌前状态。癌前病变有慢性萎缩性胃炎、胃息肉、胃溃疡及残胃癌。
4. 遗传因素。

十五、胃癌患者的症状

胃癌患者可存在上腹部不适及饱胀感，食欲减退，恶心、嗳气、反酸及呕吐，上腹部隐痛，呕血及黑便，消瘦或严重贫血等常见症状。

十六、胃癌的好发部位

多数的胃癌好发于胃窦部，其次为贲门部，发生在胃体者较少。

十七、胃癌的转移途径

胃癌的转移途径：直接浸润，淋巴转移（胃癌的主要转移途径），血行转移，腹腔种植。

十八、胃癌的处理原则

早发现、早诊断和早治疗是提高胃癌治疗效果的关键。手术治疗是首选方法，化疗是最主要的辅助治疗方法，并有其他治疗。

十九、胃癌的早期诊断

1. 纤维内窥镜检查　是诊断胃癌最直接有效的诊断方法。
2. 实验室检查　检查可疑胃癌，可发现游离胃酸低度或缺少，红细胞压积、血红蛋白、红细胞下降，大便潜血，血红蛋白总数低，白球倒置，水、电解质紊乱，酸碱平衡失调等化验异常。

3. X射线检查　表现气钡双重造影可清楚显示胃轮廓、蠕动情况、黏膜形态、排空时间，有无充盈缺损、龛影等。检查准确率近80%。

4. CT检查　可了解胃肿瘤侵犯情况，与周围脏器关系，有无切除可能。

5. B超　可了解周围实质性脏器有无转移。

二十、胃癌的新辅助化疗

胃癌的新辅助化疗适用于胃癌第三期，可局限肿物，利于手术。

二十一、胃癌手术前健康教育

1. 饮食　多进食营养、易消化、无刺激性的少渣饮食，少食多餐。梗阻者禁食，遵医嘱予静脉补充高能量或要素饮食。

2. 胃肠道准备　向患者解释胃肠道准备的重要性，术前12小时禁食、4小时禁水。术日晨留置胃内容物，合并幽门梗阻者术前3天用温盐水洗胃，为手术做准备。

3. 功能训练　术前一周练习床上排尿，避免术后留置尿管时间过长引起尿路感染。术前3天教会患者有效咳嗽，利于术后预防肺部并发症。

二十二、胃癌术后观察

胃癌术后可出现胃出血、吻合口瘘、肠梗阻、胃瘘、反流性食管炎、倾倒综合征及术后感染等并发症。

二十三、胃癌术后梗阻的三种常见类型及特点

（一）输入袢梗阻

1. 急性完全性肠梗阻　属闭袢性肠梗阻，表现为上腹部剧烈疼痛，频繁呕吐，呕吐量少，多不含胆汁，吐后症状不缓解，且上腹有压痛性肿块，病情不缓解者应紧急手术治疗。

2. 慢性不完全性输入袢梗阻　表现为进食后出现右上腹胀痛；呈喷射状大量呕吐、吐后症状缓解，呕吐物几乎不含食物，仅为胆汁。

（二）输出襻梗阻

临床表现为上腹饱胀，呕吐食物和胆汁。

（三）吻合口梗阻

表现为进食后上腹饱胀，呕吐食物不含胆汁。

二十四、胃癌术后饮食注意事项

胃癌术后应逐渐恢复正常饮食，少量多餐，从流食、半流食到软食。饮食宜清淡、富含维生素、高蛋白、易消化，以减少胃的负担，可适当添加铁剂，进食时细嚼慢咽。日常饮食生活要限制油炸、辛辣、刺激性强的食物，禁烟酒。术后2～3周要控制每

餐的食物量及进食速度，进食后躺下休息15～30分钟，预防倾倒综合征的发生。

二十五、胃癌术后护理要点

1. 术后严密观察生命体征　生命体征平稳后取半坐卧位。注意保持卧位正确，以利于呼吸和腹腔引流。鼓励深呼吸、吸痰、翻身及早期活动，预防肺部感染及其他并发症。注意口腔卫生。

2. 妥善固定引流管　严密观察引流液的颜色、性质、量，并准确记录。

3. 持续胃肠减压　保持胃管通畅，减少胃内容物对吻合口的刺激，预防吻合口水肿和吻合口瘘。

4. 饮食　胃肠功能恢复后逐步由流食过渡到半流食，最后到普食，少量多餐，以易消化、高蛋白的饮食为主。

5. 观察术后并发症　如倾倒综合征、肠梗阻、癌变复发。

二十六、急性胃扩张的临床表现及护理

1. 临床表现　主要有腹胀，上腹或脐周隐痛，恶心和持续性呕吐。呕吐物为混浊的棕绿色或咖啡色液体，呕吐后症状并不减轻。随着病情的加重，全身情况进行性恶化，严重者可出现脱水、碱中毒，并出现烦躁不安、呼吸急促、手足抽搐、血压下降和休克。突出的体征为上腹膨胀，可见毫无蠕动的胃轮廓，局部有压痛，叩诊过度回响，有振水声。脐右偏上出现局限性包块，外观隆起，触之光滑而有弹性，轻压痛，其右下边界较清，此为极度扩张的胃窦，称"巨胃窦症"，乃是急性胃扩张特有的重要体征。

2. 护理　应注意保持病室环境安静舒适，协助患者取半卧位，避免随意搬动。做好心理护理和健康教育。加强皮肤护理，预防压疮。保持呼吸道通畅。严密观察生命体征变化并记录。遵医嘱予营养供应及输液，并合理应用抗生素和局部理疗，有效胃肠减压，减少腹胀及胃肠道并发症。

二十七、十二指肠憩室的临床表现及护理要点

（一）临床表现

十二指肠憩室没有典型的临床表现，所发生的症状多因并发症而引起。上腹部饱胀是较常见的症状，系憩室炎症所致，伴有嗳气和隐痛。疼痛无规律性，止酸药物也不能使之缓解。恶心或呕吐也常见，当憩室内充满食物而呈膨胀时，可压迫十二指肠而出现部分梗阻症状。呕吐物初为胃内容物，其后为胆汁，甚至可混有血液，呕吐后症状可缓解。憩室并发溃疡或出血时，则分别出现类似溃疡病的症状或便血。憩室压迫胆总管或胰腺管开口时，更可引起胆管炎、胰腺炎或梗阻性黄疸。憩室穿孔后，呈现腹膜炎症状。

（二）护理要点

1. 观察生命体征变化并记录。

2. 做好心理护理及健康宣教。

3. 遵医嘱予补液，维持水、电解质平衡，准确记录出入量。

4. 妥善固定引流管，观察并记录引流液的颜色、量及性状，若有异常及时报告医生并配合处理。

5. 并发症的观察，预防肠瘘、胰瘘、腹腔及感染等并发症。

6. 做好营养支持。

7. 做好基础护理，促进患者舒适度。

二十八、应激性溃疡

在应急状态下，胃和十二指肠偶尔在食管下端发生的急性溃疡。常见应激因素为烧伤、外伤或大手术、休克、败血症、中枢神经系统疾病以及心、肺、肝、肾功能衰竭等严重疾患。

第八节　小肠疾病患者的护理

一、小肠的组织结构

小肠的组织结构可分为黏膜、黏膜下层、肌层和浆膜层。

二、交感神经和副交感神经对小肠的影响

1. 交感神经兴奋　肠蠕动减弱；肠腺分泌减少；血管收缩。

2. 副交感神经兴奋　促进肠蠕动；肠腺分泌增加。

三、小肠的生理功能

1. 消化。

2. 吸收　营养物质、胃肠分泌液等。

3. 分泌　含有多种酶的碱性肠液和胃肠激素。

4. 免疫功能　肠固有层的浆细胞分泌IgA。

四、肠梗阻

肠内容物不能正常运行，顺利通过肠道，即称为肠梗阻。发病率是急腹症的第三位。

五、肠梗阻的分类

1. 肠梗阻发生的基本原因可分为三类，即机械性肠梗阻、动力性肠梗阻、血运性肠梗阻。

2. 根据肠壁有无血运障碍可分为两类，即单纯性肠梗阻和绞窄性肠梗阻。

此外，肠梗阻按梗阻的部位可分为高位（如空肠上段）和低位（如回肠末段和结

肠）肠梗阻两种；按梗阻的程度可分为完全性和不完全性肠梗阻；按发展过程的快慢，分为急性和慢性肠梗阻。

六、常见的肠梗阻

1. 粘连性肠梗阻　临床上最常见，且以腹部术后发生的肠粘连最多见，主要为机械性肠梗阻的表现。

2. 肠扭转　最常发生于小肠，其次是乙状结肠。小肠扭转多见于青壮年，常在饱餐后立即进行剧烈活动而发病。乙状结肠扭转多见于男性老年人，常有便秘习惯。

3. 肠套叠　是小儿肠梗阻的常见原因，其中回盲部肠套叠较多见。

4. 肠蛔虫堵塞　多见于儿童，腹部可扪及变性、变位的条索状团块。

七、闭袢性肠梗阻

一段肠袢两端完全性阻塞，如肠扭转。

八、肠梗阻的病理生理

1. 局部的病理生理变化　肠蠕动增强；肠腔积气、积液、扩张；肠壁充血水肿、血运障碍。

2. 全身性病理生理变化　电解质失衡；全身性感染和毒血症；呼吸和循环功能障碍。

九、肠梗阻的临床表现

肠梗阻患者的典型临床表现为痛、吐、胀、闭四点。

（一）症状

1. 腹痛　机械性肠梗阻表现为阵发性绞痛；绞窄性肠梗阻变现为持续性腹痛伴阵发性加剧；麻痹性肠梗阻变现为持续性腹胀；肠扭转变现为突发性腹部绞痛伴阵发性加剧；肠蛔虫表现为阵发性脐周腹痛。

2. 呕吐　早期多为反射性，以胃液和食物为主，晚期多为反流性。高位性肠梗阻呕吐出现早，呕吐物主要是胃液、胆汁、胰液、十二指肠液；低位性肠梗阻呕吐出现晚，呕吐物呈粪样；麻痹性肠梗阻呕吐物呈溢出性；绞窄性肠梗阻呕吐物为血性或棕褐色液体。

3. 腹胀　高位性肠梗阻腹胀不明显；低位性肠梗阻腹胀明显，常伴有肠型；闭袢性肠梗阻腹胀多不对称；麻痹性肠梗阻均匀性全腹胀，不伴有肠型。

4. 停止排便排气　完全性肠梗阻多停止排便排气；不完全性肠梗阻多次少量排便排气；高位性肠梗阻早期能自行排便排气；绞窄性肠梗阻可排血性黏液样便。

（二）体征

1. 视诊　机械性肠梗阻可见腹部膨隆、肠型和异常蠕动波；肠扭转可见不对称性腹胀；麻痹性肠梗阻呈均匀腹胀。

2. 触诊　单纯性肠梗阻腹壁较软，轻度压痛；绞窄性肠梗阻有腹膜刺激征，压痛性包块；蛔虫性肠梗阻常在腹中部扪及条索状团块。

3. 叩诊　麻痹性肠梗阻全腹呈鼓音；绞窄性肠梗阻腹腔有渗液时可出现移动性浊音。

4. 听诊　机械性肠梗阻肠鸣音亢进，有气过水声或金属音；麻痹性肠梗阻肠鸣音减弱或消失。

十、高位性肠梗阻的呕吐特点

高位性肠梗阻呕吐早、频繁，呕吐物主要为胃及十二指肠内容物、胆汁等。

十一、高位性肠梗阻与低位性肠梗阻的鉴别要点

1. 高位性肠梗阻呕吐早、频繁，呕吐物主要为胃及十二指肠内容物、胆汁等；低位性肠梗阻呕吐迟而少，可吐出粪臭样物。

2. 高位梗阻由于呕吐频繁，腹胀较轻；低位梗阻腹胀明显。

3. X射线检查显示低位小肠梗阻扩张的肠袢在腹中部，呈"阶梯样"排列，结肠梗阻时扩大的肠袢分布在腹部周围，可见结肠袋，胀气的结肠阴影在梗阻部位突然中断，盲肠胀气最显著。钡灌肠检查或结肠镜检查可进一步明确诊断。

十二、肠梗阻的X射线检查表现

一般可见多个阶梯状气液平面。

十三、肠梗阻的治疗原则

治疗原则是尽快解除梗阻，纠正因肠梗阻引起的全身性生理紊乱。

1. 非手术治疗　包括禁食，胃肠减压，纠正水、电解质失衡，必要时输注血浆、全血。应用抗生素防止腹腔内感染。对起病急，伴缺水者应留置尿管观察尿量。禁用强导泻药、强镇痛药，防止延误病情。可给予解痉药、低压灌肠、针灸等非手术治疗措施，并密切观察病情变化。

2. 手术治疗　对非手术治疗不能缓解的肠梗阻患者，应在最短的时间内，运用最简单的方法解除梗阻，恢复肠腔通畅。手术方法包括粘连松解术、肠切开取异物、肠切除吻合术、肠扭转或套叠复位术、短路术或肠造口术。

十四、提示绞窄性肠梗阻的几种情况

1. 病情发展迅速，早期出现休克，抗休克治疗后改善不明显。

2. 腹痛发作起始即为持续性剧烈疼痛，或腹痛间歇期缩短，持续性剧烈绞痛。

3. 有明显腹膜刺激征和移动性浊音，体温上升、脉率增快、白细胞计数增高。

4. 腹胀不对称，腹部局部隆起或触及有压痛的肿块。

5. 呕吐物、胃肠减压抽出液、肛门排出物为血性，或腹腔穿刺抽出血性液体。

6. 经积极的非手术治疗而症状体征无改善。

7. 腹部X射线见孤立、突出的胀大肠袢。

十五、肠梗阻非手术治疗的护理

1. 饮食和体位　禁食，直到症状消失，忌易产气食物，生命体征平稳可取半卧位。

2. 胃肠减压　胃肠减压是治疗肠梗阻的重要措施之一，注意胃管的护理，待肛门排气后方可拔除。

3. 缓解疼痛和腹胀　可用654-2、阿托品，于腹部顺时针按摩。如无肠绞窄，可从胃管注入液状石蜡防止腹胀。

4. 呕吐的护理　呕吐时坐起或头偏向一侧，及时清除口腔内呕吐物，做好口腔护理，注意记录观察呕吐物的颜色、量和性状。

5. 严格记录出入量，遵医嘱正确、合理地应用抗菌药。

6. 严密观察病情变化。严密观察生命体征的变化，腹痛、腹胀、呕吐及腹部体征的变化，注意绞窄性肠梗阻的出现。

十六、肠梗阻的术后护理

1. 体位　术后平卧位→半卧位。

2. 饮食　术后禁食、胃肠减压，待肠蠕动恢复后拔除胃管，忌甜食和牛奶。由少量饮水到半量流质，全量流质，半流质至软食。

3. 鼓励病人早期下床活动。

4. 病情观察　生命体征、腹部体征。

5. 静脉输液、抗生素抗感染。

6. 术后并发症的观察与护理　腹腔感染及肠瘘，肠粘连。

7. 健康教育　合理的饮食结构，饭后忌剧烈运动；注意饮食及个人卫生；保持大便通畅；保持心情愉悦；适当运动；加强自我监测。

十七、腹腔引流管的护理

1. 妥善固定引流管和引流袋，并贴上标签。

2. 保持引流管通畅，经常挤压引流管。

3. 注意观察引流液的颜色、量、气味、残渣，准确记录24小时引流量。

4. 注意观察引流管周围皮肤，若引流管周围流出液体带粪臭味，应及时报告医生。

5. 更换引流袋时严格无菌操作。

6. 下床活动时引流袋高度不应高于出口平面。

十八、肠结核的实验室检查

血常规、粪便检查、结核菌素试验、聚合酶链式反应。

十九、肠套叠的临床表现及护理要点

（一）临床表现

多数发生于2岁以内儿童，突然发病，主要表现为腹痛、呕吐、便血、腹部"腊肠样包块"。

（二）护理要点

1. 观察排便情况及大便性状。
2. 密切观察生命体征及病情变化情况，发现患儿面色苍白，仍有间歇性不安或伴有呕吐，可能肠套叠未复位，或复位后又套上，应及时报告医生。若复位后情况良好，可给予患儿易消化的少渣饮食，以减少肠蠕动，并避免剧烈活动。
3. 观察腹部体征及腹痛情况。
4. 需手术者应及时完善术前准备及宣教。

二十、肠瘘

肠瘘是指肠管与其他空腔脏器、体腔或体表之间存在异常通道，肠内容物通过此通道进入其他脏器、体腔或至体外。

二十一、小肠瘘的瘘口皮肤护理

小肠瘘所漏出的消化液对周围皮肤的腐蚀性很强，会导致皮肤疼痛、红肿、糜烂及坏死。因此，应注意保持腹腔双套管引流通畅，及时吸去漏出的肠液，减少对周围组织的刺激，有利于炎症水肿的消退与肉芽组织的生长。及时清除漏出肠液，保持瘘口周围皮肤清洁干燥。如瘘口周围皮肤有发炎者，常规清洗皮肤后，可涂抹氧化锌保护。对皮肤炎症较重或有糜烂的患者，予以局部涂胶体敷料，如水胶体的粉剂、膏剂，效果极好。

二十二、短肠综合征

短肠综合征是指由于各种病因行广泛小肠切除后，小肠消化吸收面积显著减少，残余肠道无法吸收足够的营养物质以维持患者生理代谢的需要，而导致整个机体处于营养不足、水、电解质紊乱的状况，继而出现器官功能衰退、代谢功能障碍、免疫功能下降，由此而产生的一系列综合征。

第九节 大肠、肛管疾病患者的护理

一、直肠

直肠分为盲肠、升结肠、横结肠、降结肠和乙状结肠。

二、齿状线

在直肠与肛管交界处有肛瓣边缘与肛柱下端共同形成一条锯齿形的环状线，称齿状线。

三、直肠肛管周围间隙

直肠肛管周围间隙有：骨盆直肠间隙、坐骨间隙、坐骨肛管间隙、肛门周围间隙。

四、直肠肛管周围脓肿

直肠肛管周围脓肿指发生在直肠肛周软组织或其周围间隙的急性化脓性感染，并发展成为脓肿。

五、直肠肛管周围脓肿的病因

绝大多数起源于肛腺感染，少数可继发于外伤、肛裂或痔疮药物注射治疗等。

六、直肠肛管周围脓肿的临床表现

1. 肛门周围脓肿　肛门周围皮肤最常见，局部持续性跳动、红肿、压痛、波动感，排便加重，脓肿表浅全身症状不明显。

2. 坐骨直肠间隙脓肿　脓肿较大，较深，症状较重，全身可发热、畏寒，局部呈持续性胀痛→跳痛，甚至排尿困难和里急后重症。

3. 位置较深，空间大，全身症状较明显，而局部症状较轻。

七、直肠肛管周围脓肿的处理原则

控制感染；局部理疗；口服缓泻剂；以切开引流为主要方法。

八、直肠肛管周围脓肿的护理措施

（一）有效缓解疼痛

1. 体位　指导病人采取舒适体位，避免局部受压而加重疼痛；

2. 热水坐浴　指导病人用1∶5000高锰酸钾溶液3000毫升坐浴，温度为43~46℃，每天2~3次，每次20~30分钟。

（二）保持大便通畅

1. 饮食　嘱病人多饮水，多食香蕉、新鲜蔬菜等促进排便的食物，鼓励病人排便。对于惧怕疼痛者，提供相关知识。

2. 予以缓泻剂　遵医嘱，给予麻仁丸或液体石蜡等口服。

（三）控制感染

1. 应用抗菌药。

2. 脓肿切开引流护理。

3. 对症处理。

九、肛瘘

肛瘘是肛门周围的肉芽性管道，由内口、瘘管和外口三部分组成。多见于青壮年男性。

十、肛瘘的病因

大部分由直肠肛管周围脓肿引起，以化脓性感染多见；外伤、继发感染；直肠肛管恶性肿瘤破溃感染。

十一、肛瘘的临床表现

1. 病人常有肛周脓肿的病史。

2. 肛周外口反复流出少量分泌物。

3. 肛周皮肤瘙痒。

4. 肛门检查，肛门周围可见一个或多个外口，排出少量脓性、血性或黏液性分泌物，部分可有湿疹。

十二、肛瘘的处理原则

瘘管不能自愈，原则是切开或切除瘘管，敞开疮面，促进愈合。

1. 肛瘘切开术　适用于低位瘘管。

2. 肛瘘切除术　适用于低位单纯性瘘管。

3. 挂线疗法　适用于高位单纯性瘘管。

十三、肛瘘的治疗护理要点

肛瘘术后应进清淡饮食，忌辛辣，多食蔬菜、水果，保持大便通畅，养成良好的排便习惯；加强肛周皮肤的护理，术后第二天，每天早晚及便后用1：5000高锰酸钾溶液温水坐浴，浴后擦干局部，涂以抗生素软膏；嘱患者每5～7天至门诊收紧药线，直到药线脱落。每天用食指扩肛一次，防止肛门狭窄；大便轻度失禁者，手术3天后做肛门收缩舒张运动；严重失禁者，行肛门成形术。

十四、痔的分类及症状、体征

痔根据所在部位的不同分为内痔、外痔和混合痔。内痔主要表现为无痛性、间歇性便后出鲜血及痔块脱出；外痔主要表现为肛门不适、潮湿、瘙痒，若形成血栓性外痔则有剧痛，在肛门表面可见红色或暗红色硬结；混合痔兼有内痔和外痔的表现。

十五、内痔分期

Ⅰ期，排便时出血，便后自行停止，无痔块脱出。

Ⅱ期，常有便血，痔块在排便时脱出肛门，排便后可自行还纳。

Ⅲ期，偶有便血，痔在腹内压增高时脱出，无法自行还纳，必须用手托回。

Ⅳ期，偶有便血，痔块长期脱出于肛门，无法还纳或还纳后又立即脱出。

十六、血栓性外痔切除术后注意事项

饮食忌辛辣食物，保持大便通畅、软且成形；保持肛门周围皮肤清洁，每次便后可用1：5000高锰酸钾溶液温水坐浴；忌术后初期灌肠，防止反复插肛管造成肛门皮肤黏膜破损。

十七、大肠癌的高发部位

高发区发生部位以乙状结肠及上段直肠为主。

十八、大肠癌最常见的分型及播散方式

大肠癌最常见的分型是溃疡型；最常见的组织学类型为腺癌；大肠癌最常见的播散方式为淋巴转移。

十九、结肠癌的症状及体征

1. 排便习惯与粪便性状的改变　常为首先出现的症状，多表现为排便次数增多，腹泻，便秘，便中带血、脓或黏液，出现部分肠梗阻时，可出现腹泻与便秘交替出现。

2. 腹痛　腹痛常为持续性定位不清的隐痛或为腹部不适或腹胀感，出现肠梗阻时则腹痛加重或为阵发性绞痛。

3. 腹部包块　腹部包块多为肿瘤本身，也可能为梗阻近侧肠腔内的积粪。

4. 肠梗阻　肠梗阻多为晚期症状，表现为慢性低位不完全性肠梗阻，主要表现是腹胀和便秘，腹部胀痛或阵发性加剧。若发生完全性梗阻，症状加剧。

5. 全身表现　因慢性失血、癌肿溃烂、感染、毒素吸收等，患者可出现贫血、消瘦、乏力、低热等。晚期可出现恶病质。

二十、左右半结肠癌临床表现的不同

1. 右半结肠癌　右半结肠肠腔较大，癌肿多呈肿块型，突出于肠腔；食物残渣尚未充分吸收，因此粪便稀薄，出现腹泻、便秘交替，便血等。临床特点是贫血、腹部包块、消瘦、乏力，但肠梗阻症状不明显。

2. 左半结肠癌 左半结肠肠腔相对较小，癌肿多倾向于浸润型生长引起环状缩窄，且粪便已经充分吸收成形，故临床以肠梗阻症状较多见。肿瘤破溃时，可有便血或脓液。

二十一、诊断大肠癌最有效的方法

诊断大肠癌最有效、最可靠的方法是内镜检查。

二十二、结肠癌手术前健康教育

1. 调整好患者心态。需做彻底性人工肛门时，会给患者带来生活上的不便和精神上的负担，应关怀患者，讲明手术的必要性，使其能以最佳的心理状态接受手术治疗。

2. 充足的肠道准备以增加手术的成功率与安全性。

3. 术前一天根据病情行全肠道灌洗，观察灌洗效果。

4. 术前3天给流质，术前1天禁食，以减少粪便和清洗肠道。

5. 术前3天给肠道抗生素以抑制肠道细菌，预防术后感染。

6. 加强营养，纠正贫血，增强机体免疫力。尽量给予高蛋白、高热量、高维生素，易于消化的少渣膳食，以增强对手术的耐受力。

二十三、结肠癌患者术前的肠道准备

1. 饮食准备 入院后半流质，术前2～3天流质饮食。

2. 药物准备 服用缓泻药、肠道抗生素等。

3. 清洁肠道准备 可选用传统清洁灌肠、全消化道灌洗等方法。

二十四、结肠癌手术方式

右半结肠切除术、左半结肠切除术、横结肠切除术、乙状结肠癌肿的根治切除。

二十五、结肠癌根治术的切除范围

结肠癌根治术的切除范围包括囊肿所在的肠袢及所属系膜和区域淋巴结。

二十六、结肠癌术后饮食注意事项

1. 多吃含膳食纤维丰富的蔬菜。如芹菜、韭菜、白菜等，这些含膳食纤维丰富的蔬菜，可刺激肠蠕动，增加排便次数，从粪便中带走致癌物质及有毒物质。

2. 减少油脂的摄取。避免高脂肪膳食，无论是动物性脂肪或植物性油脂，都尽可能减少摄入。过多的油脂，尤其是动物性脂肪可在小肠内刺激胆酸分泌。肠内胆酸量过高时，易变成致癌物，而助结肠癌的生长。

3. 注意水分的补充。防止大便干结。

4. 避免摄入刺激性强的食物。如生冷、辛辣、强酸等刺激性较强的食物，以免刺激肠道，引发各种不适症状。

二十七、直肠癌的症状及体征

直肠癌早期仅有少量便血或排便习惯的改变，易被忽视。当病变发生感染时，才出现明显症状。

1. 直肠刺激症状　癌肿刺激直肠频繁产生便意，排便习惯改变，肛门有下坠感、里急后重、排便不尽，晚期有下腹痛。

2. 粪便变细和排便困难　癌肿增大造成肠腔狭窄，大便变细，若肠腔发生部分梗阻，可表现为腹痛、腹胀、排便困难等不完全性肠梗阻症状。

3. 病变感染破溃症状为直肠癌患者最常见的症状。癌肿表面破溃后，排便时有明显出血，量少，同时有黏液排出，感染严重时有脓血便，大便次数增多。

4. 其他症状　癌肿侵犯前列腺、膀胱，可出现尿频、尿痛、血尿。癌肿浸及骶前神经，可发生骶尾部持续性剧烈疼痛。癌肿侵犯阴道后壁时，可引起白带增多，如穿透后壁，可导致直肠阴道瘘。晚期出现肝转移时，可出现腹腔积液、肝大、黄疸、贫血、消瘦、水肿、恶病质等症状。

二十八、直肠癌的诊断方法

大便潜血检查、直肠指诊（最直接、最有效的方法）、内镜检查、影像学检查、血液检查。

二十九、直肠癌患者术前的肠道准备

直肠癌患者术前肠道准备的目的是避免术中污染、术后腹胀和切口感染等，临床上常采用以下三种肠道准备方法。

（一）传统肠道准备方法

1. 术前3天进少渣半流质饮食，术前两天起进流质饮食，以减少粪便；术前12小时禁食、4小时禁水。

2. 术前3天口服缓泻剂，如番泻叶、蓖麻油或杜密克。

3. 术前1天和术日晨清洁灌肠，灌肠过程中患者如出现腹痛、面色苍白、出冷汗等，要立即停止灌肠；直肠癌肠腔狭窄时需选用直径合适的肛管，轻柔地通过狭窄部位；高位直肠癌避免用高压灌肠，以防癌细胞扩散。

4. 口服肠道不易吸收的抗生素，抑制肠道细菌，如卡那霉素、甲硝唑等。

5. 因控制饮食及口服肠道杀菌剂，使维生素K的合成及吸收减少，故患者术前应补充维生素K。

（二）全肠道灌洗法

患者术前12～14小时开始服用37℃左右的等渗平衡电解质液，已达到清洁肠道目的。一般3～4小时完成灌洗全过程，灌洗液量不少于6000毫升。注意观察患者有无恶心、呕吐、腹痛等情况，及时对症处理。年老体弱，心肾等器官功能障碍和肠梗阻者，不宜使用。

（三）口服甘露醇肠道准备法

患者术前1天，午餐后0.5～2小时内口服5%～10%的高渗性甘露醇1500毫升，高渗性甘露醇可吸收肠壁水分，促进肠蠕动，有效起到腹泻而达到清洁肠道的效果。甘露醇在肠道内被细菌酵解，因此术中使用电刀时能产生易引起爆炸的气体。对年老体弱，心肾功能不全者禁用。

三十、直肠癌术后饮食注意事项

直肠癌患者术后禁食水、胃肠减压，由静脉补充水和电解质。2～3天肛门排气或造口开放后即可拔出胃管，进流质饮食。若无不良反应，进半流质饮食，1周左右改为少渣半流质饮食，2周左右可进少渣普食。食物应以高热量、高蛋白、丰富维生素、低渣饮食为主。造口患者在饮食上尤应注意避免食用可致便秘的食物，以防粪便堵塞造口；进食易消化的食物，防止因饮食不节导致腹泻，增加造口护理的难度；少食洋葱、大蒜、豆类等可产生刺激性或胀气的食物，以免频繁更换造口袋而影响正常生活和工作。

三十一、直肠癌术后护理要点

1. 体位　病情平稳者取半卧位，以利于呼吸和腹腔引流。造口开放的患者以左侧卧位为主，以防大便渗漏污染切口。

2. 饮食　详见问题三十"直肠癌术后饮食注意事项"。

3. 合理使用抗生素，保持有效的血药浓度。

4. 术后7～10天切忌灌肠，以免影响伤口愈合，造成吻合口瘘。

5. 注意观察生命体征变化，观察患者术后排便排气情况，有无腹痛、腹膜炎、腹腔脓肿等吻合口瘘的症状和体征，观察腹部及会阴切口处敷料，保持敷料干燥。

6. 妥善固定，避免引流管扭曲、受压、堵塞及脱落，注意观察记录引流液的颜色、质、量。

7. 术后早期活动，有利于促进肠蠕动的恢复，避免肠粘连。

三十二、结肠、直肠造口的护理要点

结肠、直肠造口术后应帮助患者正视造口，并参与到造口的日常护理工作中，指导患者自我护理，促使其逐步获得独立护理造口的能力。在为造口患者换药或更换造口袋等护理工作时，应将其安排在独立的环境中或用屏风适当遮挡，以维护患者的尊严和尊重其隐私。造口开放后注意观察肠黏膜的颜色，红色或粉红色表示造口血运良好，暗红色或黑色表示造口血运障碍、坏死，应报告医生及时处理。根据患者情况和造口的大小选择合适的造口袋，当造口袋内充满1/3的排泄物时应及时倾倒、清洗，造口袋一般使用不超过7天就需更换。造口袋发生渗漏时应及时更换新造口袋，以防排泄物浸渍、腐蚀造口周围皮肤；造口周围皮肤用温水清洗，擦干后再粘贴造口袋。术后由于瘢痕挛

缩，可引起造口狭窄。在造口拆线、愈合后，可用食指、中指扩张造口，每周1次，坚持2~3个月，以避免造口狭窄。

三十三、常见造口的并发症

造口出血、造口缺血坏死、皮肤黏膜分离、造口缩窄、造口旁疝、造口周围皮肤炎症。

三十四、造口患者的饮食指导

术后肠功能恢复后1~3周内宜用低渣饮食，3周后可吃普通饮食，注意营养均衡即可，多喝水，多吃蔬菜和水果。尝试新食物时，避免一次进食过多，如无不良反应，下次可多吃一些，养成细嚼慢咽的习惯，不宜使用吸管喝饮料，避免腹部胀气。

三十五、定期扩张结肠造口的目的

定期扩张结肠造口是为了预防瘢痕形成而导致造口狭窄，大便排出困难。

第十节 化脓性腹膜炎疾病患者的护理

一、急性化脓性腹膜炎的分类

1. 急性化脓性腹膜炎按病因分类，分为细菌性和非细菌性。
2. 按临床经过分类，分为急性、亚急性和慢性。
3. 按发病机制分类，分为原发性和继发性。
4. 按累及范围分类，分为弥漫性和局限性。

二、急性化脓性腹膜炎的临床表现

1. 腹痛 腹部压痛、反跳痛和腹肌紧张是腹膜炎的标志性体征。腹痛为持续性、剧烈疼痛，常难以忍受，深呼吸、咳嗽、转动身体时疼痛加剧。腹痛范围多自原发病变部位开始，随炎症扩散而波及全腹，但仍以原发病灶处最明显。

2. 恶心、呕吐 最初为腹膜受到刺激而引起的反射性恶心、呕吐，多较轻微，呕吐物为胃内容物；发生麻痹性肠梗阻时可出现持续性呕吐，呕吐物伴黄绿色胆汁，甚至粪汁样内容物。

3. 体温、脉搏的变化 骤然发病的病例，体温由正常逐渐升高；原有炎症病变者，体温已升高，继发性腹膜炎后更趋增高；但年老体弱者体温可不升。一般脉搏增快与体温成正比，若脉搏快而体温反下降，提示病情恶化。

4. 感染、中毒表现 患者可相继出现高热、寒战、脉速、呼吸急促；随着病情进展，可出现面色苍白、口唇发绀、肢端发凉、血压下降、神志恍惚或神志不清等全身感染、中毒的表现。严重者可出现代谢性酸中毒及感染性休克。

三、膈下脓肿的临床表现

明显的全身症状，如初起呈弛张热，后可进展为持续高热，39℃左右，脉快、舌苔厚腻、乏力、厌食等症状；局部较隐匿，表现为肋下缘或剑突下持续性钝痛，深呼吸时加重，可向肩背部放射。脓肿刺激膈肌可引起呃逆，感染波及胸膜时可出现胸腔积液、气促、胸痛等症状。

四、盆腔脓肿的临床表现

盆腔脓肿的特点是局部症状明显而全身中毒症状较不明显。患者体温下降后又升高，脉速，腹部体检常无明显发现；典型的直肠或膀胱刺激症状，如里急后重、排便次数增多而量少、黏液便，或尿频、排尿困难等；直肠指诊有触痛，有时有波动感。

五、急性化脓性腹膜炎非手术治疗的原则

对病情较轻或病情较长已超过24小时，且腹部体征已减轻或炎症已有局限化趋势以及原发性腹膜炎者可行非手术治疗，包括禁食，胃肠减压，静脉输液纠正水、电解质紊乱，合理使用抗生素，补充热量和营养支持，以及镇静、止痛、吸氧等对症处理。非手术治疗也可作为手术前的准备工作。盆腔脓肿未形成或较小时，多可采用非手术治疗，如应用抗生素、热水坐浴、温盐水保留灌肠及物理治疗等，多数患者炎症能消散、吸收。

六、肠系膜上动脉栓塞的治疗护理要点

腹部情况是急性肠系膜上动脉栓塞护理观察的重点，护士应据此制定有效的护理措施。注意保持患者胃管通畅，有效减轻腹胀，降低肠腔压力，减少肠腔内的细菌和毒素，改善肠壁缺血；观察胃液颜色、性质、量；观察腹胀情况和腹痛部位的持续时间、性质、程度、范围，有无压痛、反跳痛、肌紧张，每小时1次并记录。准确给予溶栓药物，给药期间注意观察患者是否因使用溶栓药物而引起出血，如出现血尿、黏膜及全身皮肤出血点、出血斑等。抗凝溶栓期间，每8小时检测1次凝血功能，维持活化部分凝血活酶时间（activated partial thromboplastin time，APTT）在正常值的1.5～2.5倍。根据结果及时调整药物的用量。

七、腹膜后肿瘤的临床表现

早期很少有症状或特异症状，肿瘤发展至较大时才出现症状，如腹胀、腹痛、腹部不适以及压迫邻近器官而引起的相应症状，如压迫膀胱可出现尿急、尿频，压迫肾脏、输尿管可出现肾盂积水，压迫直肠有排便不畅和直肠刺激征，压迫肠管可出现肠梗阻表现，累及神经可出现相应部位疼痛和感觉异常，压迫腔静脉可引起腹壁静脉曲张和下肢水肿。周身症状可有发热、乏力、消瘦，甚至恶病质表现。95%的患者可扪及腹部包块或盆腔肿块。

八、腹膜后肿瘤的护理措施

1. 术后持续动态观察体温、脉搏、呼吸、血压及氧饱和度的变化，观察尿量，检测尿比重、肝肾功能、电解质、血气分析、血糖、红细胞比积等。

2. 巨大腹膜后肿瘤术中穿刺桡动脉植入留置针，监测动脉血压，注意定时推注抗凝剂，妥善固定引流管，防止脱落、扭曲、受压，经常挤压引流管，保持通畅。

3. 血压稳定后可给予半卧位。术后4小时翻身拍背一次，预防肺不张、肺部感染，促进血液循环。

4. 术后可在床上进行深呼吸、四肢屈伸活动及咳嗽动作，病情平稳后鼓励早期下床活动。

九、结核性腹膜炎的病理分型

1. 渗出型又称腹腔积液型。
2. 增殖型又称粘连型。
3. 干酪型。

第十一节　外科感染疾病患者的护理

一、感染病

感染是指当细菌等病原微生物侵入人体后，破坏了机体的防御功能，在一定的部位生长繁殖，人体组织对该细菌或其毒素产生一系列局部或全身的炎症反应。

二、外科感染

外科感染是指需要外科手术治疗的感染，包括创伤、烧伤、手术、器械检查或有创性检查、治疗后并发的感染等。

三、外科感染的分类

1. 按致病菌种类和病变性质分为非特异性感染（化脓性感染）和特异性感染。
2. 按病程可分为急性感染，病程在3周内；亚急性感染，病程超过3周但未达到2个月；慢性感染，病程超过2个月。

四、外科感染的病因

1. 病菌的致病因素　黏附因子、荚膜、微荚膜、病菌毒素、病菌数量等。
2. 机体的易感性　局部原因、全身性抗感染能力降低、条件性感染。

五、外科感染性疾病的特点

1. 多为几种细菌引起的混合性感染。

2. 多有显著的局部症状和体征。

3. 感染常较局限，随着病理的发展引起化脓、坏死等，使组织遭到破坏，愈合后形成瘢痕组织，并影响功能。

六、外科感染的转归

炎症局限；炎症扩散；转为慢性感染。

七、化脓性感染常见致病菌及感染后的特点

1. 金黄色葡萄球菌　脓液稠厚，呈黄色，不臭，易出现转移性脓肿。

2. 化脓性链球菌（A群链球菌）　脓液稀薄、量大，呈淡红色，感染易扩散。

3. 大肠杆菌　脓液稠厚，常为灰白色，有恶臭或粪臭。

4. 绿脓杆菌　脓液呈淡绿色，有特殊的甜腥臭味。

5. 无芽孢厌氧菌　脓液恶臭，有产气性。

八、外科感染的临床表现

1. 局部症状　红、肿、热、痛和局部功能障碍是化脓性感染的五个典型症状。

2. 全身症状　随感染程度的不同表现各异。

3. 特异性表现　出现于特异性感染的病人。

九、外科感染的处理原则

（一）局部处理

1. 非手术治疗　局部制动；局部用药，如鱼石脂软膏、硫酸镁溶液等；物理治疗，如超短波、红外线等。

2. 手术治疗　脓肿切开引流；严重感染器官切除。

（二）全身治疗

1. 支持治疗。

2. 抗生素治疗。

3. 对症治疗。

十、疖

俗称疔疮，是单个毛囊及其所属皮脂腺的急性化脓性感染。好发于毛囊与皮脂腺丰富的部位，如头、面、颈项、背部等。

十一、疖的常见致病菌

金黄色葡萄球菌。

十二、危险三角区的疖注意事项

面部"危险三角区"的疖被挤压时，致病菌可经内眦静脉、眼静脉进入颅内，引起颅内化脓性海绵状静脉窦炎，颜面部进行性肿胀；病人可有寒战、高热、头痛、呕吐甚至昏迷，病情严重，死亡率很高。

十三、疖的处理原则

1. 促使炎症消退　早期红肿部位可采用热敷或超短波、红外线等理疗，亦可外敷金黄散等。

2. 排脓　疖顶见脓头时，可在顶端涂苯酚（石炭酸），或用针头、刀尖将脓栓剔除，禁忌挤压。脓肿有波动感时，及时切开引流。

3. 全身治疗　休息、加强营养、抗生素治疗等。

十四、痈的定义及常见致病菌

痈是指邻近的多个毛囊及其周围组织的急性化脓性感染，也可由多个疖融合而成。好发于皮肤较厚的颈部和背部。常见致病菌是金黄色葡萄球菌。

十五、急性蜂窝织炎的定义及致病菌

急性蜂窝织炎指发生在皮下、筋膜下、肌间隙或深部疏松结缔组织的急性感染。致病菌多为乙型溶血性链球菌，其次为金黄色葡萄球菌。

十六、急性蜂窝织炎的特点

感染迅速扩散，不易局限，与正常组织界限不明显。

十七、丹毒的定义及常见致病菌

丹毒是皮肤及其网状淋巴管的急性炎症。常见致病菌是 β-溶血性链球菌。

十八、丹毒的好发部位及病变特点

丹毒好发于面部，其次是四肢（下肢）。病变特点是蔓延很快，病变区域与周围正常组织界限清楚，很少有组织坏死或局部化脓，且有接触性传染。

十九、急性淋巴管炎和淋巴结炎的定义及常见致病菌

致病菌经皮肤、黏膜损伤处或其他感染性病灶经组织淋巴间隙进入淋巴管内所引起的淋巴管及其周围淋巴结的急性感染。常见致病菌为金黄色葡萄球菌和溶血性链球菌。

二十、脓肿的定义及常见致病菌

脓肿是在身体各部位发生急性感染后，病灶局部的组织发生坏死、液化而形成的脓液积聚，其周围有一完整的脓腔壁将脓液包绕。常见致病菌为金黄色葡萄球菌。

二十一、全身性感染

全身性感染是指病原菌侵入人体血液循环，并在体内生长繁殖或产生毒素而引起

的严重全身性感染，包括脓血症和菌血症。

二十二、破伤风

破伤风是由破伤杆菌经体表破损处侵入组织，大量繁殖并产生毒素，引起局部及全身肌肉阵发性痉挛或抽搐的急性特异性感染。

二十三、破伤风的致病条件

1. 必须有开放性损伤。
2. 人体抵抗力下降。
3. 局部伤口缺氧。

二十四、破伤风的主要致病机理

破伤风的主要致病因素为外毒素，包括痉挛毒素和溶血毒素。前者可使全身横纹肌强制性痉挛和阵发性抽搐，后者使局部组织坏死和心肌损害。

二十五、破伤风的主要临床表现

1. 潜伏期　一般为6～12天，最长可达数月，潜伏期越短预后越差。
2. 前驱期　常持续12～24小时，无特征性表现，病人感觉全身乏力、头晕、头痛、咀嚼肌紧张、烦躁不安、打哈欠等。
3. 发作期　典型症状是在肌紧张性收缩（强直、发硬）的基础上，呈阵发性的强烈痉挛。通常最先受影响的肌群是咀嚼肌，以后依次是面部表情肌、颈、背、腹、四肢肌和膈肌。病人相继出现咀嚼不便、张口困难（牙关紧闭）、蹙眉、口角下缩、咧嘴"苦笑"、颈项强直、头后仰；当背腹肌紧张性收缩时，因背部肌群较为有利，躯干因此扭曲成弓，腰部前凸、足后屈，而四肢呈屈膝、弯肘、半握拳等痉挛姿态，形成"角弓反张"或"侧弓反张"状。膈肌痉挛可致病人面唇青紫、呼吸困难，甚至呼吸暂停。在肌肉持续紧张收缩的基础上，任何轻微的刺激，如光线、声响、接触或饮水等均可诱发全身肌群强烈的阵发性痉挛。发作时，病人口吐白沫、大汗淋漓、呼吸急促、口唇发绀、流涎、牙关紧闭、磨牙、头颈频频后仰，手足抽搐不止。发作时神志清楚，表情痛苦。

二十六、破伤风病人的主要死亡原因

窒息、心力衰竭或肺部感染。

二十七、破伤风的处理原则

清除毒素来源；中和游离毒素；控制或减轻痉挛。

二十八、气性坏疽

气性坏疽是由梭状芽孢杆菌引起的一种严重的肌组织坏死或肌炎为特征的急性特异性感染。

第七章 护理操作常见并发症预防和处理

第一节 胃肠减压操作的常见并发症预防及处理

一、引流不畅

（一）原因

1. 置入胃管时病人的吞咽动作与操作者送管动作配合不当，送管太急，胃管进入胃内太多造成胃管在胃内盘曲、打结。

2. 昏迷病人吞咽反射减弱或消失，对咽部的刺激不敏感，插管时不能配合吞咽，胃管不易进入食管上口，或进入食管后缺少吞咽动作而盘旋在咽部或食管上段。

3. 胃管置入过深，见于胃肠吻合术时，胃管置入吻合口下的肠腔内，致使引流不畅。

4. 胃内容物消化不彻底，食物残渣或胃液黏稠、血凝块阻塞胃管。

5. 使用时间过长使胃管老化、变脆，管腔内粘连。

6. 胃管的前端紧贴胃壁，持续负压吸引时可能发生吸钳现象。

7. 减压器故障如胃肠减压装置漏气、失去负压等。

8. 患者烦躁不安，胶布固定不牢，使胃管向外滑出脱离胃腔。

（二）临床表现

患者腹胀无缓解或加剧，检查负压引流装置，无引流物引出，或引流物出现突然减少；引出的胃液量明显低于正常胃液分泌量；注射器回抽时阻力增大；注气时胃部听诊无气过水音；冲洗胃管，引流量明显小于冲洗量。

（三）预防及处理

1. 对于清醒的病人在插管的过程中，耐心地向其说明插管的目的和步骤，告知插管过程中需配合的注意事项，医护人员的插管速度尽量与病人的吞咽速度相吻合，以免胃管在病人的口腔内盘曲；工作中加强责任感，定时检查胃管，及时发现和纠正滑出的胃管。

2. 为昏迷病人插胃管时，插管前先撤去病人的枕头，头向后仰，以免胃管误入气管；当胃管插入15厘米时，将病人的头部托起，使下颌靠近胸骨柄，以增大咽喉部通道的弧度，便于胃管顺利通过会厌部。防止胃管在咽部或食管上段盘旋。

3. 定期更换胃管，以防止胃酸长时间腐蚀胃管，使其变质从而发生粘连，造成胃管不通畅。

4. 对于昏迷、烦躁的病人进行适当约束，以防止胃管被拔除，减少胃管脱落。

5. 医护人员熟悉操作技术，确定胃管进入胃腔方可行负压引流，并注意插入的长度适中。

6. 禁止将多渣黏稠的食物、药物注入胃管内。如从胃管内注入药物，需定时用生理盐水冲洗胃管。

7. 如发现胃管阻塞可先将胃管送入少许，如仍无液体引出，再缓缓地将胃管退出，并边退边抽胃液；每天定时转动胃管，并轻轻将胃管变动位置以减少胃管在胃内的粘连。

8. 如确定为食物残渣或血凝块阻塞胃管，可用 α -糜蛋白酶加碳酸氢钠注射液从胃管注入以稀释和溶解黏稠的胃液、食物残渣或血凝块。

9. 上述处理无效，则拔除胃管，重新插入。

10. 若因胃液过少而不能引出时，可更换体位进行抽吸，对于此类的病人应结合腹部的症状来判断胃肠减压的效果。

二、插管困难

（一）原因

多见于急性肠梗阻病人，精神紧张、合并慢性支气管炎的老年病人，昏迷的病人以及医护人员对上消化道解剖与生理欠熟悉、操作技术不熟练等。

（二）临床表现

插管时困难可致患者鼻黏膜和咽部黏膜的水肿，甚至损伤出血；反复插管会引起剧烈的咳嗽，严重者出现呼吸困难。

（三）预防及处理

1. 插管前做好病人的心理护理，介绍插管的经过，配合的要求，指导病人做有规律的吞咽动作，使护患配合默契，保证胃管的顺利插入；同时插管的动作要轻柔。

2. 对呕吐剧烈者，操作者可以双手拇指按压病人双侧内关穴3～5分钟，由重到轻，然后插入胃管；另可嘱其张口呼吸，暂停插管让病人休息；或选用适当的镇静剂或阿托品肌注。

3. 对于合并有慢性支气管炎的病人，插管前应用镇静剂或阿托品肌注，再进行插管。

4. 昏迷病人可采用昏迷病人插胃管法。

5. 选用质地优良的硅胶胃管，忌同一胃管反复使用。

6. 培训医护人员熟练掌握专业知识及专科操作技能。

7. 对吞咽反射消失或减弱者，可在气管镜或胃镜的配合下进行插管。反复插管困难者，可在胃管内置导丝辅助插管。

三、上消化道出血

（一）原因

患者有食管静脉曲张或食管梗阻而强行插管；插管动作粗暴或病人剧烈恶心、呕吐时强行插管，损伤食道、胃黏膜；胃管附着在胃黏膜上，负压吸引致使胃黏膜缺血、坏死形成溃疡所致。

（二）临床表现

引流液由墨绿色变成咖啡色、暗红色甚至鲜红色；伴或不伴有呕血；出血量大时，排柏油样便，严重者有晕厥、出汗和口渴等失血过多的表现。

（三）预防及处理

1. 有食道静脉曲张或食管梗阻患者忌经食道插管。

2. 插管操作动作熟练、轻柔，必要时使用专业导丝，以防引起机械性损伤；病人出现剧烈恶心、呕吐时，暂停插管，让病人休息片刻，待恶心、呕吐缓解后再缓缓将胃管送入，切勿强行插管。

3. 负压引流无液体引出时，要检查胃管是否通畅，如不通畅可向胃管内注入少许的生理盐水再回抽，不可盲目回抽。

4. 如发现引流液有鲜红色血液，应停止吸引，并及时报告医生，遵医嘱给予补充血容量及止酸、止血治疗。同时加强口腔护理。

5. 早期可行急诊胃镜检查，及早确定出血部位。根据引起出血的原因，采取不同的胃镜下介入治疗方法。

6. 出血不止者可考虑选择性血管造影。内科治疗无效者，行外科手术治疗。

四、声音嘶哑

（一）原因

1. 由于胃管过粗、留置时间过长或反复插管致使声带损伤、充血、水肿、闭合不全。

2. 胃管质地较硬，在往下插管的过程中损伤喉返神经。

3. 胃肠减压过程中由于病人剧烈咳嗽、呕吐等原因致使胃管移动引起局部的摩擦或胃管的机械刺激导致喉头组织水肿，压迫喉返神经，造成声带麻痹。

（二）临床表现

主要表现为声带闭合不全和发音困难。根据嘶哑程度和性质的不同可分为：

毛：极轻微的嘶哑，一般在讲话时并不察觉，仅在发某一高音时出现。

沙：是在发某一字眼时出现嘶哑。

轻：只能发出较低的声音。

粗：指在发声时有强烈的气流冲击的声音。

哑：由不同程度的声门闭合不全所致。

失声：近似耳语的声音。

全哑：不能发出任何声音。

（三）预防及处理

1. 选择粗细合适、质地柔软、表面光滑的胃管以减轻局部的刺激。切勿强行插管，不宜来回抽插胃管及反复插管。

2. 胃肠减压过程中，嘱病人少说话或噤声，使声带得到充分的休息。遇剧烈咳嗽、呕吐时，先用手固定胃管，以防胃管上下移动，必要时使用止咳、止吐药物，以减轻咳嗽、呕吐症状。

3. 在病情允许的情况下，尽早拔除胃管。

4. 出现声音嘶哑者，注意嗓音保健，加强口腔护理，保持局部的湿润。避免刺激性的食物，不宜迎风发声，避免受凉，拔除胃管后的发音应由闭口音练到张口音。

5. 物理治疗：因长时间插管引起的声带慢性炎症和黏膜的肥厚可用超声波理疗和碘离子透入法，促使局部组织的血液循环以软化肥厚的组织。药物疗法：可用B族或类固醇激素及抗生素雾化吸入，以减轻水肿，营养神经。

五、呼吸困难

（一）原因

1. 插管过程中由于病人不配合，当胃管从鼻腔进入时，病人突然产生头后仰、后伸的自卫动作，导致胃管顺着头后仰所形成的弧度较小的声门口进入气道。

2. 昏迷病人，吞咽反射消失或减弱，对咽部刺激不敏感，胃管误入气管。

3. 胃管脱出盘旋在口咽部。

4. 反复插管或长时间胃肠减压留置胃管而引起喉头水肿。

（二）临床表现

病人感呼吸困难，呼吸的节律、频率变快及幅度加深，呼吸困难加重后呼吸变浅、发绀、频繁咳嗽、血氧饱和度下降；呼吸困难刺激心脏使心率加快；出现焦虑、恐惧等心理反应。

（三）预防及处理

1. 插管前耐心地向病人做好解释，讲解插管的目的及配合的方法，以取得其理解和配合。插管过程中，严密观察病情变化，如病人出现呛咳、呼吸困难等症状，应立即停止插管，检查胃管有无盘曲在口腔内或误入气管，一旦证实立即拔出胃管，让病人休息片刻再重新插管。

2. 对于昏迷病人可按昏迷病人胃管插入法进行插管，如插管困难，可在胃管内置导丝或请医生在胃镜配合下插管。

3. 插管后用三种方法观察并确定胃管是否在胃内。

4. 在病情允许的情况下，尽早拔除胃管。

5. 反复多次插管或长时间胃肠减压留置胃管的病人可给予糜蛋白酶或地塞米松雾化以消除喉头水肿。

6. 根据引起呼吸困难的原因，采取相应的处理措施，必要时给予氧气吸入。

六、吸入性肺炎

（一）原因

1. 胃肠减压过程中由于咽喉部分泌物增加而病人又不敢咳嗽以致吸入性肺炎。

2. 胃肠减压病人长期卧床引起胃肠道蠕动功能减弱或逆蠕动，或胃肠减压引流不畅导致胃食管反流，造成吸入性肺炎。

3. 胃肠减压期间病人禁食、禁水致使细菌在口腔内大量繁殖，口腔护理清洗欠彻底，细菌向呼吸道蔓延引起肺部感染。

（二）临床表现

高热，体温可高达40.5℃，面颊绯红，皮肤干燥，同时伴有寒战，胸部疼痛、咳嗽、痰黏稠，呼吸增快或呼吸困难。肺部听诊可闻及湿啰音及支气管呼吸音；胸部X线检查可见肺部有斑点状或云片状的阴影；痰中可找到致病菌，血象检查可见白细胞增高；严重者血气分析可有呼吸衰竭的表现。

（三）预防及处理

1. 如病人咽喉部有分泌物聚积时，鼓励病人咳嗽、排痰，咳嗽前先固定好胃管及胃肠减压装置。不能自行咳痰的患者加强翻身、拍背，促进排痰。

2. 保证胃肠减压引流通畅，疑引流不畅时及时予以处理，以防止胃液反流。

3. 每日口腔护理2次，宜彻底清洗干净，以保持口腔清洁、湿润。

4. 在病情允许的情况下，尽早拔除胃管。

5. 发生吸入性肺炎者，结合相应的对症处理。病人需卧床休息，高热可用物理降温或用小量退热剂；气急、发绀可给氧气吸入；咳嗽、咳痰可用镇咳祛痰剂鼻饲；咳嗽或胸部剧痛时可酌用可待因；腹胀可给予腹部热敷和肛管排气。同时密切观察病人，尤其是老年体弱者的呼吸、心率、心律、体温、血压的情况，根据痰和血培养的结果选择敏感的抗生素进行治疗。

七、低钾血症

（一）原因

多见于持续胃肠减压的病人。胃肠减压持续时间过长，大量胃液引出，而病人禁食、钾盐补给不足，导致低钾血症。

（二）临床表现

神经系统症状：早期烦躁，严重时神志淡漠或嗜睡，往往勉强叫醒后随即入睡。同时肌肉软弱无力、腱反射减弱或消失，严重时出现软瘫。消化道症状：可有口苦、恶心、呕吐和腹胀症状，肠鸣音减弱或消失。循环系统症状：心动过速、心悸、心律不齐、血压下降，严重时可发生室颤而停搏；心电图出现U波，T波降低、变宽、双向或倒置，随后出现ST段降低、QT间期延长。血液化验血钾在3.5mmol／L以下。

（三）预防及处理

1. 在病情允许的情况下，尽早拔除胃管以减少从胃液中丢失钾。
2. 持续胃肠减压病人。经常检测血钾的浓度，发现不足及时遵医嘱静脉补充氯化钾，常用10%氯化钾溶液，静脉滴注含钾浓度一般不超过0.3%。因浓度过高可抑制心肌，且对静脉刺激甚大，病人不能忍受，并有引起血栓性静脉炎的危险。禁止直接静脉推注。成人静脉滴入速度每分钟不超过60滴。

第二节　鼻饲技术操作的常见并发症预防及处理

一、腹泻

（一）原因

1. 大量鼻饲液进入胃肠道时，刺激肠蠕动，使流质食物迅速通过肠道，导致腹泻。
2. 流质食物含脂肪过多易引起脂性腹泻。
3. 由于大量使用广谱抗生素，使肠道菌群失调，并发肠道霉菌感染而引起腹泻。
4. 鼻饲液浓度过大、温度不当以及配制过程中未严格遵循无菌原则，食物被细菌污染等，均可引起病人腹泻。
5. 某些病人对牛奶、豆浆不耐受，使用部分营养液如"能全力"易引起腹泻。

（二）临床症状

病人出现大便次数增多、不成形或水样便，伴有（或无）腹痛，肠鸣音亢进。

（三）预防及处理

1. 每次鼻饲液量不超过200毫升，减慢管喂的速度，并可给予适量的助消化药或止泻药。

2. 菌群失调病人，可口服乳酸菌制剂；有肠道真菌感染者，可口服氟康唑0.4克，每天3次，或口服庆大霉素80 000IU，每天2次，2～3天症状可被控制。严重腹泻无法控制时可暂停喂食。

3. 鼻饲液浓度可由低到高，尽量使用接近正常体液渗透分子浓度（300 mmol／L）的溶液，对于较高液渗透分子浓度的溶液，可采用逐步适应的方法，配合加入抗痉挛和收敛的药物以控制腹泻。

4. 鼻饲液配制过程中应防止污染，当日配制当日量，放置于4℃冰箱内存放。食物及容器应每日煮沸灭菌后使用。注入温度以39～41℃为宜。

5. 认真评估病人的饮食习惯，对牛奶、豆浆不耐受者，应慎用含此两种物质的鼻饲液。

6. 注意保持肛周皮肤的清洁干燥，腹泻频繁者，可用温水擦拭后涂氧化锌或鞣酸软膏，预防皮肤并发症的发生。

二、误吸

胃内食物经贲门、食管、口腔流出，误吸至气管，可致吸入性肺炎，甚至窒息，是较严重的并发症之一。

（一）原因

1. 衰弱、年老或昏迷的病人，吞咽功能障碍，贲门括约肌松弛，较易发生液体反流，误吸至气管。

2. 病人胃肠功能减弱，如大面积烧伤后病人反应能力差，胃排空延迟，易发生液体反流等并发症。

3. 鼻饲速度注入过快，1次注入量过多，胃内容物潴留过多，腹压增高而引起反流。

（二）临床表现

鼻饲过程中，病人出现呛咳、气喘、呼吸困难、心动过速，咳出或经气管吸出鼻饲液。吸入性肺炎者，可出现体温升高，咳嗽，肺部可闻及湿性啰音和水泡音。

（三）预防及处理

1. 卧床病人鼻饲时应抬高头30°～45°，病情容许时，可采用半卧位。当病人出现呛咳、呼吸困难时，应立即停止鼻饲，取右侧卧位，吸出气道内吸入物，并抽吸胃内容物，防止进一步反流。

2. 选用管径适宜的胃管，注意鼻饲量及灌注速度，可用逐次递增鼻饲量的方法或采用输液泵控制以匀速输入。

3. 昏迷或危重病人翻身应在鼻饲前进行，以免胃因机械性刺激而引起反流、呼吸道损伤。气管切开病人每次注入量不能过多，防止呕吐引起吸入性肺炎。吸痰时，禁止注入。

4. 大面积烧伤等病人在胃功能恢复前，应尽可能选择鼻孔肠途径喂养，可减少胃内潴留，并可降低细菌感染发生率，避免反流现象发生。

5. 喂养时辅以胃肠动力药，如多潘立酮（吗丁啉）、西沙必利等，可解决胃痉挛、反流等问题，一般在喂养前半小时由鼻饲管内注入。

三、恶心、呕吐

（一）原因

常因鼻饲溶液输注的速度过快与量过大引起。

（二）临床表现

病人可感觉上腹部不适、紧迫欲吐、面色苍白、流涎、出汗等，吐出胃内及肠内容物。

（三）预防及处理

1. 可减慢输注速度，液量以递增的方法输入，一般每日1000毫升，逐步过渡到常量2000～2500毫升，分4～6次平均输注，每次持续30～60分钟，最好采用输液泵24小时均匀输入法。

2. 溶液温度保持在40℃左右可减少对胃肠的刺激。

3. 颅脑损伤病人鼻饲时，需注意区别因颅内压增高而引起的恶心、呕吐，可及时给予脱水剂，以缓解症状。

四、鼻、咽、食管黏膜损伤

（一）原因

1. 操作者对鼻、咽、食管解剖生理特点不了解，操作动作粗暴，造成损伤。
2. 反复插管或病人烦躁不安自行拔出胃管而损伤鼻、咽、食管黏膜。
3. 长期留置胃管对黏膜的刺激引起口腔、鼻黏膜糜烂及食管炎。

（二）临床表现

有口腔、鼻黏膜糜烂、出血，咽部及食管灼热、疼痛，吞咽困难等临床表现。有感染时，可出现发热。

（三）预防及处理

1. 插管前与病人进行有效沟通，取得其理解和合作。熟练操作过程，选择适宜的鼻饲管，注意食管的解剖生理特点。插管不畅时，切忌暴力，以免损伤鼻、咽、食管黏膜。

2. 长期鼻饲者，每天进行口腔护理及液状石蜡滴鼻1～2次，防止口腔感染及鼻黏膜干燥糜烂。每周更换胃管1次，晚上拔出，翌晨再由另一鼻孔插入。

3. 鼻腔黏膜损伤引起出血较多时，可用冰生理盐水和去甲肾上腺素浸湿的纱布条填塞止血；咽部黏膜损伤，可用地塞米松5毫克、庆大霉素8～16万U加入20毫升生理盐水内雾化吸入，以减轻黏膜充血水肿；食管黏膜损伤出血可给予抑酸、保护黏膜药物。

4. 用pH试纸测定口腔酸碱度，选用适当的药物，每天2次口腔护理，每周更换胃管1次，晚上拔出，次日晨由另一鼻孔插入。

五、便秘

（一）原因

长期卧床的患者胃肠蠕动减轻，加上鼻饲食物中含粗纤维较少，致使大便在肠内滞留过久，水分被过多吸收而造成大便干结、坚硬和排出不畅。

（二）临床表现

大便次数减少，甚至秘结，患者出现腹胀。

（三）预防及处理

1. 调整营养液的配方，增加纤维素丰富的蔬菜和水果的摄入，食物中可适量加入蜂蜜和香油。

2. 必要时要用开塞露20毫升由肛管注入，果导片0.2克每天3次管内注入，必要时用0.2～0.3%肥皂水200～400毫升低压灌肠。

3. 老年病人因肛门括约肌较松弛，加上大便干结，往往灌肠效果不佳，需人工采便，即用手指由直肠取出嵌顿粪便。

六、胃潴留

（一）原因

一次喂饲的量过多或间隔时间过短，而患者因胃肠黏膜出现缺血缺氧，而影响胃肠道正常消化，胃肠蠕动减慢，胃排空障碍，营养液潴留于胃内（重型颅脑损伤患者多发）。

（二）临床表现

腹胀，鼻饲液输注前吸胃可见胃潴留量＞150毫升，严重者可引起胃食管反流。

（三）预防及处理

1. 每次鼻饲量不超过200毫升，间隔时间不少于2小时。

2. 每次鼻饲完后，可协助患者取高枕卧位或半坐卧位，以防止潴留胃内的食物反流入食管。

3. 在患者病情许可的情况下，鼓励其多床上或床边活动，以促进胃肠功能恢复，并可依靠重力作用使鼻饲液顺肠腔运行，预防和减轻胃潴留。

4. 增加翻身次数，有胃潴留的重病患者，遵医嘱给予甲氧氯普胺每6小时一次，加速胃排空。

七、血糖紊乱

（一）原因

1. 受患者自身疾病的影响，如重型颅脑损伤患者，机体处于应激状态，肾上腺素水平增高，代谢增高，血糖升高；再者，大量鼻饲高糖溶液也可引起血糖增高。

2. 低血糖症多发生于长期鼻饲饮食突然停止者，因患者已适应大量高浓度糖，突然停止给糖，但未以其他形式加以补充。

（二）临床表现

高血糖症表现为餐后血糖高于正常值。低血糖可出现出汗、头晕、恶心、呕吐、心动过速等。

（三）预防及处理

1. 鼻饲配方尽量不加糖或由营养师配制。对高血糖患者可补给胰岛素或改用低糖饮食，也可注入降糖药，同时加强血糖监测。

2. 为避免低血糖症的发生，应缓慢停用要素饮食，同时补充其他糖。一旦发生低血糖症，立即静脉注射高渗葡萄糖。

八、水、电解质紊乱

（一）原因

1. 患者由饥饿状态转入高糖状态或由于渗透性腹泻引起低渗性脱水。
2. 尿液排出多，盐摄入不足，鼻饲液的营养不均衡。

（二）临床表现

1. 低渗性脱水患者早期出现周围循环衰竭，特点是直立性低血压，后期尿量减少，尿比重低，血清钠 < 135mmol／L，脱水征明显。

2. 低血钾患者可出现神经系统症状，表现为中枢神经系统抑制和神经-肌肉兴奋性降低症状，早期烦躁，严重者神志淡漠、嗜睡、软弱无力，腱反射减弱或消失和软瘫等。可出现窦性心动过速、心悸、心律不齐、血压下降。血清电解质检查钾 < 3.5mmol／L。

（三）预防及处理

1. 严格记录出入量，以调整营养液的配方。

2. 监测血清电解质的变化及尿素氮的水平。

3. 尿量多的患者除给予含钾高的鼻饲液外，必要时给予静脉补钾，以防止出现低血钾。

第三节　静脉留置针操作的常见并发症预防及处理

近年来，静脉留置针的临床应用范围不断扩大，尤其是在抢救危重病人和静脉营养等方面发挥了重要作用。然而，在其应用过程中也出现了一些问题，特别是对长期置管病人常导致某些并发症的发生。因此，在静脉留置针置管期间做好并发症的预防及观察护理工作十分重要。

一、静脉炎

（一）原因

1. 细菌性静脉炎　多见于病人抵抗力低下，医护人员未能严格执行无菌操作，皮肤消毒不严格，套管脱出部分再送入血管内，局部表面细菌通过皮肤与血管之间的开放窦道逆行侵入，造成细菌性静脉炎，甚至引发败血症。

2. 化学性静脉炎　输注的药物和液体损伤静脉内膜或软管进入静脉太短，肢体活动较剧可引起液体自穿刺点缓慢溢出，引起炎性反应。

3. 机械性静脉炎　留置的静脉导管固定不牢，导管置于关节部位，导管型号较大而静脉较细，穿刺和送管动作不当等对静脉形成摩擦性损伤。

4. 血栓性静脉炎　由于留置的静脉导管固定不牢，导管型号较大，进针速度、角度不当，反复穿刺损伤静脉内膜所致。

（二）临床表现

穿刺部位血管红、肿、热、痛，触诊时静脉如绳索般硬、滚、滑、无弹性，严重者局部针眼处可挤出脓性分泌物，并可伴有发热等全身症状。

（三）预防和处理

1. 严格执行无菌操作技术。

2. 尽量选用较粗大的静脉血管，使输入药物足够稀释，减少刺激性药物刺激局部血管。

3. 在病情允许并经医生同意的情况下，减慢滴注速度。

4. 选择套管柔软的留置针，避免在关节处穿刺。

5. 避免反复穿刺造成的套管尖端劈叉现象，提高一次穿刺成功率。

6. 每次输液前后，均应观察穿刺部位和静脉走行有无红肿，询问病人有无疼痛与不适。如有异常情况，可及时拔除套管进行湿热敷、理疗等处理。

7. 对仍需输液者应更换肢体，另行穿刺。

8. 输注对血管刺激性较强的药物前后应用灭菌生理盐水冲管，以减少静脉炎的发生。

二、导管堵塞

（一）原因

1. 静脉高营养输液后导管冲洗不彻底。

2. 封管液种类、用量以及推注速度选择不当。

3. 病人的凝血机制异常。

（二）临床表现

静脉点滴不畅或不滴，推药阻力大。

（三）预防和处理

1. 根据病人的具体情况，选择合适的封管液及用量。

2. 应正确掌握封管时推注封管液的速度。

3. 避免封管后由于病人过度活动或局部肢体受压、高血压病人因静脉压力过高而引起血液反流导致导管堵塞。

4. 静脉高营养输液后应彻底冲洗管道。

5. 指导病人自我护理。

三、液体渗漏

（一）原因

1. 由于穿刺时刺破血管或输液过程中针头滑出血管外，使液体进入穿刺部位的血管外组织而引起。

2. 固定不牢、病人躁动不安。

3. 外套管未完全送入血管内或套管与血管壁接触面积太大。

（二）临床表现

局部组织肿胀、苍白、疼痛、输液不畅，如药物有刺激性或毒性，可引起严重的组织坏死。

（三）预防及处理

1. 加强对穿刺部位的观察及护理，经常检查输液管是否通畅。

2. 牢固固定针头，避免移动。嘱病人避免留置针肢体过度活动。

3. 必要时可适当约束肢体，同时注意穿刺部位上方衣服勿过紧。

4. 发生液体外渗时，应立即停止输液，更换肢体和针头，重新穿刺。

5. 抬高肢体以减轻水肿，局部热敷可促进静脉回流和渗出液的吸收，减轻疼痛和水肿。

四、皮下血肿

（一）原因

穿刺及置管操作不熟练、操之过急、动作不稳等，使留置针穿破血管壁而形成皮下血肿。

（二）临床表现

局部皮肤瘀血、肿胀。

（三）预防及处理

1. 护理人员应熟练掌握穿刺技术，穿刺时动作应轻巧、稳、准。依据不同的血管情况，把握好进针角度，提高一次性穿刺成功率，以有效避免或减少皮下血肿的发生。

2. 局部湿热敷、理疗。

第四节　静脉输血操作的并发症预防及处理

一、发热反应

（一）原因

1. 外来或内生性致热源　蛋白质、细菌的代谢产物或死菌等，污染保存液或输血用具，输血后即可引发发热反应。

2. 免疫反应　病人血内有白细胞凝集素、人类白细胞抗原（human leukocyte antigen, HLA）、粒细胞特异性抗体或血小板抗体，输血时对所有输入的白细胞和血小板发生作用，引起发热。主要出现在反复输血和经产妇中。

（二）临床表现

多发生于输血过程中或输血后1～2小时，初起发冷或寒战；继而体温逐渐上升，可高达39～40℃，并伴有皮肤潮红、头痛、恶心、呕吐等症状，多数患者血压无变化。症状持续时间长短不一，多于数小时内缓解，少有超过24小时者；少数反应严重者可出现抽搐、呼吸困难、血压下降，甚至昏迷。

（三）预防和处理

1. 严格管理血库保养液和输血用具，采用无热源技术配制保养液，严格清洗、消毒采血和输血用具，或使用一次性输血器，可去除致热源。

2. 输血前进行白细胞交叉配血试验，选用洗涤红细胞时应过滤血液移除大多数粒细胞和单核细胞，可以减少免疫反应所致的发热。

3. 一旦发生发热反应，应立即停止输血，所使用过的血液废弃不用。如病情需要可另行配血输注。

4. 遵医嘱给予抑制发热反应的药物；伴有寒战者予以抗组胺药物对症治疗；严重者予以肾上腺皮质激素。

5. 对症处理 对寒战病人给予保暖，高热病人给予物理降温。

二、过敏反应

（一）原因

1. 病人是过敏体质，输入血中的异体蛋白同过敏机体的蛋白质结合，形成完全抗原而致敏。

2. 多次输血的病人，可产生过敏性抗体，抗原和抗体相互作用而产生过敏反应。

（二）临床表现

多数病人发生在输血后期或将结束时。表现轻重不一，轻者出现皮肤瘙痒、荨麻疹、轻度血管性水肿（表现为眼睑、口唇水肿）；重者因喉头水肿出现呼吸困难，两肺闻及哮鸣音，甚至发生过敏性休克，可危及生命。

（三）预防和处理

1. 勿选用有过敏史的献血员。

2. 献血员在采血前4小时内不吃高蛋白和高脂肪食物，宜用少量清淡饮食或糖水。

3. 发生过敏反应时，轻者减慢输血速度，继续观察；重者应立即停止输血。呼吸困难者给予吸氧，严重喉头水肿者行气管切开，循环衰竭者应给予抗休克治疗。遵医嘱给予0.1%肾上腺素0.5～1.0毫升，皮下注射，或用抗过敏药物和激素，如异丙嗪、氢化可的松或地塞米松等。

4. 既往有输血过敏史者尽量避免输血，若确定因病情需要输血时，应输注洗涤红细胞或冰冻红细胞，输血前半小时口服抗组胺药或使用类固醇类药物。

5. 输血前详细询问患者的过敏史，了解患者的过敏原，寻找对该过敏原无接触史的供血者。

6. 过敏反应严重者，注意保持呼吸道通畅，并立即给予高流量吸氧；有呼吸困难或喉头水肿时，应及时做气管插管或气管切开，以防窒息；遵医嘱给予抗过敏药物。

三、溶血反应

溶血反应是指输入的红细胞或受血者的红细胞发生异常破坏而引起的一系列临床症状，为输血中最为严重的反应。

（一）原因

1. 输入异型血　多由于ABO血型不相容或献血者和受血者血型不符而造成。
2. 输入变质血　输血前红细胞已变质溶解，如血液储存过久。
3. 输血前将血液加热或震荡过剧，血液受细菌污染均可造成溶血。
4. 血中加入高渗或低渗溶液或能影响血液pH变化的药物，致使红细胞被大量破坏所致。
5. Rh因子所致溶血　Rh阴性者接受Rh阳性血液后，其血液中产生Rh阳性抗体，当再次接受Rh阳性血液时可发生溶血反应。一般输血后1～2小时发生，也可延长至6～7天后出现症状。

（二）临床表现

1. 第一阶段　由于红细胞凝集成团，阻塞部分小血管，可引起头胀痛、四肢麻木、腰背部剧烈疼痛和胸闷等症状。
2. 第二阶段　由于凝集的红细胞发生溶解，大量血红蛋白散布到血浆中，可出现黄疸和血红蛋白尿。同时伴有寒战、高热、呼吸急促和血压下降等症状。
3. 第三阶段　由于大量血红蛋白从血浆中进入肾小管，遇酸性物质变成结晶体，致使肾小管阻塞；又因为血红蛋白的分解产物使肾小管内皮细胞缺血、缺氧而坏死脱落，也可导致肾小管阻塞。病人出现少尿、无尿等急性肾功能衰竭症状，严重者可导致死亡。
4. 其他　溶血程度较轻的延迟性溶血反应可发生在输血后7～10天，表现为不明原因的发热、贫血、黄疸和血红蛋白尿等。

（三）预防和处理

1. 认真做好血型鉴定和交叉配血试验，输血前认真进行"三查""八对"，严格执行血液保存制度。
2. 采血时要轻拿轻放，运送血液时不要剧烈震荡，严格观察储血冰箱的温度，并详细记录，严格执行血液保存制度，不可采用变质血液。
3. 出现症状应立即停止输血，并通知医生，保留血标本和剩余血送检验室重新鉴定。
4. 给予氧气吸入，保持静脉输液通道。遵医嘱给升压药和其他药物。可静脉滴注碳酸氢钠碱化尿液，防止血红蛋白结晶阻塞肾小管。
5. 双侧腰部封闭，并用热水袋敷双侧肾区，解除肾血管痉挛，保护肾脏。

6. 严密观察生命体征和尿量，并做好记录。对少尿、尿闭者，按急性肾功能衰竭处理。

7. 有休克症状者给予抗休克治疗和护理。控制感染，必要时用换血疗法。

四、细菌污染反应

（一）原因

1. 采血袋、保养液及输血器具未消毒或消毒不彻底。

2. 献血者皮肤未经严格消毒或在有化脓病灶的皮肤处穿刺采血，或献血者有菌血症。

3. 采血时未能严格执行无菌操作原则，采完后针头帽拔出过早使空气进入采血袋。

（二）临床表现

细菌污染反应于静脉输血输液中、后发病，此反应虽然少见，但极为严重，可引起严重感染及休克，病死率高。

1. 突然剧烈发冷、寒战、高热、头胀、烦躁不安、呼吸困难、发绀、恶心、呕吐、腹痛、腹泻、皮肤潮红、结膜充血、大汗、脉搏细速、血压急剧下降而休克，甚至死亡。轻者以发热为主，可合并呼吸功能衰竭、急性肾功能衰竭和弥散性血管内凝血（disseminated intravascular coagulation，DIC）。

2. 全身麻醉（简称全麻）病人可仅表现为休克和（或）创面渗血不止。

3. 剩余血浆呈暗灰色或黄褐色、混浊，有凝块及絮状物。血直接涂片可见大量细菌。血培养可有细菌生长，多为革兰阴性杆菌，如铜绿假单胞菌（绿脓杆菌）、大肠埃希氏菌等。病人血白细胞计数及中性粒细胞明显增高。

（三）预防和处理

1. 从采血到输血的全过程中，各个环节都要严格遵守无菌操作。凡血袋内血浆混浊，有絮状物或血浆呈瑰红色（溶血）或黄褐色，以及血浆中有较多气泡者，均应认为有细菌污染的可能而废弃不用，以策安全。

2. 立即停止输血、输液，收集所输血液、药液及其输注等有关用具进行检验。

3. 严密观察生命体征和病情变化，并配合医生进行抗感染、抗休克等治疗。

五、循环负荷过重

（一）原因

多发生在老年、小儿及心、肺功能不健全的病人，因输血过量或速度过快而造成循环负荷过重。

（二）临床表现

早期症状是头部剧烈胀痛、呼吸困难、发绀、咳嗽、咳大量血性泡沫痰。之后有周身水肿、颈静脉怒张、肺部湿啰音、静脉压升高等症状，胸部摄片显示肺水肿表现，严重者可致死。

（三）预防和处理

1. 严格控制输血速度。
2. 立即停止输血，并通知医生并协助抢救。
3. 取半坐位、吸氧和利尿。
4. 在四肢轮扎止血带，以减少回心血量。
5. 清除呼吸道分泌物，以保持呼吸通畅。
6. 进行心理护理，以减轻病人的焦虑和恐惧。

六、出血倾向

（一）原因

长期反复输血或超过病人原血液总量的大量输血，由于库血中的血小板破坏较多，使凝血因子减少而引起出血。枸橼酸钠输入过多，枸橼酸钠与钙离子结合，使钙离子下降，从而导致凝血功能障碍。

（二）临床表现

皮肤、黏膜瘀斑，穿刺部位大块瘀血，或手术后伤口渗血。牙龈出血、血尿、消化道出血、静脉穿刺处出血等。

（三）预防和处理

1. 短时间内输入大量库血时，应密切观察病人意识、血压、脉搏等的变化，注意皮肤、黏膜或手术伤口有无出血。
2. 尽可能地输注保存期较短的血液，情况许可每输库存血3～5单位，应补充新鲜血1单位。
3. 若发现有出血表现，首先排除溶血反应，立即抽血做出血、凝血项目检查，查明原因，输注新鲜血、血小板悬液、补充各种凝血因子。

七、枸橼酸钠中毒

（一）发生原因

大量输血时随之输入大量枸橼酸钠，如肝功能不全，枸橼酸钠尚未氧化即和血中的游离钙结合而使血钙下降，以致凝血功能障碍、毛细血管张力减低、血管收缩不良和心肌收缩无力等。

（二）临床表现

有手足抽搐、出血、血压下降、心率缓慢、心室纤维颤动等表现，甚至发生心跳停止。

（三）预防和处理

1. 严密观察病人的反应，检测血气分析和电解质检验结果。

2. 输入库血1000毫升以上时，需按医嘱静脉注射10％葡萄糖酸钙或氯化钙10毫升，以补充钙离子。

八、疾病传播

（一）原因

1. 献血者患有感染性疾病，其血液或血制品带有病原体而未能被检出。

2. 在贮血、输血过程中血液被污染。

（二）临床表现

输血后一段时间，出现经输血传播的相关疾病的临床表现。常见疾病有：乙型肝炎和丙型肝炎、艾滋病、巨细胞病毒感染、梅毒、人类疱疹病毒（epstein barr virus，EB病毒）、人类免疫缺陷病毒（human immunodeficiency virus，HIV）感染、黑热病、回归热、丝虫病和弓形体病。

（三）预防和处理

1. 严格掌握输血适应证，非必要时应避免输血。

2. 杜绝传染病病人和可疑传染病者献血。

3. 对献血者进行血液和血液制品检测，如乙肝表面抗原（hepatitis B surface antigen，HBsAg）、核心抗体（Hepatitis B core，抗HBc）以及抗HIV等的检测。

4. 在血液制品生产过程中采用加热或其他有效方法灭活病毒。

5. 鼓励自体输血。

6. 严格对各类器械进行消毒。在采血、贮血和输血操作的各个环节，认真执行无菌操作。

7. 对已发现输血传染疾病者，应报告医生，因病施治。

九、低体温

（一）原因

输入血液温度过低或输血过快、过量。

（二）临床表现

病人表现为发冷、寒战，皮肤冰冷，心律失常，体温降至35℃以下。

（三）预防和处理

1. 将大量备用的库存血放在温度适宜的环境中自然升至室温后再输入，也可用热水袋加温输血的肢体。

2. 快速输血时将房间温度控制在24～25℃。

3. 注意保暖。

4. 密切观察并记录病人的体温变化。

第五节　留置导尿术操作的常见并发症预防及处理

一、泌尿系统感染

（一）原因

1. 导尿操作过程中未严格执行无菌操作技术原则以及发生尿道黏膜损伤。

2. 留置导尿管时间过长，泌尿系统感染的发生率与留置时间呈正比。

3. 留置导尿管期未保持引流系统的密闭性，致使细菌侵入引流装置引起逆行感染。

4. 留置导尿管期间出现集尿袋高于膀胱高度或其他原因导致尿液反流的情况，促进逆行感染发生。

5. 留置导尿管期间尿道口、会阴部清洁消毒不彻底。

（二）临床表现

主要表现为膀胱刺激征，病人主诉尿频、尿急、尿痛，严重者尿道口可有脓性分泌物。尿常规结果显示有红细胞、白细胞，尿培养可有阳性。严重者可伴有寒战、发热等全身症状。

（三）预防和处理

1. 导尿时严格执行无菌操作技术原则。插管时动作要轻柔，避免引起尿道黏膜损伤。

2. 尽量避免留置导尿管。必须留置导尿管时，应尽量缩短留置时间，留置时间超过一周必须更换导尿管。

3. 留置导尿管期间每天清洁、消毒外阴和尿道口，保持会阴部清洁。

4. 保持引流系统的密闭性，集尿袋不得超过膀胱高度并避免挤压，防止尿液反流，集尿袋需24小时更换一次。

5. 在病情允许的情况下，鼓励病人多饮水以增加尿量，达到自然冲洗尿道的目的。

6. 发生尿路感染时，尽可能拔出导尿管，根据病情运用相应的抗菌药物进行治疗。

二、尿道黏膜损伤

（一）原因

1. 使用双腔气囊导尿管时，导尿管气囊部未进入膀胱内就过早向气囊注水，膨胀的气囊压迫尿道，引起尿道黏膜损伤。

2. 病人耐受不了导尿管所致的膀胱、尿道刺激，自行牵扯导尿管造成尿道损伤。使用气囊导尿管的病人拉扯导尿管甚至可导致尿道破裂。

3. 没有合理安置留置气囊导尿管的引流系统，病人翻身或活动时导尿管过度牵拉，造成尿道损伤。

（二）临床表现

病人主诉尿道疼痛，伴有局部压痛，排尿时加重。可见尿道出血，甚至发生会阴血肿。有些病人伴有排尿困难，甚至尿潴留。严重者可见尿道撕裂。

（三）预防和处理

1. 双腔气囊导尿管插管时应见尿液流出后，再插入4～6厘米，保证气囊部完全进入膀胱。

2. 妥善安置留置导尿管和引流管，避免过度牵拉。

3. 加强对留置导尿管的病人的健康宣教，告知留置期间的注意事项，不可随意过度拉扯导尿管。

4. 发生尿道黏膜损伤时，轻者无须处理或采用止血镇痛治疗，严重损伤者，根据情况采取尿道修补、尿路改道等手术治疗。

三、尿潴留

（一）原因

1. 最常见的原因是由于留置导尿管期间长期开放引流，没有间歇性夹管，导致膀胱括约肌张力减退，引起膀胱功能障碍，拔除导尿管后出现排尿困难。

2. 泌尿系统感染时，膀胱刺激征症状严重，影响排尿，导致尿潴留。

3. 导尿管滑脱离开膀胱，不能引流尿液。

（二）临床表现

尿液大量存留在膀胱内，不能自行排出，膀胱膨隆。病人主诉下腹胀痛，排尿困难。

（三）预防和处理

1. 留置导尿管期间注意训练膀胱的反射功能。可采取间歇性夹管方式：夹闭导尿管，每3～4小时开放1次，使膀胱定时充盈排空，促进膀胱功能的恢复。

2. 留置导尿管期间采取相应措施，避免或减少泌尿系统感染的发生。

3. 加强对留置导尿管病人的护理，防止导尿管滑脱，注意观察有无尿潴留发生。

4. 如发生尿潴留，采取诱导排尿等措施无效的情况下，需重新留置导尿管或再次导尿。

四、膀胱结石

（一）原因

1. 长时间留置导尿管，病人饮水少，活动少，尤其是长期卧床病人，易发生膀胱结石。

2. 长期留置导尿管时发生泌尿系统感染，易形成感染性结石。

3. 气囊导尿管质量差或过量注水到气囊，导致气囊破裂，碎片残留后可形成膀胱结石。

（二）临床表现

可表现为尿频、尿痛，排尿时尿流可突然中断，常伴有终末血尿。

（三）预防和处理

1. 选择优质的导尿管，往气囊内注入液体时不可超过所规定的气囊容积。

2. 加强留置导尿管病人的护理，避免或减少泌尿系统感染的发生。

3. 在病情允许的情况下，鼓励病人多饮水和适当活动，每天尿量应维持在2000毫升左右，以产生足够的尿液冲洗膀胱、尿道。

4. 长期留置导尿管应定期更换，尽量减少留置导尿时间。如有导尿管滑脱，应仔细检查气囊是否完整，以免异物残留于膀胱，形成结石核心。

5. 如发生膀胱结石，根据情况采取相应的碎石治疗。若结石直径大于4厘米，可行耻骨上膀胱切开取石术或激光碎石术。

第六节　大量不保留灌肠操作的常见并发症预防及处理

一、肠壁穿孔

肠壁穿孔是指灌肠时导管在肠腔内盘曲进而损伤肠壁造成穿孔的一种严重并发症。

（一）原因

1. 医护人员为病人灌肠操作时动作粗暴，特别是遇到插管有阻力时用力过猛易造成肠壁穿孔。

2. 为昏迷或麻醉未清醒病人灌肠时，由于病人感觉障碍较易造成肠壁穿孔。

3. 为兴奋、躁动、行为紊乱病人进行灌肠时，因病人不配合操作、护士用力不均也易造成肠壁穿孔。

4. 肛管质地粗硬或反复多次插管。

5. 灌入液量过多，肠道内压力过大。

（二）临床表现

病人起病急，突然感觉下腹部疼痛，这种疼痛可以是牵拉痛或弥散的痛，也可以是附近皮肤的牵涉性痛。同时出现大出血。

（三）预防和处理

1. 选用质地适中，大小、粗细合适的肛管。

2. 操作前先用液状石蜡润滑导管，插管时动作要轻柔缓慢，切忌粗暴用力。遇有阻力时，要回抽导管或轻转导管，同时请病人深呼吸以放松腹壁，使导管缓缓插入。

3. 插管时要注意直肠在矢状面上的2个弯曲，即骶曲和会阴曲，同时也要注意在冠状面上的3个弯曲。

4. 对于兴奋、躁动、行为紊乱的病人尽量在其较安静的情况下进行灌肠操作。操作时动作要轻盈，以减轻对病人的恶性刺激。

5. 如病人出现肠壁穿孔应立即停止操作，并及时通知医生，配合医生进行止血等抢救工作。严重者立即手术缝合救治。

二、肠黏膜损伤

（一）原因

1. 医护人员为病人灌肠操作时未注意直肠的生理弯曲，动作不够轻柔可致肠黏膜损伤。

2. 灌肠溶液应为40℃左右，如果溶液温度过高，可致肠黏膜烫伤。

3. 为昏迷或麻醉未清醒病人灌肠时，由于病人感觉障碍较易造成肠黏膜损伤。

4. 为兴奋、躁动、行为紊乱病人进行灌肠时，因病人不配合操作、护士用力不均也易造成肠黏膜损伤。

（二）临床表现

病人感觉下腹部疼痛，肠道有少量出血。

（三）预防和处理

1. 操作前先用液状石蜡润滑导管，插管时动作要轻柔缓慢，切忌粗暴用力。遇有阻力时，要回抽导管或轻转导管，同时请病人深呼吸以放松腹壁，使导管缓缓插入。

2. 插管时要注意直肠在矢状面上的2个弯曲，即骶曲和会阴曲，同时也要注意在冠状面的3个弯曲。

3. 对于兴奋、躁动、行为紊乱的病人尽量在其较安静的情况下进行灌肠操作。操作时，动作要轻柔，以减轻对病人的恶性刺激。

4. 如病人出现肠黏膜损伤应立即停止操作，及时通知医生，配合医生进行止血等抢救。

5. 选择粗细合适、质地软的肛管。

第七节　PICC置管常见并发症的预防与处理

经外周静脉穿刺中心静脉置管（peripherally inserted central venous catheters，PICC）是由外周静脉（贵要静脉、肘正中静脉、头静脉）穿刺插管，并使其顶端位于上腔静脉或锁骨下静脉内的深静脉导管植入术。常见并发症的预防和处理方法如下：

一、导管堵塞

1. 未按时冲管或冲管方法不当。

2. 输注特殊药物，如乳剂、甘露醇、化疗药物、配伍禁忌药物致药物沉淀阻塞导管。

4. 采血后未及时冲管。

5. 输液速度过慢、导管扭曲、打折、接头松动、脱落

6. 患者血液呈高凝状态。

（二）预防

1. 保持PICC导管的通畅，避免扭曲、打折，穿刺及送管时动作要轻柔，避免损伤血管壁，减少血栓形成。

2. 穿刺点外露导管妥善固定以"S"形，在置管后，记录每个患者的导管置入长度，在每次换药和冲管过程中，要仔细观察现有长度是否与置入长度相符。

3. 正确的冲管方法是置管成功后立即用肝素稀释液脉冲式冲管，输注黏稠度较高的液体及血制品后，要用生理盐水把导管完全冲干净。

4. 输液完毕时应及时封管，以生理盐水行脉冲式推注冲管，使用输液接头正压封管。（使用中冲管3次／日，间歇期1次／周，有特殊情况及时处理）

（三）处理方法

1. 先仔细检查导管外露部分有无打折、扭曲及其长度。

2. 若为血栓形成阻塞导管，可采用肝素或尿激酶溶栓治疗：先抽回血，若遇有阻

力不见回血，切不可用暴力、导丝或冲管来清除凝块，以免使导管损伤、破裂或造成栓塞，可用负压方式进行再通，反复数次，见回血后抽3~5毫升血，使导管畅通。如三次溶栓不成功，可考虑拔管。

二、静脉炎、穿刺点感染

（一）原因

以肘正中静脉置管与头静脉置管出现静脉炎最为明显，大多数患者在置管后2~3天内出现静脉炎，少数患者在置管后15天左右出现。临床表现主要是沿穿刺点向上出现局部红肿。PICC置管后静脉炎与穿刺点感染的发生可能与以下原因有关：

1. 护理操作、病人体质、免疫力等个体差异。

2. 对导管材质过敏，被穿刺静脉小，导管型号大或材料过硬。

3. 置管初期术肢剧烈运动而导致导管与血管壁产生机械摩擦、感染等。

4. 置管后血液流速减慢，血栓形成。

5. 导管、药物在血管内造成异物刺激，加之病人紧张致使血管收缩痉挛，造成上肢肿痛、疼痛而发生静脉炎。

6. 敷料不透气，穿刺部位皮肤潮湿。

7. 病人机体抵抗力下降等。

（二）预防

1. 置管前选择粗直弹性好的血管和型号匹配的导管，首选肘正中静脉，其次是贵要静脉（静脉瓣少，血管粗）。

2. 血管最好选择右侧路径，因左侧路径较长、弯曲，插管时难度较大而且容易损伤血管内膜，导管的型号应于血管的大小相适宜。

3. 严格执行无菌操作技术，置管前严格消毒局部皮肤，置管后定期换药（4~7天一次），及时检查创口情况，保持穿刺点周围皮肤清洁。穿刺时置管动作要轻柔，对被穿刺肢体制动，可减少对血管的机械性刺激，以免损伤血管内膜；穿刺完毕后以无菌透明贴固定，便于观察穿刺点，及早发现静脉炎。

4. 根据病人情况，及时更换敷贴，特别是当病人出汗较多时，更换时采用适当的敷贴，消毒范围大于10厘米。透明贴不粘或被污染时应及时更换。

（三）处理方法

静脉炎通常发生于穿刺后48~72小时，一旦发生应给予对症处理。

1. 局部用50%硫酸镁溶液湿敷，每天2次，每次20分钟。

2. 置管后如发现穿刺点出现红肿、疼痛和（或）局部出现脓性分泌物，应按伤口感染处理。

3. 如出现发热、寒战等症状。应考虑是否并发感染性败血症，应严密观察。

4. 若为机械损伤、药物刺激导致的静脉炎，一般可通过热敷、远红外线照射（每天3次，每次30分钟）、抬高患侧手臂、外用消炎止痛膏、限制患肢过多活动及调整输入液体的浓度等处理。

5. 若为血栓性静脉炎，可给予热敷或同血栓堵塞导管处理方法。

6. 情况严重者及时拔除PICC管。

三、穿刺点渗血、水肿

（一）原因

1. 穿刺针过粗而置入导管过细。

2. 病人凝血功能异常。

3. 局部反复穿刺。

（二）预防

1. 病人血管情况好，穿刺针应与导管相适应。

2. 剧烈频繁咳嗽时可用手指按压在穿刺点，防止因静脉压增高而渗血。

3. 置管前常规检查凝血功能，穿刺后按压穿刺点2～3分钟，凝血机制较差者按压的时间应增至5～10分钟，制动30分钟，24小时内限制插管侧上肢过度活动，或加压敷料固定24小时，必要时停服抗凝剂，并给予止血剂。

（三）处理方法

1. 在穿刺点加盖无菌纱布，在透明敷贴固定后指压穿刺点5～10分钟或局部给予冰袋或沙袋压迫止血，以促进血液凝固。嘱患者在咳嗽、咯痰或如厕时按压穿刺部位，防止压力过大血液渗出。

2. 穿刺部位皮肤潮湿多汗，创口易于出现渗出物，可酌情增加换药次数，能有效地抑制渗出物的出现。

四、导管漂移或脱出

（一）原因

1. 导管固定不牢固，更换贴膜时方法不正确。

2. 过度牵拉导管，主要是由于病人肢体频繁活动。

3. 患者缺乏自我保护导管方面的知识。

（二）预防

1. 指导病人休息与活动，穿刺侧肢体勿频繁活动，妥善固定导管。

2. 定期检查导管，记录好外留导管的位置与长度，发现异常情况及时采取措施。

3. 更换贴膜时手法轻稳、正确，顺着导管方向从下往上揭去贴膜，以免将导管拔出。

（三）处理方法

1. 导管漂移时，拍胸片找出漂移的位置，将导管移至正常位置，若无不适感可继续使用。

2. 导管外脱时，严格无菌操作从里向外碘附消毒脱出的导管，嘱病人手臂外展90°，然后将外脱的导管送到"0"点。

五、静脉血栓

（一）原因

1. 导管因素　留置导管尖端对静脉壁的刺激，导管直径过粗，头端置入位置过浅，留置时间过长。

2. 疾病和用药因素　肿瘤患者血液呈高凝状态，化疗药物引起血管壁硬化和血管内皮损伤。

3. 其他　老年病人血细胞老化，变形能力差，聚集性强，易促进血液凝固和血栓的形成。

（二）预防

1. 在操作前应做好患者的心理工作，解除患者的心理负担，使患者放松心情，防止由于患者过度紧张而使血管痉挛，造成穿刺后送管困难，为防止状况的发生，必要时可给予局麻下操作，减轻穿刺时给患者带来的痛苦和恐惧，增加置管的成功率。

2. 护士应具有高度的责任心，严格执行无菌操作并遵守操作规程，操作时应使用无粉手套，如是滑石粉的手套，一定要冲净滑石粉，操作中动作要轻柔，手套尽量不要直接接触管壁。

3. 在穿刺及送导管时，要使患者上肢尽量外展和身体呈90°，导管头到达患者肩部时，嘱患者将头转向穿刺侧90°，并将下颌贴近肩部，以避免误入颈静脉。而其要求护士操作时动作要轻柔，穿刺时尽量一次成功，避免反复穿刺给血管内膜造成损伤，防止血栓形成。

4. PICC置管后应指导患者

（1）注意冬季保暖，插管侧肢体不要过度活动以致导管随肢体运动增加对血管内壁的机械刺激，但可以加强插管侧手部活动，促进穿刺上肢的血液回流，可减少血栓形成的概率。

（2）加强对插管患者的巡视，提醒患者避免压迫插管侧肢体。

（3）嘱患者在置管侧肢体出现酸胀、疼痛等不适感觉时要及时报告，以便及时处理。

（三）处理方法

如果疑似血栓形成，应立即进行血管造影或多普勒超声检查，确诊后，与血管外科联系，可先不急于拔管，在血管外科，可利用PICC管将溶栓药物直接作用于栓子处，边溶栓边拔管，溶栓期间要做好患者的护理工作。

1. 心理护理　护士应主动与患者交流，减轻其紧张恐惧心理，并讲解深静脉血栓发生的过程及溶栓治疗的必要性、安全性以及注意事项，使患者对治疗心中有数，保持良好的心境，积极配合治疗和护理。

2. 患肢的护理　急性期患者绝对卧床休息7～14天，抬高患肢20°～30°，以促进血液回流，每天测量患肢、健肢同一水平臂围，观察对比患肢消肿的情况，并观察患肢皮肤颜色、温度、感觉及桡动脉搏动，做好记录及时判断效果。

3. 患肢制动，避免按摩。

4. 避免在患肢输液和静脉注射，预防肺栓塞的形成。

5. 注意出血倾向，监测患者血常规、血小板、出凝血时间、凝血酶原时间。

6. 抗凝、溶栓治疗。

第八章　常见急症急救护理

第一节　多发伤

多发伤是指在同一致伤因素作用下，机体有两个或两个以上解剖部位或脏器同时或相继遭受严重损伤，且其中至少有一处损伤可危及生命或并发创伤性休克。

一、评估要点

（一）病因评估

评估患者是由何种原因造成的伤害（常见的有交通伤、挤压伤、坠落伤、地震伤等），根据外力作用的方向，了解脏器有无损伤及其损伤程度。

（二）症状体征评估

1. 评估生命体征、肢体活动情况、尿量变化、气道是否通畅、是否有通气不良、有无鼻翼扇动、胸廓运动是否对称、呼吸音是否减弱、有无气胸或血胸等。病情复杂、伤势严重，多表现为生理功能急剧紊乱，如脉搏细弱、血压下降、氧合障碍等。

2. 评估循环情况，有无活动性出血，出血量多少，判断是否休克。

3. 根据不同部位、脏器和损伤程度，早期临床表现各异。颅脑伤表现为不同程度的神志改变和瞳孔变化；胸部伤多表现为呼吸功能障碍、循环功能紊乱、低氧血症和低血压等；腹部伤早期表现为腹内出血、腹膜刺激征、腹膜后大血肿或低血压等；脊柱、脊髓损伤可出现肢体运动障碍或感觉障碍等；长骨干骨折可表现肢体变形或活动障碍等。

4. 并发症　创伤性休克、脂肪栓塞综合征、应激性溃疡出血、急性肾衰竭、创伤后应激障碍、下肢静脉血栓等。

二、急救护理

1. 开放气道，松开衣领，头偏向一侧，迅速清除口鼻咽腔分泌物，保护颈椎的同时，防止舌后坠，解除呼吸道梗阻，确保氧气顺利吸入，必要时给予气管插管、气管切开、机械通气。

2. 迅速建立两路以上有效的静脉通道，以确保液体顺利输入，补充有效循环血量，积极进行抗休克治疗；必要时配血，快速输血；留置导尿管，观察尿量。

3. 及早控制出血，有活动性出血者，迅速控制外出血，加压包扎、用止血带止血等；有内出血者，查明内出血原因并予以消除，必要时行急诊手术。

4. 对于胸部开放性创口，应迅速用各种方法将创口暂时封闭；对于张力性气胸，应尽快穿刺，行胸腔闭式引流术，必要时行开胸手术。

5. 有颅脑损伤者，应注意防止脑水肿。可用20%甘露醇、地塞米松或甲泼尼龙等，并局部降温。防止吸入呕吐物。一旦明确颅内血肿，应迅速钻孔减压。

6. 疑有腹腔内出血时，应立即行腹腔穿刺术或B超检查，并尽快输血，防止休克。做好剖腹探查准备。

7. 对伤员的断离肢体，应用无菌包布或干净布包好，外套塑料袋，周围置冰块低温保存，冷藏时防止冰水侵入断离创面或血管腔内。切忌将断离肢体浸泡于任何液体中。断肢随伤员一同送往医院，及早做再植手术。

8. 伤口内异物不要随意取出。创面有外露的骨折断端、肌肉、内脏等，严禁将其回纳至伤口内；有骨折时应临时固定；脑组织脱出时，应先在伤口周围加垫圈保护脑组织，不可加压包扎。

三、健康教育

1. 宣传创伤带来的死亡与残疾的严重后果及其预防的重要意义，引起患者的重视。

2. 严格执行各种工、农业安全生产制度及措施，自觉加强安全防护，防止发生人身伤亡事故。

3. 严格执行交通管理制度，限制车辆高速行驶，减少事故的发生。

4. 指导患者遵医嘱按时用药，配合各种治疗。

5. 加强对患者及其家属的心理指导，增强患者康复的信心。

6. 加强营养，合理膳食，促进伤口愈合及疾病的恢复。

7. 出院后，继续加强预防压疮及肺部并发症的护理措施，勤翻身、叩背，指导患者深呼吸，有效地咳嗽排痰。

8. 指导患者循序渐进地加强肢体的功能锻炼。

第二节　颅脑损伤

颅脑损伤可分为头皮损伤、颅骨损伤、脑损伤，三者可单独或合并存在。头皮损伤包括头皮裂伤、头皮血肿、头皮撕脱伤等。颅骨损伤包括颅盖骨折及颅底骨折。脑损伤可分为脑震荡、脑挫裂伤、脑水肿、颅内血肿等。对预后起决定作用的是脑损伤的程度及其处理效果。

一、评估要点

（一）病因评估

评估受伤史，了解受伤时间、致伤原因、暴力性质、头部着力点等。

（二）症状体征评估

1. 意识变化　是判断病情变化的重要指标，由轻至重可分为嗜睡、意识模糊、昏睡、浅昏迷、深昏迷。通过对话、呼唤、给予痛觉刺激，观察有无咳嗽及吞咽反射，以及睁眼和眼球转动情况来判断意识障碍的程度。判断有无立刻昏迷，有无中间清醒期等。如清醒患者突然躁动，再次出现意识障碍，提示病情恶化，有颅内继发出血可能，应及时处理。

2. 瞳孔的变化　正常瞳孔2~5毫米，等大等圆，对光反应灵敏。若出现瞳孔一过性缩小，另一侧瞳孔进行性散大，对光反射迟钝或消失，同时伴有意识障碍加重，常提示有脑疝。

3. 头痛及呕吐　频繁呕吐、进行性加重的剧烈头痛常为颅内压增高的早期表现，典型的生命体征变化是"二慢二高"（脉搏慢、呼吸慢、血压高、体温高）。此时应警惕颅内血肿和脑疝的发生。

4. 呼吸有鼾声、叹息及抽泣样提示病危；体温升高提示体温调节中枢障碍；偏瘫及反射消失，提示对侧脑组织受压；四肢瘫痪提示广泛脑组织挫裂伤或脑干损伤。伤后立即出现运动障碍，说明是由原发性脑损伤所致；伤后无运动改变，随着病情变化而出现运动障碍，则提示继发损害。头部着力点有巨大血肿者，应考虑有颅骨骨折。伤后即出现脑膜刺激征及脑脊液漏，是蛛网膜下腔出血的表现；颈项强直或有强迫头位而无下肢运动障碍者，则提示颅后窝损伤。

5. 并发症　肺部感染、压疮、便秘、泌尿系统感染、暴露性角膜炎、废用综合征、外伤性癫痫、消化道出血等。

二、急救护理

1. 正确判断伤情，严密观察意识状态、瞳孔及生命体征变化，并及时记录。

2. 保持呼吸道通畅，防止误吸。清除呼吸道分泌物，开放气道，必要时置口咽通气管或气管插管，并预防感染。颅脑损伤患者多有昏迷、咳嗽及吞咽反射减弱或消失、呼吸道分泌物堵塞，或舌根后坠，导致窒息，应及时吸痰、吸氧，必要时行气管切开术；痰液黏稠难以吸出者，要做好超声雾化吸入，以利于痰液排出，定时翻身、拍背，预防坠积性肺炎。

3. 优先处理危及生命的合并伤。有脑组织从伤口膨出者，外露的脑组织周围用无菌纱布卷保护，再用纱布架空包扎，避免脑组织受压。对插入颅腔的致伤物，不可贸然撼动或拔出，以免引起颅内大出血。需急诊手术者，做好术前准备，如备皮、备血、导尿等。开放性颅脑损伤，应争取6小时内清创缝合，原则上不超过72小时。控制出血，加压包扎伤口，遵医嘱应用止血药物，纠正休克。

4. 建立静脉通道，遵医嘱应用抗生素及破伤风抗毒素，合理应用脱水药和利尿药，可选用20%甘露醇快速滴注，准确记录出入水量，消除脑水肿，预防和处理颅内压增高和脑疝；加强营养，留置胃管或静脉输入营养液。

5. 颅脑损伤患者多需保守治疗，卧床休息，头部抬高15°～30°，避免颈部扭曲，以利于颅内静脉回流，减轻脑水肿，降低颅内压。同时预防压疮，给予气垫床应用，勤翻身，至少每2小时一次，保持皮肤清洁干燥，保持床单平整，勤整理、勤更换。

6. 高热者，首选物理降温，并注意保暖。

7. 加强口腔护理。每天用生理盐水或漱口水清洗口腔2次，张口呼吸的患者，用生理盐水纱布覆盖口唇，避免口腔炎及黏膜溃疡的发生。

8. 预防泌尿系统感染。注意无菌操作及会阴部清洁，每日2次清洁消毒。进行早期膀胱训练，缩短留置导尿管的时间，防止尿路感染。

9. 肢体偏瘫者，保持肢体功能位，防止足下垂，给予被动肢体按摩及功能锻炼。

10. 眼睑闭合不全的患者，应注意保护眼睛，遵医嘱涂眼药，以防止角膜溃疡。

11. 预防颅内感染。取半坐卧位，头偏向患侧。保持局部清洁，每日消毒外耳道、鼻腔或口腔，告知患者勿挖鼻、抠耳。脑脊液漏者，禁忌堵塞、冲洗鼻腔和耳道，禁忌经鼻腔、耳道滴药，禁忌做腰椎穿刺，严禁从鼻腔吸痰或放置鼻胃管。

三、健康教育

1. 加强营养，限制烟酒及刺激性食物，促进康复。

2. 对有生活自理障碍的患者，做好看护工作，防止意外的发生。

3. 加强安全知识及交通法规的宣传教育，提高患者的安全意识，预防颅脑损伤。

4. 遵医嘱服用抗生素、止血药、止痛药。外伤性癫痫患者，遵医嘱按时服药，症状完全控制后，再坚持服药1～2年，逐步减量后才能停药，不可突然中途停药。不能单独外出、登高、游泳等，防止发生意外。

5. 对脑外伤后遗症患者，做好心理指导。对重度残疾者，做好康复锻炼，如语言、记忆力等方面的训练，提高患者的自理能力及社会适应能力，帮其树立生存的信心。

6. 对颅内压增高的患者，应避免剧烈咳嗽、便秘、提拉重物等，防止颅内压骤然增高而引起脑疝。

7. 颅骨骨折达到骨性愈合需要一定时间，线性骨折一般成人需2～5年，小儿需1

年。

8. 控制不良情绪，保持心态平稳，避免情绪激动。

9. 颅骨缺损者应避免局部碰撞，以免损伤脑组织，嘱患者在伤后半年左右做颅骨成形术。

第三节　胸部创伤

胸外伤多由暴力挤压、冲撞、跌倒、坠落、钝器击打所致。主要包括肋骨骨折、损伤性血胸、损伤性气胸等。

一、评估要点

（一）病因评估

受伤的方式和受力点，可提示胸部损伤的类型、部位及程度。一般根据是否穿破壁层胸膜，造成胸腔与外界沟通而分为闭合性损伤和开放性损伤。闭合性损伤多因车祸、高处坠落、暴力挤压或钝器打击胸部所致，高压水浪、气浪冲击肺部则可致肺爆震伤。开放性损伤多因利器、火器、弹片等穿破胸壁造成。

（二）症状体征评估

1. 评估生命体征　重点观察呼吸情况，如呼吸频率、节律，有无反常呼吸及缺氧现象。评估有无胸痛、呼吸困难、咳嗽、咯血、皮下气肿、开放性气胸、张力性气胸、血气胸等。严重的胸部损伤，可伴有休克、急性创伤性呼吸功能衰竭。评估循环情况及有无心包压塞症状。

2. 并发症　肺部、胸腔感染和呼吸窘迫综合征。

二、急救护理

1. 保持气道通畅，及时清除气道分泌物。如为严重的胸外伤、肺挫伤患者，可根据病情给予气管切开。遵医嘱给予吸氧，必要时应用人工呼吸机辅助呼吸。

2. 建立静脉通路并保持输液通畅。控制出血，迅速补充血容量，纠正休克。积极抗感染治疗，有外伤患者及时注射破伤风抗毒素。

3. 镇静止痛。患者疼痛严重时，可遵医嘱给予口服或肌内注射镇痛药物、行肋间神经阻滞、应用镇痛泵。如有肋骨骨折，应给予胸部多头带包扎固定，方法为由下向上，呈叠瓦式固定，以减少胸壁浮动，抑制反常呼吸，并可减轻疼痛。

4. 纠正营养不良，给予高蛋白、高维生素、高热量饮食，诊断不明确或病情危重者暂禁食。嘱患者保持口腔卫生，戒烟戒酒。

5. 变开放性气胸为闭合性气胸，即用无菌敷料加压包扎开放损伤，阻止外界空气通过伤口进入胸腔而压迫心、肺和大血管，而危及生命。有血胸、气胸，应及时行胸膜腔穿刺、胸腔闭式引流、剖胸手术或胸腔镜手术探查，开放性胸壁损伤者要紧急手术治疗。

6. 术后密切监测生命体征，观察患者的神志、面色等情况。监测血压：血压增高可能是疼痛、缺氧、输血或输液过快导致；血压下降可能由血容量不足、心功能不全、心律失常等所致。注意监测心率，若持续增快，应查明原因，对症处理。术后应观察创口有无出血、漏气、皮下气肿及胸痛情况。

7. 体位　置患者于半卧位，合并休克者取平卧位；全身麻醉（简称全麻）清醒6小时取后半卧位，注意抬高床头30°左右，减轻局部充血和水肿，同时使膈肌下降，增加肺活量，以利于气体交换和引流。

8. 呼吸治疗　术后继续给予患者鼻导管吸氧至生命体征平稳。协助患者拍背咳痰，指导患者做深呼吸训练，可按压患者胸骨上窝处气管，以刺激咳嗽排痰，必要时给予吸痰。遵医嘱给予雾化吸入，每天2次。训练患者吹气球、使用呼吸训练仪。

9. 胸腔闭式引流的护理

（1）利用重力引流，排出胸腔内的气体和液体，重建胸腔负压使肺复张，平衡压力预防纵隔移位。观察引流液的性质、颜色和量。引流瓶低于胸壁引流口平面60～100厘米，禁止高于胸部，水柱上下波动的范围为4～6厘米，胸管长度应适中，维持引流系统密封，长管插至液面下3～4厘米，接头固定。胸管过短，在患者咳嗽或深呼吸时，胸腔积液可能回流导致感染；过长则可能扭曲，增大气道无效腔，不易引流，从而影响肺复张。注意：患者翻身活动时应防止胸管受压、打折、扭曲、脱出。保持胸管通畅，每15～30分钟挤压1次。每日更换无菌生理盐水500毫升。

（2）如每小时引流血量超过200毫升，并持续2～3小时以上，提示胸腔内有活动性出血，应及时报告医生，积极处理。

（3）拔管指标：一般置管48～72小时后，肺完全复张，胸部X线显示肺膨胀良好，无漏气，听诊呼吸音清晰，24小时引流液量少于50毫升、脓液少于10毫升，无气体溢出且引流液颜色变浅，患者无呼吸困难或气促。拔管后用凡士林纱布封闭胸壁伤口，并包扎固定，以防气胸。同时注意观察患者有无胸闷、呼吸困难、皮下气肿、渗液等。拔管后，尽早下床活动。

三、健康教育

1. 加强对劳动保护、安全生产、遵守交通规则知识的宣传，避免意外损伤的发生。

2. 文明守法，不打架斗殴。

3. 指导患者做腹式呼吸及有效咳嗽。咳痰时保护伤口、减轻疼痛：伸开双手，五指合拢，越过中线，双手分别置于患者胸部前后，压紧伤口，待患者咳嗽时稍加用力。

4. 指导患者早期循序渐进地活动，可在床上活动四肢、抬臀、锻炼患侧肢体。恢复期仍可伴有疼痛，但不影响患侧肩关节功能锻炼，但气胸痊愈期1个月内不宜参加剧烈运动，如打球、跑步、抬举重物等。

5. 多吃蔬菜、水果，增加粗纤维摄入，以保持排便通畅，必要时应用缓泻剂，以防止用力排便而影响通气。忌食辛辣、生冷、油腻食物，以防助湿生痰，多饮水。

6. 定期复诊，肋骨骨折患者在3个月后应复查胸部X线，以了解骨折愈合的情况。出现高热、呼吸困难，应随时就诊。

第四节　腹部创伤

腹部外伤是较为常见的一种外科急症，临床上常根据腹部皮肤的完整性是否被破坏，分为闭合性和开放性两大类。闭合性创伤误诊、漏诊率高。病情严重程度取决于所涉及的腹腔脏器是否有多发性损伤。

一、评估要点

（一）病因评估

刀、剑等锐器刺伤，枪、弹等火器伤，多导致腹部开放性损伤；高处坠落、撞击、压砸、钝性暴力打击等多造成腹部闭合性损伤；剧烈爆炸引起的气浪或水浪的冲击、跌打、吞食异物（金属类）、接触化学性物质如腐蚀性的强酸、强碱或毒物等，也会造成腹部外伤。评估外伤史，根据致伤因素进行分类。

（二）症状体征评估

1. 单纯腹壁损伤的症状和体征　一般较轻，常见为局限性腹壁肿痛和压痛，有时可见皮下瘀斑。

2. 腹痛情况　腹痛呈进行性加重或范围扩大，甚至遍及全腹时，考虑内脏损伤，早期压痛明显处即是受伤脏器所在部位。损伤实质脏器如肝、脾、肾或大血管时，腹痛呈持续性，常导致内脏出血，以致发生失血性休克；损伤空腔脏器如胃、肠、胆囊、膀胱时，其内容物如胃液、肠液、胆汁、尿液等流入腹腔，造成剧烈腹痛，常伴有腹部压痛、反跳痛和肌紧张等腹膜刺激征。但如果患者出现意识障碍、合并多发伤或使用镇痛药物后，腹部症状可不明显。

3. 注意胃肠道变化　有无反射性恶心、呕吐、腹胀、呕血、便血等。

4. 内出血　肝、脾、胰、肾等实质性脏器或大血管损伤时，以腹腔后或腹膜后出血症状为主，表现为面色苍白、脉率加快，甚至发生出血性休克，表现为神情淡漠、面色苍白、脉搏细速、血压下降等。腹腔内脏器损伤，内容物流入其内，可引起腹腔感染，甚至出现感染性休克。

二、急救护理

1. 对开放性腹部损伤，应妥善处理伤口，如伴有腹腔内脏器或组织自腹壁伤口突出时，可用无菌容器覆盖保护，切勿强行回纳。对闭合性损伤，应在较短的时间内争取手术探查，以处理破裂的内脏出血、修补损伤的脏器、引流腹腔控制感染。拟行手术者，应及时完成腹部急症手术的术前准备，如备血、备皮、做药物过敏试验、导尿等。

2. 指导患者配合治疗，卧床休息，必要时吸氧，避免不必要地搬动患者，待患者病情稳定后，改为半坐卧位。遵医嘱应用镇痛药物，诊断未明确前禁用吗啡、哌替啶等镇痛药物。留置导尿管并记录24小时出入量。禁忌灌肠。

3. 监测生命体征，动态监测红细胞计数、血红蛋白含量和血细胞比容，密切观察有无急性腹膜炎、休克等并发症。

4. 术后引流管护理。给予妥善固定，保持通畅，观察引流液的性状和量，观察有无出血、肠瘘、胆瘘等情况。如引流量较多或有消化道瘘形成，应考虑延长引流时间，按时换药，适时拔管。

5. 禁饮食、胃肠减压。一般术后需禁食及胃肠减压2~3天，通过静脉输液，维持水、电解质平衡和营养补给，对伤情较重、手术较大者，遵医嘱输入全血、血浆、复方氨基酸、白蛋白或脂肪乳等。待肠蠕动恢复、肛门排气后，拔除胃管。胃肠道功能恢复后，及时提供易消化、营养丰富的流质饮食，并逐渐过渡到高蛋白、高热量、高维生素、易消化的普通饮食，以保证能量供给，利于伤口愈合及机体康复。

6. 遵医嘱应用抗生素，直至腹膜炎症状消失，体温恢复正常后考虑停药。

7. 全麻6小时内，去枕平卧；术后6小时，取半卧位，以利于腹腔引流，减轻腹痛，改善呼吸循环功能。鼓励患者早期下床活动，以减轻腹胀，促进肠蠕动，防止肠粘连。

8. 观察全身状况，保护肝肾功能及机体防御功能，防止并发症。

三、健康教育

1. 加强对劳动保护、安全生产、交通规则知识的宣传，避免意外损伤的发生。

2. 了解和掌握各种急救知识，在发生意外事故时，能进行简单的急救或自救。

3. 发生腹部外伤后，一定要及时去医院进行全面检查，不能因为腹部无伤口、无出血而掉以轻心，延误诊治。

4. 出院后要适当休息，加强锻炼，增加营养，促进康复。

5. 若有腹痛、腹胀、肛门停止排气排便等不适，应及时到医院就诊。

第五节　急腹症

急腹症（又称急性腹痛）是以突然剧烈腹痛为首要症状的疾病的总称，具有发病急、进展快、病情重、需要早期诊断和紧急处理的临床特点。

一、评估要点

（一）病因评估

腹腔及其邻近器官的病变，全身的代谢紊乱，以及毒素、神经因素等都可导致急腹症，应以腹痛为重点，评估病史。

（二）症状体征评估

1. 腹痛的特征　包括腹痛的病因、诱因、开始部位、性质、转变过程、程度等。急性阑尾炎患者右下腹痛转为全腹痛往往是合并穿孔的征兆；阵发性绞痛是肠梗阻的表现，当转为剧痛、持续性疼痛时提示肠绞窄、肠坏死的可能。

2. 伴随的症状　体温升高、呕吐频繁、腹胀加重、大便转为血性便及尿量锐减等常常是病情恶化的表现之一，应提高警惕，善于识别。

3. 并发症　肺部感染、左心衰竭、右心衰竭、全心衰竭、血栓、脑出血、肠粘连、肠梗阻、手术切口感染等。

4. 辅助检查　白细胞计数提示有无炎症和中毒；红细胞、血红蛋白可用于判断有无腹腔内出血；尿中大量红细胞提示泌尿系统损伤或结石；尿胆红素阳性提示梗阻性黄疸；疑有急性胰腺炎时，血、尿或腹腔穿刺液淀粉酶明显增高；腹腔脓性穿刺液涂片镜检，革兰氏阴性杆菌常提示继发性腹膜炎，溶血性链球菌提示原发性腹膜炎，革兰氏阴性双球菌提示淋菌感染；人绒毛膜促性腺激素（human chorionic gonadotropin，HCG）测定对诊断异位妊娠有帮助。

二、急救护理

1. 严密观察病情变化，监测生命体征。

2. 腹痛的处理　诊断不明者慎用吗啡类镇痛药，以免掩盖病情；明确原因后遵医嘱应用镇痛药物。

3. 非手术治疗　禁食、胃肠减压；维持水、电解质及酸碱平衡，纠正营养失调；适当给予镇静药；密切观察患者的症状、腹部体征、实验室检查的结果。

4. 手术治疗　尽可能对原发病灶做根治性处理，清除腹腔积液、积脓，并合理放置引流管。

5. 饮食与体位　病情较轻者给予流质饮食或半流质饮食，并控制进食量。胃肠减压的患者，胃管拔出、肛门排气后开始进食。一般采取半坐卧位，使腹腔渗液积聚在盆腔，便于吸收或引流，且有利于呼吸、循环功能。合并休克者宜采取中凹卧位或平卧位。

6. 做好静脉输液通路及各种引流管的护理，注意引流管是否通畅，观察引流物性质和量的变化。

7. 四禁　禁服泻药、禁止热敷、禁止活动、禁止灌肠，以免增加消化道负担或造成炎症扩散。

8. 对症护理　缺氧者给予氧疗；呼吸困难者早期机械通气辅助呼吸；合并黄疸者，给予维生素K和保肝药物；急性出血坏死性胰腺炎，应及时补钙。

9. 抗感染　遵医嘱应用抗生素，严格执行给药制度，观察疗效及不良反应。

10. 抗休克　及时补充水、电解质、维生素、蛋白质，准确记录24小时出入水量。

三、健康教育

1. 养成良好的卫生和饮食习惯，戒烟戒酒。

2. 均衡膳食，少食多餐，禁食刺激性及变质食物。

3. 积极控制诱因，有溃疡病者，应遵医嘱服药；肠胃功能差者，避免服用阿司匹林、吲哚美辛、皮质类固醇等；胆道疾病和慢性胰腺炎患者，需适当控制油腻饮食；反复发生粘连性肠梗阻者，应当避免暴饮暴食及饱食后剧烈活动；月经不正常者，应及早就医。

4. 手术患者应该早期下床活动，防止发生肠粘连。

5. 劳逸结合，保持良好心态，定期门诊随访，如有不适，及时就诊。

第六节　水、电解质紊乱

人体内水的容量和分布以及溶解于水的电解质的浓度都是由人体的调节功能加以控制，使细胞内、外液的容量，电解质浓度，渗透压等都能够维持在一定范围内，即水、电解质平衡。当这种平衡由于疾病、创伤、感染等侵袭因素或不正确的治疗措施而遭到破坏时，机体无力进行调节，或这种破坏超过了机体可能代偿的程度，便会发生水、电解质紊乱。

一、评估要点

（一）病因评估

了解水、电解质紊乱的程度，寻找并消除原发病因，防止或减少水和电解质的继续丧失，消除导致体液紊乱的根本原因。

1. 高渗性缺水　水、钠同时缺失，但失水多于失钠，血清钠高于150mmol／L。主要病因是摄入水分不足或失水过多，见于高热大量出汗、大面积烧伤暴露疗法、大面积开放性损伤、创面蒸发等。

2. 低渗性缺水　水、钠同时缺失，失钠多于失水，血清钠低于135mmol／L。主要病因是消化道液体大量或长期丢失，只补水不补钠，或使用利尿药等。

3. 等渗性缺水　水、钠等比例丢失，血清钠在135～150mmol／L。主要病因是消化液迅速大量地丢失，见于急性肠梗阻、急性腹膜炎、大面积烧伤早期大量体液渗出时，是外科等渗性脱水最常见的原因。

4. 水中毒　抗利尿激素（antidiuretic hormone，ADH）分泌过多或肾脏排水功能低下的患者输入过多的水分时，则可引起水在体内潴留，并伴有包括低钠血症在内的一系列症状和体征，即所谓水中毒。主要病因是ADH分泌过多、肾排水功能不足、摄入水分太多。

5. 低钾血症　血清钾浓度低于3.5mmol／L。主要病因是摄入不足、排泄增加，见于长期禁食、频繁呕吐、胃肠道瘘患者等。

6. 高钾血症　血清钾浓度大于5.5mmol／L。主要病因是钾潴留，见于钾摄入过多，肾小管分泌钾的功能缺陷，细胞内钾释出过多，如酸中毒等。

7. 低镁血症　血清镁浓度低于0.75mmol／L。主要病因是摄入不足、吸收障碍等。镁缺乏者常同时伴有其他微量元素的缺乏。

8. 高镁血症　血清镁浓度高于1.25mmol／L。主要病因是摄入过多，肾功能不全，肾排镁减少。

9. 低钙血症　廓清蛋白浓度正常时，血钙低于2.25mmol／L。可发生于急性重症胰腺炎、坏死性筋膜炎、消化道瘘和甲状旁腺功能受损的患者。

10. 高钙血症　血清钙浓度高于2.75 mmol／L。主要见于甲状旁腺功能亢进，其次为骨转移性癌。

（二）症状体征评估

密切观察生命体征的变化，了解体内水、电解质平衡是否紊乱。

1. 高渗性缺水

（1）轻度脱水：主诉口渴，其他缺水症状、体征均不明显。

（2）中度脱水：口渴更明显，尿少，尿比重高，皮肤弹性差，口唇干燥，眼眶凹陷等，同时伴发运动功能下降，如四肢无力等。

（3）重度缺水：有意识障碍，表现为躁狂、幻觉、谵妄、昏迷等，还可表现为血压下降，甚至休克。

2. 低渗性缺水

（1）轻度缺钠：血清钠130mmol／L左右，患者自觉疲乏、手足麻木、厌食，尿量正常或增多，尿比重降低。口渴不明显。

（2）中度缺钠：血清钠120mmol／L左右，表现为恶心、呕吐、直立性晕厥、心率加快、脉搏细弱，血压开始下降，浅静脉瘪陷。尿量减少，尿中几乎不含 Na^+、Cl^-。

（3）重度缺钠：血清钠110mmol／L左右，常伴有休克，主要表现为严重周围循环衰竭、低血容量性休克、意识障碍、神经肌肉应激性改变。

3. 等渗性缺水　轻中度患者常有口渴、尿少、尿比重高、皮肤弹性差、疲乏、厌食、恶心、呕吐、心率快、脉搏细弱而快、血压上下波动继之下降。重度患者表现为不同类型的意识障碍。

4. 水中毒　主要表现为急性水中毒，常见精神神经症状有凝视、失语、精神错乱、定向失常、嗜睡、烦躁等，并可伴有视神经盘水肿，严重者可发生脑疝而致呼吸、心搏骤停。

5. 低钾血症　最早期表现为肌无力，精神萎靡，反应迟钝，定向力减退，严重者可呈嗜睡、木僵状，肌肉呈迟缓性麻痹。也可表现为传导阻滞或心律失常，严重者可出现心室颤动或心脏停搏于收缩期。易发生高血糖、负氮平衡，还可引起代谢性碱中毒。

6. 高钾血症　主要表现为对心脏和神经系统的毒副作用。患者由兴奋转为抑制状态，表现为神志淡漠、感觉异常、四肢软瘫、腹泻、低血压、皮肤苍白、心动过缓、心律不齐等。

7. 低镁血症　对神经肌肉的影响表现为小束肌纤维收缩、震颤；中枢神经系统出现反应亢进，对声、光反应过强；平滑肌兴奋可致呕吐、腹泻；在心脏导致心律失常；还可引起低钙血症和低钾血症。

8. 高镁血症　表现为嗳气、呕吐、便秘、尿潴留、嗜睡、昏迷、房室传导阻滞、心动过缓、肌肉无力甚至弛缓性麻痹。

9. 低钙血症　表现为手足抽搐、肌肉抽动等。

10. 高钙血症　表现为便秘和多尿。

二、急救护理

（一）去除病因

采取有效的预防措施或遵医嘱积极处理原发病，以减少体液继续丢失。

（二）病情观察

1. 一级护理，绝对卧床休息；测量体温、脉搏、呼吸和血压等生命体征。

2. 准确记录24小时出入水量；注意观察尿量，每小时尿量少于30毫升时，需及时通知医生。

3. 烦躁不安者，可适当给予约束或加床挡，防止坠床。

4. 轻度脱水患者，可口服生理盐水，重者遵医嘱给予生理盐水或碳酸氢钠静脉补液。补液原则：先盐后糖，先晶后胶，先快后慢，见尿补钾。遵循定时、定量、定性原则。低渗、等渗脱水时避免大量喝开水，以免加重休克。及时采血化验，防止血钠过高。

5. 轻度缺钾患者，多吃含钾丰富的食物（如橘子原汁、鱼、蘑菇、香蕉等）或口服10%氯化钾溶液，重者遵医嘱静脉补钾。补钾时不宜过浓（500毫升液体中不超过15克10%氯化钾溶液）、不宜过快（每小时不超过1克）、不宜过量（24小时不超过6克）、不宜过早（每小时尿量在30毫升以上或每日尿量700毫升以上方可补钾）。静脉补钾时注意观察病情，发现有高钾血症时立即停止补钾，遵医嘱给予钙剂、碳酸氢钠、胰岛素等应用。

6. 患者四肢抽搐、血钙低于正常时，遵医嘱静脉注射或滴注钙剂，速度宜慢，避免外渗。

7. 遵医嘱严格掌握输液速度，以免输液过多过快而发生肺水肿，或滴速过慢而达不到目的。

（三）对症护理

1. 等渗性脱水　寻找并消除原发病因，防止或减少水和钠的继续丧失，并积极补充。

2. 低渗性脱水　积极治疗原发病，静脉滴注高渗盐水或含盐溶液。

3. 高渗性脱水　尽早去除病因，防止体液继续丢失。鼓励患者多饮水，通过静脉补充非电解质溶液。

4. 水中毒　轻者只需限制水摄入，严重者除严禁水摄入外，还需静脉滴注高渗盐水，以缓解细胞肿胀和低渗状态。

5. 低钾血症　寻找和去除引起低钾血症的原因，减少或中止钾的继续丧失，根据缺钾的程度制订补钾计划。

6. 高钾血症　除积极治疗原发疾病和改善肾功能外，还要立即停用含钾药物，避免进食含钾量高的食物；对抗心律失常；降低血清钾浓度。

7. 低镁血症　症状轻者可口服镁剂，严重者可自静脉输注硫酸镁溶液。

8. 高镁血症　立即停用含镁制剂，静脉缓慢注射10%葡萄糖酸钙或10%氯化钙溶液，同时积极纠正酸中毒和缺水，必要时采用透析疗法。

9. 低钙血症　以处理原发疾病和补钙为原则。

10. 高钙血症　以处理原发病及促进肾排泄为原则。

三、健康教育

1. 高温环境作业者和进行高强度体育活动者出汗较多时，应及时补充水分且宜饮用含盐饮料。

2. 有进食困难、呕吐、腹泻和出血等易导致水、电解质紊乱症状者，应及早就诊治疗。

3. 长时间禁食者、长期控制饮食摄入者或近期有呕吐、腹泻、胃肠道引流者，应注意及时补钾，以防发生低钾血症。

4. 肾功能减退者和长期使用留钾利尿药者，应限制含钾食物和药物的摄入，并定期复诊，检测血钾浓度，以防发生高钾血症。

5. 合理补充微量元素，增加户外活动，补充日光浴，合理膳食。

第七节　酸碱平衡失调

适宜的体液酸碱度是维持人体组织、细胞正常功能的重要保证。人体在代谢过程中不断产生酸性和碱性物质，使体液中H^+溶液发生改变，机体通过体液中的缓冲系统、肺和肾进行调节，以维持pH值在7.35～7.45。当体内产生的酸碱物质超过机体的代偿能力，或调节功能发生障碍时，平衡状态即被打破，导致酸碱平衡失调。常见的酸碱平衡失调有代谢性酸中毒、代谢性碱中毒、呼吸性酸中毒和呼吸性碱中毒。以上四种类型可单独存在，也可两种以上并存，后者称为混合型酸碱平衡失调。

一、评估要点

（一）病因评估

了解酸碱失调的根本原因，积极处理原发病和消除诱因。

1. 代谢性酸中毒　常见病因有体内有机酸形成过多；肾功能不全，使酸性物质潴留；丧失HCO_3^-，见于腹泻、肠瘘、胆瘘等。代谢性酸中毒是最为常见的酸碱平衡失调。

2. 代谢性碱中毒　常见病因有酸性胃液丧失过多（如严重呕吐、长期胃肠减压等）、碱性物质摄入过多（如长期服用碱性药物）、缺钾、某些利尿药的作用。

3. 呼吸性酸中毒　常见病因有肺部疾病如哮喘、肺气肿、肺不张，或因呼吸中枢受抑制、呼吸肌麻痹等引起的呼吸功能不全，不能充分排出体内存在的二氧化碳（CO_2），致使血液中H_2CO_3原发性增多，血液酸度增高。

4. 呼吸性碱中毒　常见病因是因肺泡通气过度，体内生成的CO_2排出过多，以致血的PCO_2降低，引起低碳酸血症，见于癔症、精神过度紧张、发热、使用呼吸机不当等。

（二）症状体征评估

重点评估代谢性酸中毒、代谢性碱中毒、呼吸性酸中毒、呼吸性碱中毒的临床表现。

1. 代谢性酸中毒　轻者常被原发病的症状所掩盖，重者有疲乏、眩晕、嗜睡，可伴有感觉迟钝或烦躁。最突出的表现是呼吸深而快，呼气中有时带有酮味（烂苹果味）。患者面部潮红，心率加快，血压偏低，可出现神志不清或昏迷。患者有对称性肌张力减退，常伴有严重缺水的一些症状。代谢性酸中毒患者易发生心律不齐、急性肾功能不全和休克等。

2. 代谢性碱中毒　轻者无明显症状；较重者抑制呼吸中枢，患者呼吸浅而慢，出现头昏、烦躁、激动、定向力丧失，甚至嗜睡、谵妄或昏迷。由于碱中毒时，血清钙减少，可出现手足抽搐等症状，可伴有低钾血症和缺水的临床表现。

3. 呼吸性酸中毒　患者出现胸闷、呼吸困难、躁动不安等，因缺氧而出现头痛、发绀等；严重时可有血压下降、谵妄、昏迷等。

4. 呼吸性碱中毒　较重者可有神经肌肉兴奋性增高表现，如肌肉震颤、手足麻木、抽搐等。有时可有头昏、晕厥、表情淡漠或意识障碍，呼吸初期加快，随后浅慢或不规则。

二、急救护理

（一）纠正病因

积极纠正及治疗引起酸碱平衡失调的病因，绝对卧床休息。

（二）病情观察

1. 严密观察生命体征，观察有无呼吸浅快、脉搏细速、心率增快、脉压减小<20mmHg、收缩压<90mmHg或较前下降20~30mmHg、随氧饱和度下降等表现。

2. 严密观察患者的意识状态（意识状态反映大脑组织血液灌注情况），瞳孔大小和对光反射，是否有兴奋、烦躁不安或神志淡漠、反应迟钝、昏迷等表现。

3. 密切观察患者皮肤的颜色、色泽，有无出汗、苍白、皮肤湿冷、花斑、发绀等表现，了解有无休克等并发症的出现。

4. 观察中心静脉压（central venous pressure，CVP）的变化。

5. 严密观察每小时尿量，是否<30毫升，同时注意尿比重的变化。

6. 注意观察电解质、血常规、血气分析、凝血功能及肝肾功能等检查结果的变化，以了解患者其他重要脏器的功能，了解有无并发症，如低钾血症、高钾血症等。

7. 密切观察用药治疗后的效果及不良反应。

（三）对症护理

1. 代谢性酸中毒　纠正高热、腹泻、缺水、休克，积极改善肾功能，保证足够的热量供应，避免因脂肪分解而产生酮体增多。轻度者血浆 HCO_3^- 在16~18mmol／L时，只要消除病因，代谢性酸中毒就可以自行纠正；中、重度者须补充碱中和体内积聚酸，在用药后2~4小时复查动脉血气及血浆电解质浓度，根据测定结果边观察边调整，逐步纠正酸中毒。

2. 代谢性碱中毒　积极治疗原发病，恢复血容量，纠正Ca^{2+}、K^+不足，严重时补充酸性溶液，注意滴速，以免造成溶血等不良反应。

3. 呼吸性酸中毒　解除气道梗阻，恢复或改善通气功能，鼓励患者深呼吸，合理吸氧，促进排痰，采用体位引流、雾化吸入等辅助措施，必要时行气管插管或气管切开术。合理使用抗生素控制感染。

4. 呼吸性碱中毒　处理痉挛抽搐，密切观察，注意防护，防止受伤。遵医嘱使用钙剂，手足抽搐时用10%葡萄糖酸钙溶液10毫升等量稀释后，缓慢静脉注射。

三、健康教育

1. 告知患者应积极预防和治疗导致酸碱代谢失衡的原发疾病及诱因。

2. 注意饮食卫生，防止出现呕吐、腹泻、感染、饥饿等导致代谢性酸碱平衡失调的诱发因素。

3. 告知患者若在原有疾病的基础上出现呼吸改变、精神状态改变等，应及时到医院就诊。

第八节　休克

休克是指机体受到强烈致病因素侵袭后，有效循环血容量锐减、组织血液灌注不足所引起的以微循环障碍、代谢障碍和细胞受损为特征的病理性症候群，是严重的全身性应激反应。此时，机体处于细胞缺氧和全身重要器官功能障碍的状态。

一、评估要点

（一）病因评估

了解休克的原因，根据不同的病因采取相应的治疗措施，评估有无因此而导致的微循环障碍、代谢改变及内脏器官继发性损害等。

1. 低血容量性休克　常因大量出血或体液积聚在组织间隙导致有效循环血量的减少所致。如大血管破裂或脏器（肝、脾）破裂出血，或各种损伤（骨折、挤压综合征）及大手术引起血液及血浆同时丢失。前者为失血性休克，后者为创伤性休克。见于严重创伤、大出血、严重呕吐、严重腹泻、严重烧伤等。

2. 心源性休克　主要是由心功能不全引起的，见于急性心肌梗死、严重心肌炎、心包压塞等。

3. 梗阻性休克　见于心脏压塞、张力性气胸、肺栓塞等。

4. 感染性休克　多由严重感染、体内毒性物质吸收等所致。

5. 过敏性休克　系对药物或免疫血清等过敏而引起。

6. 神经源性休克　见于外伤骨折、剧烈疼痛和脊髓麻醉过深等。

（二）症状体征评估

休克早期体征是体内各种代偿功能发挥作用的结果，晚期体征则是器官功能逐渐衰竭的结果。

1. 临床休克分期

（1）第一期（代偿性休克期）：患者神志清醒，但可有烦躁不安、恶心、呕吐，脉搏细速，收缩压正常或偏低，舒张压轻度升高，脉压减小。因外周血管收缩，面部皮肤苍白，口唇和甲床发绀，毛细血管充盈时间延长，肢体湿冷，出冷汗，尿量减少。此时体内各种代偿与防御机制正在积极发挥作用，如及时发现并给予有效治疗，则可使病情好转，否则将进一步恶化，进入失代偿期。

（2）第二期（失代偿性休克期）：代偿机制已不能补偿血流动力学紊乱，患者出现重要器官灌注不足的临床表现，如乏力、表情淡漠、反应迟钝、脉搏细速、呼吸表浅、皮肤湿冷、肢端青紫、收缩压下降至60～80mmHg，脉压减小，表浅静脉萎陷，每小时尿量少于20毫升，严重时可陷入昏迷状态，呼吸急促，收缩压低于60mmHg，无尿。此时若不积极救治，将发展为不可逆性休克。

（3）第三期（不可逆性休克期）：过度和持续性的组织灌注减少将导致弥散性血管内凝血（disseminated inravascular coagulation，DIC）的发生和多器官损害，引起出血倾向和心、脑、肾、肺等重要器官功能障碍的临床表现，甚至进一步发展为多器官功能衰竭而死亡。

2. 不同类型休克的特征性症状

（1）低血容量性休克：外周静脉塌陷，脉压减小，血流动力学改变，中心静脉压和肺毛细血管楔压降低，心排血量减少，外周血管阻力增加。

（2）心源性休克：有血流动力学改变，心排血量减少，中心静脉压和肺毛细血管楔压升高，外周血管阻力增加。

（3）梗阻性休克：肺栓塞时出现剧烈胸痛、呼吸困难、颈静脉怒张、肝脾大及压痛等；心包压塞患者可出现奇脉，听诊心音遥远。

（4）感染性休克：有发热、寒战；早期四肢皮肤温暖，血压正常或偏高，心动过速；晚期四肢皮肤湿冷，血压下降。

（5）过敏性休克：接触某种过敏原后迅速发生呼吸困难、皮肤红肿或发绀、心动过速和低血压等。

（6）神经源性休克：由于剧烈的神经刺激引起血管活性物质释放，血管调节功能异常，外周血管扩张，从而导致有效循环血量减少，组织器官灌注不良及功能受损。

二、急救护理

（一）病情观察

1. 严密观察生命体征的变化，观察有无呼吸浅快、脉搏细速、心率增快、脉压减小< 20mmHg、收缩压<90mmHg或较前下降20～30mmHg、氧饱和度下降等表现。

2. 严密观察患者的意识状态，瞳孔大小和对光反射，是否有兴奋、烦躁不安或神志淡漠、反应迟钝、昏迷等表现。

3. 密切观察患者皮肤颜色、色泽，有无出汗、苍白、皮肤湿冷、花斑、发绀等表现。

4. 观察中心静脉压（central venous pressure，CVP）的变化。

5. 严密观察每小时尿量，是否<30mL，同时注意尿比重的变化。

6. 注意观察电解质、血常规、血气分析、凝血功能及肝肾功能等检查结果的变化，以了解患者其他重要脏器的功能。

7. 密切观察用药治疗后的效果及不良反应。

（二）对症护理

1. 体位　去枕平卧，取床头抬高10°～20°、床尾抬高20°～30°的中凹体位，保持患者安静，在患者血压不稳定的情况下不能随意搬动患者。心力衰竭或存在肺水肿者可采用半卧或端坐位。

2. 供氧　保持气道通畅，高流量（6～8L／min）供氧，及时清除口、鼻、气道分泌物，以避免误吸。对于昏迷并呼吸衰竭患者，配合医生行气管插管或气管切开术，做好人工气道的护理。

3. 建立静脉通路　补液是抗休克的基本治疗手段，应尽快建立静脉通路；外周静脉萎陷穿刺困难者可选择外周大静脉穿刺置管、静脉切开甚至中心静脉置管等；必要时行血流动力学监测以指导补液治疗。保持静脉通路通畅，并妥善固定，防止休克初期患者躁动而意外拔管。

4. 补充血容量　血容量的补充应以能够维持心脏适当的前、后负荷为度，可根据临床指标（意识、血压、心率、尿量等）和CVP逐步输入晶体溶液，应注意防止输液过多过快而诱发医源性心力衰竭。在休克治疗后期，循环状态逐渐稳定后，常易发生补液过量导致容量负荷过重，出现肺水肿，应及时给予利尿、脱水治疗；创伤及大出血的患者应尽快止血，并遵医嘱尽早输入血制品；注意配伍禁忌、药物浓度及滴速，用药后要及时记录药物疗效。

5. 纠正酸碱平衡失调及电解质紊乱　应及时发现各种酸碱平衡失调及电解质紊乱并尽快纠正。休克时代谢性酸中毒最常见，若改善通气及补足血容量后休克症状缓解不明显时，可给予100～250毫升碳酸氢钠溶液静脉滴注。

（三）药物护理

遵医嘱给予多巴胺、去甲肾上腺素、间羟胺、肾上腺素等药物应用。若足量输液后血压仍不稳定，或休克症状无缓解、血压继续下降者，应使用血管活性药物，其目的在于通过正性肌力作用增加心排血量，通过选择性缩血管作用增加重要脏器的血流量。保持血压于（110～130）／（60～80）mmHg较适宜，过高可增加心肌氧耗及心脏负荷，应注意避免。用药过程中注意防止药物外渗。

（四）患者护理

保持病室环境安静，温湿度适宜。加强对患者的保温，休克患者体表温度多有降低，应给予加盖棉被、毛毯等措施保暖，禁用热水袋、电热毯等方法，避免烫伤。体温过高时要采取适当措施降温。

三、健康教育

1. 创造安静、舒适的环境，以减轻患者及其家属的紧张、焦虑情绪。

2. 过敏性休克因其机制不同，其临床表现亦不相同，临床症状有轻有重。应尽量避免接触易引起过敏的物质，及早到医院诊治，找出致病原因，对症治疗，以绝后患。

3. 绝对卧床，减少活动，积极防治感染。

第九节　急性弥散性血管内凝血

弥散性血管内凝血（disseminated inravascular coagulation，DIC）是由多种致病因素激活机体的凝血系统，导致机体弥散性微血栓形成，凝血因子大量消耗并继发纤溶亢进，从而引起全身性出血、微循环障碍乃至多器官功能衰竭的一种临床综合征。

一、评估要点

（一）病因评估

既往有无感染性疾病、恶性肿瘤、手术及创伤、医源性因素、各种原因引起的休克、输血及输液反应、全身各系统疾病等。

（二）症状体征评估

1. 出血倾向　　发生率为84%～95%，观察出血症状、出血部位、出血量。出血具有突发性、自发性、多发性、广泛性、持续性，多见于皮肤、黏膜、伤口及穿刺部位，伤口和注射部位渗血可呈大片瘀斑。严重者可有内脏出血，如咯血、呕血、尿血、便血、阴道出血，甚至颅内出血而致死。休克程度与出血量不成比例。

2. 严密观察病情变化及生命体征　观察尿量、尿色变化。记录24小时出入水量，及时发现休克或重要器官功能衰竭。观察有无皮肤黏膜和重要器官栓塞的症状和体征，如肺栓塞表现为突然呼吸困难、咯血；脑栓塞引起头痛、抽搐、昏迷等；肾栓塞可出现腰痛、血尿、少尿或无尿，甚至发生急性肾衰竭；胃肠黏膜出血、坏死可引起消化道出血；皮肤栓塞可出现手指、足趾、鼻、颈、耳部发绀，甚至引起皮肤干性坏死等。持续、多部位的出血或渗血是DIC的特征，出血加重常提示病情进展或恶化，反之可视为病情有效控制。

3. 精神及意识状态　有无嗜睡、表情淡漠、意识模糊、昏迷等。

4. 观察实验室检查结果　如红细胞计数、凝血酶原时间（prothrombin time，PT）、血小板计数、血常规等。

二、急救护理

（一）一般护理

1. 绝对卧床休息，根据病情采取合适的体位。保持病室环境安静、清洁，注意保暖，对意识障碍者应采取保护性措施，防止发生意外。

2. 保持气道通畅，给予氧气吸入，以改善缺氧症状。

（二）对症护理

1. 出血时，护理人员应密切观察出血倾向，限制侵入性治疗，以免加重出血；静脉穿刺、骨髓检查等侵入性穿刺后，局部按压至出血停止为止；减轻血压袖带或衣服的紧束，选择柔软衣物。

2. 尽快给予静脉输液，建立静脉双通道。

（三）用药护理

熟悉DIC救治过程中各种常用药物的名称、给药方法、主要不良反应及其预防和处理，遵医嘱正确配制和应用有关药物，尤其是抗凝药物，严密观察治疗效果，注意观察患者的出血情况，监测凝血时间等实验室各项指标，随时遵医嘱调整剂量，预防不良反应。

（四）实验室检查

这是DIC救治的重要的环节，因实验室检查的结果可为DIC的临床诊断、病情分析、治疗及预后判断提供极其重要的依据。应正确、及时采集和送检各种标本，关注检查结果，及时报告医生。

（五）饮食护理

根据基础疾病选择饮食，选择高蛋白、高热量、高维生素、易消化的饮食，消化道出血时应酌情给予冷流质饮食或禁食。

三、健康教育

1. 向患者及其家属解释疾病发生的原因、主要的临床表现、治疗方法及预后等，以取得配合。

2. 向患者及其家属解释反复进行实验室检查的重要性和必要性，特殊治疗的目的、意义及不良反应。

第十节　高热

高热是指体温超过39℃。根据致热源的性质和来源不同，常分为感染性和非感染性两大类。感染性高热以细菌引起的最多见，病毒次之。非感染性高热则多见于结缔组织病和肿瘤，其次为中枢性高热、中暑。

一、评估要点

（一）病因评估

1. 季节　高热性疾病有较强的季节性，如胃肠道感染、乙型脑炎、疟疾夏季多见，而呼吸道感染以冬、春季发病率高。

2. 流行病学史　是否到过流行疫区，有无接触过传染病患者。

（二）症状体征评估

1. 热型

（1）稽留热：体温维持在38～40℃或以上，持续数天或数周，每天体温上下波动不超过1℃。见于肺炎、伤寒等。

（2）间歇热：高热与无热交替出现。常见于疟疾、肾盂肾炎和淋巴瘤。

（3）弛张热：体温超过39℃，波动幅度大，体温上下波动在2℃以上。见于败血症、风湿热、心内膜炎等。

（4）不规则热：发热无规律。常见于癌性发热、流行性感冒、支气管肺炎等。

2. 伴随症状和体征　常见寒战、结膜充血、单纯疱疹、淋巴结肿大、肝脾大、出血、关节肿痛、皮疹、昏迷。

二、急救护理

（一）一般护理

要求患者绝对卧床休息。

（二）病情观察

1. 密切观察生命体征，监测体温，必要时测量肛温。观察降温效果及患者反应，当体温骤降至36℃以下时，停止降温并酌情保暖，注意观察有无大汗、血压下降等现象，避免体温骤降发生虚脱，尤其是对年老体弱及心、肾疾病患者。

2. 观察高热的伴随症状及严重程度，监测呼吸、脉搏和血压。

3. 观察神经系统症状，有无意识障碍、昏迷、惊厥等。

4. 观察有无皮疹及皮疹的形状、颜色、分布、出疹日期、出疹顺序及其特点，有无出血点、紫癜。

（三）对症护理

1. 病因治疗　高热急救的关键是积极针对病因进行抢救。如病因不明确，应慎用退热药和抗生素，以免掩盖病情，延误急救时机。

2. 遵医嘱合理选用退热药物　首选对乙酰氨基酚，严格遵循适应证和用法，忌用于有肝脏疾病或肝移植患者，避免肝脏损害；次选阿司匹林，但应注意避免酒后服用，以免加重对胃黏膜的刺激，导致胃出血，另外哮喘患者避免使用，因有加重哮喘和过敏反应的危险；对阿司匹林过敏及有溃疡病、肾功能不全和出血性疾病的患者慎用布洛芬。

3. 物理降温　冰帽、冰袋、冰毯、温水或酒精擦浴。用温热水擦浴时应防止发生寒战。中暑患者用冷水擦浴。

4. 纠正电解质紊乱，高热惊厥或谵妄患者可用镇静药。

5. 检查　血常规、尿常规、红细胞沉降率或C反应蛋白、风湿系列（包括抗核抗体、类风湿因子、双链DNA等）、血培养（使用抗生素前）、病毒系列（血、各种体液标本中病毒特异性IgM和检测病毒抗原等）、胸部X线平片、超声检查（心脏和腹部脏器）、腹部CT。体格检查及相应的辅助检查可明确发热原因。

（四）饮食护理

给予高蛋白、高热量、高维生素易消化的流质或半流质饮食。鼓励患者多饮水，每日不少于3 000毫升。不能进食者遵医嘱给予静脉输液或鼻饲。

（五）安全护理

对谵妄、烦躁不安、昏迷的患者应加床挡或约束带，以防坠床。

（六）其他护理

1. 对老年患者出现持续高热时，应慎用解热镇痛药，降温的同时补充体液极为重要。

2. 对高热原因待查，疑似传染病者，先行一般隔离，确诊后再按传染病处理。

三、健康教育

1. 注意及时增减衣物，预防上呼吸道感染。
2. 日常要加强体育锻炼，增强机体免疫力。
3. 日常增加水的摄入，多食蔬菜、水果。

第十一节　昏迷

昏迷是最严重的意识障碍，表现为意识完全丧失，对外界刺激不能做出有意识的反应，随意运动消失，生理反射减弱或消失，出现病理反射，是急诊科常见的急症之一，死亡率高，应及时做出判断和处理。

一、评估要点

（一）病因评估

了解昏迷起病的缓急及发病过程。了解昏迷是否为首发症状，若是在病程中出现，则应了解昏迷前有何病症；有无外伤史；有无中毒等原因。病因可分为原发性和继发性。原发性脑损伤常见于脑血管疾病、颅内占位性病变等。继发性脑损伤常见于呼吸系统疾病（肺性脑病）、消化系统疾病（肝性脑病）等。

（二）症状体征评估

重点评估患者的生命体征、瞳孔、血氧饱和度等，密切观察有无并发症的发生，如肺部感染、尿路感染、压疮、口腔感染等。根据格拉斯格昏迷评分法（Glasgow Coma scale，GCS）及反应程度，了解昏迷程度。

1. 浅昏迷　患者随意运动丧失，仅对强烈的疼痛刺激有肢体简单的防御性运动和呻吟伴痛苦表情，各种生理反射如吞咽反射、咳嗽反射、瞳孔对光反射、角膜反射等存在，生命体征无明显变化。

2. 中昏迷　对周围事物及各种刺激全无反应，对激烈刺激全无反应，对剧烈刺激偶可出现防御反应，各种生理反射均减弱，生命体征有所变化，大小便潴留或失禁。

3. 深昏迷　全身肌肉松弛，对周围事物及各种刺激全无反应，各种生理反射均消失，呼吸不规则，血压下降，大小便失禁。

二、急救护理

（一）病情观察

1. 严密观察生命体征、瞳孔大小及对光反射。

2. 根据GCS及反应程度，评估昏迷程度，发现变化，立即报告医生。

3. 观察患者水、电解质的平衡情况，记录24小时出入水量，为补液提供依据。

4. 检查患者粪便，观察有无潜血阳性反应。

（二）对症护理

1. 平卧位头偏向一侧，及时清除气道内分泌物，给予吸氧、吸痰，保持气道通畅，必要时给予气管切开或气管插管，行人工辅助通气。抬高床头30°～40°或取半卧位，以促进脑功能恢复。

2. 保持静脉输液通畅，维持有效循环。

3. 检查 血、尿、粪常规，血糖，电解质，心电图，必要时做其他检查，如血气分析、头颅CT、X线片、B超、脑脊液检查等。

4. 对症治疗 如颅内压高者给予降颅内压药物，必要时行颅内穿刺引流等。预防感染，控制高血压及高热，控制抽搐。纠正水、电解质紊乱，维持体内酸碱平衡，补充营养。

5. 饮食护理 应给予患者高热量、易消化的流质饮食，不能吞咽者则给予鼻饲。

6. 加强基础护理 每日进行口腔护理。躁动者应加床挡，适当给予约束带约束，必要时放置牙垫，防止舌后坠、舌咬伤。妥善固定各类管道，避免脱出。保持肢体功能位。

7. 预防烫伤 长期昏迷的患者末梢循环较差，尤其是冬季，手、脚较凉，避免使用热水袋进行保暖，以免发生烫伤。

8. 预防泌尿系统感染，保持大小便通畅。患者如能自行排尿，要及时更换尿湿的衣服、床单、被褥、隔尿垫；如患者留置导尿管，应注意定时给予会阴部清洗、消毒，导尿管要定期更换。帮助患者翻身时，不可将尿袋抬至高于患者膀胱，以免尿液反流造成泌尿系统感染。

9. 患者眼睑不能闭合时，定时用生理盐水擦洗眼部，用眼药膏或凡士林纱布保护角膜，预防角膜干燥及炎症。

三、健康教育

1. 做好患者家属的心理护理，使其协助配合治疗，指导患者家属对患者进行相应的意识恢复训练，帮助患者肢体被动活动与按摩。

2. 患者意识恢复后，应给予其情感支持，避免其情绪激动，以免造成心肌耗氧量增加。鼓励患者进行适度的体力活动，避免饱餐，防止便秘，

坚持服药，定期复查；改变不良的生活方式，提高生活质量，防止疾病复发。

第十二节 电击伤

电击伤是指一定强度的电流通过人体所引起的机体组织不同程度的损伤或器官功能障碍，甚至死亡，俗称触电。

一、评估要点

（一）病因评估

了解触电原因，常见于违反用电操作规范及暴风、地震、火灾、雷击时意外触电。判断触电经过，包括时间、地点、电源情况等。

（二）症状体征评估

1. 全身症状

（1）轻型：出现头晕、心悸、面色苍白、口唇发绀、惊恐、四肢无力、接触部位肌肉抽搐及疼痛、呼吸和脉搏加快，严重者可出现晕厥、短暂意识丧失，一般都能恢复。

（2）重型：出现持续抽搐、呼吸不规则、各种内脏损伤、严重的心律失常或昏迷等。严重者发生心室颤动或心搏、呼吸骤停，如不及时抢救，可致死亡。

2. 局部症状

（1）低电压所致的烧伤：触电时间短者烧伤面小，直径0.5～2厘米，呈椭圆形或圆形，焦黄或灰白色，干燥，边缘整齐，常有进出口，与健康皮肤分界清楚。一般不损伤内脏，截肢率低。

（2）高电压所致的烧伤：常有一处进口和多处出口，创面不大，但可深达肌肉、神经、缸管，甚至骨骼，进口处的创面比出口处严重，肌肉组织常呈夹心性坏死，可引起继发性出血或组织的继发性坏死，严重者可并发肾衰竭。

3. 并发症 短期精神异常、心律失常、肢体瘫痪、继发性出血或血供障碍、局部组织坏死继发感染、高钾血症、酸中毒、急性肾衰竭、周围神经病、永久性失明或耳聋、内脏破裂或穿孔等。

4. 辅助检查 早期可出现肌酸磷酸激酶及其同工酶、乳酸脱氢酶、谷丙转氨酶（glutamic pyruvic transaminase，GPT）的活性增高，尿液红褐色为肌红蛋白尿。心电图检查常表现为心律失常，常见心室纤颤，传导阻滞或房性、室性期前收缩等。

二、急救护理

1. 帮助患者脱离触电环境，关闭电源或拔掉插座，用干燥的木棒、竹竿等绝缘物挑开电线，必要时剪断电线，妥善处理电线断端，拉开触电者，并做好自我保护措施。

2. 严密观察生命体征及病情变化，持续心电监护。若出现呼吸、心搏骤停，应给予心肺复苏术及时抢救。心室颤动者，应给予电除颤。遵医嘱应用药物，如盐酸肾上腺素1~5毫克静脉注射或气管内滴入，如无效，可每5分钟注射一次；利多卡因，心室颤动时首次用量1mg／kg，稀释后缓慢静脉注射，必要时10分钟后再注射0.5mg／kg，总量不超过3mg／kg。

3. 保持气道通畅，及时清除气道分泌物，高流量吸氧，6~8L／min。必要时行气管插管，呼吸机辅助呼吸，维持有效通气。

4. 建立静脉通路，积极抗休克治疗，给予5％碳酸氢钠静脉滴注，维持酸碱平衡，纠正水、电解质紊乱。

5. 早期遵医嘱应用利尿药，并注意碱化尿液，积极防治肾衰竭。监测尿量，准确记录。如已发生肾衰竭，可采用血液透析或腹膜透析治疗。

6. 给患者头戴冰帽，以降低脑代谢，改善脑缺氧，必要时行高压氧治疗，遵医嘱应用甘露醇、激素等药物，防治脑水肿。

7. 创面用消毒液冲洗后，用无菌敷料覆盖。及时行焦痂及筋膜切开减压术，给予深部组织探查、清创及创面覆盖。由于电击伤创面深，需注意防止感染，特别是厌氧菌如破伤风和气性坏疽的感染，必要时给予抗生素、破伤风抗毒素等药物的应用。电击伤肢体应制动，防止出血及血栓脱落，并观察患肢有无血液循环障碍及肿胀。对合并骨折、内脏损伤、软组织损伤的患者，应给予相应的急救措施。

三、健康教育

1. 大力宣传安全用电知识和触电现场抢救方法。

2. 定期对线路和电气设备进行检查和维修，避免带电操作。

3. 雷雨天气切忌在田野中行走或在大树下躲雨。高压电周围要有明显标识。

4. 救火时先切断电源，不可用湿手触摸电源。

5. 电击伤截肢后的患者常出现患肢痛，可用弹力绷带包扎残肢，或应用电频疗法、微波治疗，一般一年后患肢痛可消除。

6. 保护伤口、残肢清洁干燥，预防感染。伤口愈合后每日用中性肥皂水清洗残肢，条件允许时可给残肢涂抹护手霜。

7. 早期进行康复功能锻炼。

第十三节　溺水

溺水是指人淹没于水（包括其他液体）中，气道被水、泥沙、杂草等杂质堵塞，引起换气功能障碍，发生反射性喉头痉挛而缺氧、窒息，造成血流动力学及血液生化改变的状态。严重者如抢救不及时，可导致呼吸、心搏骤停而死亡。根据发生机制，分为干性淹溺和湿性淹溺。根据吸入水分的性质不同，分为海水溺水和淡水溺水。

一、评估要点

（一）病因评估

评估淹溺史，询问陪护人员溺水者溺水的时间、地点及水源性质、溺水者的心理状态及情绪变化等。干性淹溺是指入水后，因受到强烈刺激（惊恐、骤然寒冷等），发生喉头痉挛导致窒息，气道及肺泡很少或无水吸入。湿性淹溺是指入水后，喉部肌肉松弛，大量水被吸入气道及肺泡而发生窒息。

（二）症状体征评估

1. 有无面部发绀及肿胀、眼结膜充血、四肢厥冷、寒战、神志不清，严重者或出现昏迷，急性肺水肿，肾衰竭，呼吸、心搏微弱或停止。应注意口、鼻、眼内有无泥沙等异物堵塞，并评估心、肺与腹部情况。检查身体有无硬物碰撞痕迹，有无外伤。

2. 并发症，如肺水肿、肺炎、脑水肿、电解质紊乱、休克、肾衰竭或心力衰竭等。

3. 辅助检查。

（1）动脉血气分析：低氧血症、高碳酸血症、呼吸性酸中毒合并代谢性酸中毒。淡水溺水者：低钠血症、低氯血症、高钾血症。海水溺水者：高钠血症、高氯血症、高钙血症、高镁血症。

（2）尿常规：血红蛋白阳性。

（3）肺部X线：肺不张、肺水肿的表现，肺野中大小不等的絮状渗出或炎症改变。

二、急救护理

1. 立即清除患者口、鼻、咽腔及胃内的水和泥沙等污物，可用膝顶法、肩顶法、抱腹法。保持气道通畅。吸氧，必要时行气管插管术，或采用机械通气，改善气体交换，纠正缺氧。尽早实施经支气管镜灌洗。

2. 恢复有效循环。对有呼吸、心搏骤停者，立即行心肺复苏术。心室颤动者，给予电除颤。

3. 严密观察病情变化，观察患者的神志、呼吸频率及深度，判断其呼吸困难程度。监测尿的颜色及量。

4. 建立静脉通道，严格控制输液速度。淡水溺水者应从小剂量、慢速滴入开始，防止短时间内进入大量液体，加重血液稀释和肺水肿。海水溺水者出现血液浓缩症状时应及时给予5%葡萄糖和血浆等输入，切勿输入生理盐水。纠正淡水溺水引起的溶血与贫血，补充血细胞或全血。

5. 对症处理急性肺水肿，采取加压给氧，以减少肺泡内毛细血管渗出液的产生，给予40%～50%酒精湿化吸氧，以降低肺泡内泡沫的表面张力，迅速改善缺氧状况。根据情况选用强心、利尿、扩血管药物，纠正血容量。防治脑水肿可使用甘露醇、利尿药。有条件者可行高压氧治疗。

6. 加强基础护理，注意保暖，给予营养支持。患者处于昏迷状态时，应注意为其翻身、拍背，并及时清除其口、鼻、咽腔内分泌物，严防分泌物倒流引起或加重吸入性肺炎，并适时应用抗生素。

三、健康教育

1. 加强对游泳水域的管理，加强对游泳卫生常识的宣教。

2. 进行严格体格检查，潜水作业者应严格按照有关规定，防止过劳。

3. 加强对溺水抢救知识的宣教，对溺水者及时救护，措施合理，提高抢救成功率。

4. 溺水者，特别是危重患者，常会有身心方面的较大创伤，应指导患者摆脱不安、恐惧、畏水等情绪，以促进康复。

5. 对于自杀的患者，应引导其树立正确的人生观。

第十四节　中暑

中暑是指高温或经烈日曝晒等引起体温调节功能紊乱，导致体热平衡失调，水、电解质代谢紊乱或脑组织细胞受损而产生的一组急性临床综合征。分为先兆中暑、轻症中暑、重症中暑。重症中暑又分为热痉挛、热衰竭、热射病。

一、评估要点

（一）病因评估

评估患者中暑的环境，合理判断属于何种类型，对症处理。

（二）症状体征评估

1. 先兆中暑　主要表现为大量出汗、口渴、胸闷、心悸、恶心、全身疲乏、四肢无力、注意力不集中、动作不协调、体温正常或略高（37.5℃以下）。如能脱离高温环境，稍稍休息，补充适量水和盐后，短时间内即可恢复。

2. 轻症中暑　体温在38℃以上，表现为面色潮红、皮肤灼热、胸闷等，不能继续劳动。有早期周围循环衰竭的表现，如面色苍白、皮肤湿冷、血压下降、脉搏细速、大量出汗。此时如能及时处理，也可在数小时内恢复正常。

3. 重症中暑

（1）热痉挛：多见于健康青壮年。大多发生在强体力劳动大量排汗后，大量饮水而又未补充钠盐时，可引起短暂、间歇、对称性四肢骨骼肌的疼痛性痉挛，尤以腓肠肌多见，亦可波及腹直肌、肠道平滑肌、膈肌。多数可自行缓解，体温正常或低热。

（2）热衰竭：此型最常见，多见于老年人、儿童和慢性病患者。主要表现为起病急、眩晕、头痛、突然晕倒、面色苍白、皮肤冷汗、脉搏细弱、血压稍低、脉压正常、呼吸浅快。失水明显者表现为口渴、虚弱、烦躁，甚至手足抽搐、共济失调。失盐明显者表现为软弱乏力、头痛、恶心、呕吐、腹泻、肌肉痛性痉挛，体温无明显变化。

（3）热射病：是致命性急症，又称中暑高热。以高热、无汗、意识障碍"三联征"为典型表现。多见于老年人及慢性病患者。早期表现为头痛、头昏、全身乏力、多汗，不久体温迅速升高，可达40℃以上，继而颜面灼热潮红，皮肤干燥无汗，呼吸快而弱，脉搏细速，神志逐渐模糊、谵妄、昏迷、惊厥。严重者可出现弥散性血管内凝血、肺水肿、脑水肿、心功能不全、肝肾损害等并发症。

4. 并发症　脑水肿、呼吸衰竭、心力衰竭、急性肾衰竭等。

5. 辅助检查

（1）血常规检查：白细胞升高，尤以中性粒细胞为主。

（2）血生化：随尿素氮、血肌酐升高，高钾、低氯、低钠。

（3）尿常规：尿蛋白、血尿、管型尿。

二、急救护理

1. 立即将患者安置在阴凉通风处休息或静卧。可采用空调、室内置冰块等方法，使环境温度降至20～25℃。

2. 严密观察生命体征，注意观察体温、脉搏、呼吸和血压的变化。迅速降温，如头戴冰帽或头部放置冰袋，腋窝、腹股沟等大血管分布区放置冰袋或化学制冷袋，用冷水、40%～50%酒精全身擦浴。冰水浴：将患者浸浴在4℃冷水中，并不断按摩四肢皮肤，使缸管扩张，促进散热。年老体弱者，降温宜缓慢，不宜冰浴，以防心力衰竭。每10～15分钟测肛温一次，肛温降至38℃左右时应停止降温，并注意防止体温复升。必要时给予药物降温，氯丙嗪是调节体温中枢，协助降温的常用药物，用药后动态观察血压。

3. 保持气道通畅，要及时清除气道分泌物，呼吸困难时应给予高流量氧气吸入，呼吸衰竭时给予呼吸中枢兴奋剂，呼吸停止时立即行人工呼吸、气管插管或呼吸机辅助呼吸。

4. 鼓励患者多喝水，口服凉盐水或清凉含盐饮料。遵医嘱补充液体，保持水、电解质及酸碱平衡。有周围循环衰竭者应静脉补充生理盐水、葡萄糖溶液和氯化钾。一般患者经治疗后30分钟至数小时即可恢复。静脉输液时控制滴速，不宜过多过快，以防发生心力衰竭。

5. 对于烦躁不安或抽搐频繁者，给予镇静药。并做好安全防护，防止患者舌咬伤或其他自伤行为；昏迷、药物降温者，应定时翻身，保持床铺干燥、平整，预防压疮。

6. 对有脑水肿征象或尿少者，遵医嘱快速静脉滴注脱水药；休克者用升压药；心力衰竭者用洋地黄；肾衰竭者给予血液透析。

三、健康教育

1. 暑热季节要加强防暑宣传教育。改善年老体弱者、慢性病患者及产褥期妇女的居住环境。

2. 慢性心血管疾病、肝肾疾病患者和年老体弱者不宜从事高温作业。

3. 长期在高温环境中停留者，应适当饮用含钾、镁、钙盐的防暑饮料。

4. 炎热天气应穿宽松透气的浅色衣服，避免穿着紧身衣服。

5. 出现先兆中暑等情况时，应及时离开高温环境，在阴凉通风处休息，并服用清凉饮料或解暑药物。

6. 饮食应清淡、易消化。夏季出汗多者应多饮水，禁食辛辣刺激性食物，戒烟限酒。

7. 中暑恢复数周内，应避免室外剧烈活动和在阳光中曝晒。

第十五节　窒息

窒息是指因外界氧气不足或其他气体过多时，或者呼吸系统发生障碍而导致呼吸困难甚至呼吸停止的现象。

一、评估要点

（一）病因评估

1. 常见窒息类型及其原因

（1）机械性窒息：因机械作用引起的呼吸障碍，如缢、绞、扼颈项部，用物堵塞气道，压迫胸腹部，以及急性喉头水肿或食物吸入气管等。

（2）中毒性窒息：如一氧化碳中毒，大量的一氧化碳经由呼吸道吸入肺，进入血液，与血红蛋白结合成碳氧血红蛋白，阻碍了氧与血红蛋白的结合，导致组织缺氧而造成窒息。

（3）病理性窒息：如溺水和肺炎等引起的呼吸面积丧失。

（4）新生儿窒息及空气中缺氧的窒息：如关进箱、柜内，空气中的氧逐渐减少等。

（5）其他：脑循环障碍引起的中枢性呼吸停止。

2. 检查、治疗及护理经过　既往检查、治疗及护理经过及效果，目前的用药情况，包括药物的种类、剂量和用法及用药后的效果等。

3. 有无过敏史　如接触各种粉尘、发霉的枯草，或进食某些食物时会出现喷嚏、胸闷，剧烈运动后出现胸闷、憋气等。

（二）症状体征评估

包括生命体征，意识状态，营养状况及皮肤、黏膜、甲床的颜色等。窒息一旦发生，病情危急，及时救治是关键。气道被异物阻塞时，患者可表现为突感胸闷、张口瞪目、呼吸急促、烦躁不安、严重发绀，吸气时锁骨上窝、肋间隙和上腹部凹陷，呼吸音减弱或消失。

二、急救护理

1. 将患者头偏向一侧，清除口鼻异物，防止分泌物吸入气管。定时拍背，及时吸痰，保持气道通畅。给予高流量（6～8L／min）吸氧，以缓解长时间的缺氧损害。

2. 备好呼吸机、吸引器、喉镜、气管插管、气管切开包等抢救物品。若心搏停止，应立即行心肺复苏术。

3. 急救措施

（1）院外急救，对有明显气道梗阻的患者，可暂用粗针、剪刀行环甲膜穿刺或切开术。

（2）对舌后坠及喉梗阻者，可使用口咽通气管、拉舌钳以解除梗阻。

（3）对炎性喉头水肿、肺水肿者，应定时给予气道湿化、雾化。

（4）如气管狭窄、下呼吸道梗阻所致的窒息，应立即行气管插管或气管切开术，必要时给予人工呼吸机辅助呼吸。

（5）由于支气管扩张、咯血所致的窒息，拍背或取头低足高俯卧位，卧于床沿，叩击患者背部以清除梗阻的血块。

（6）对颈部手术后引起的窒息，应迅速解除颈部压迫，迅速开放气道。

4. 观察辅助呼吸机的活动情况，监测血氧饱和度，定时进行血气分析。

5. 监测生命体征，做好抢救记录。

三、健康教育

1. 广泛开展宣传教育工作，教育儿童切勿将细小物件放入口内，家长及保育员应管理好儿童的食物及玩具。教育儿童进食时不要嬉戏、打闹。儿童进食时不可诱其发笑，也不能对其进行恐吓或打骂。

2. 如咽喉内有异物，绝不可用手指挖取，也不可用大块食物咽下，应设法吐出。尽早取出异物，帮助患者及其家属正确认识气道异物的危险性及预后。

3. 对有自杀倾向或有各种自杀因素的患者，应及时采取劝导、心理咨询和改变环境等措施，防患于未然。

4. 积极治疗引起窒息的原发病。

第十六节　多器官功能障碍综合征

多器官功能障碍综合征（multiple organ dysfunction syndrome，MODS）是指急性疾病过程中两个或两个以上的器官或系统同时或序贯发生功能障碍。过去称为多器官衰竭或多系统器官衰竭，其发病基础是全身炎症反应综合征（systemic inflmatory response svndrome，SIRS），也可称为非感染性疾病诱发，如果能得到及时合理的治疗，仍有逆转的可能。一般肺先受累，次为肾、肝、心血管、中枢神经系统、胃肠、免疫系统和凝血系统功能障碍。多器官功能障碍综合征发病的特点是继发性、顺序性和进行性。

一、评估要点

（一）病因评估

任何引起全身炎症反应的疾病均可能发生MODS，临床上常见的病因如下：

1. 各种外科感染引起的脓毒症。
2. 严重的创伤、烧伤或大手术致失血、缺水。
3. 各种原因的休克，心搏、呼吸骤停复苏后。
4. 各种原因导致的肢体、大面积的组织或器官缺血再灌注损伤。
5. 合并脏器坏死或感染的急腹症。
6. 输瓶、输液、药物或机械通气。

（二）症状体征评估

尽管MODS的临床表现很复杂，但在很大程度上取决于器官受累的范围及损伤是一次打击还是多次打击所致。

1. MODS的临床分型

（1）速发型：指原发急性病在发病24小时后即出现两个或更多的系统、器官功能障碍，该类MODS常常提示原发急症特别严重。对于发病24小时内因器官衰竭死亡者，一般只归于复苏失败，而不作为MODS。

（2）迟发型：指首先出现一个系统或器官功能障碍（多为心血管或肾、肺的功能障碍），之后似有一稳定阶段，过一段时间再出现其他或更多系统、器官的功能障碍。

2. MODS的临床表现　MODS临床表现的个体差异很大，一般情况下，MODS病程为14～21天，并经历4个阶段。每个阶段都有其典型的临床特征（表8-1），且发展速度极快，患者可能死于MODS的任何一个阶段。

表8-1　MODS的临床分期和特征

	第1阶段	第2阶段	第3阶段	第4阶段
一般情况	正常或轻度烦躁	急性病容，烦躁	一般情况差	濒死感
循环系统	容量需要增加	高动力状态，容量依赖	休克，心排血量减少，水肿	血管活性药物维持血压，水肿，SvO_2下降
呼吸系统	轻度呼吸性碱中毒	呼吸急促，呼吸性碱中毒，低氧血症	严重低氧血症，急性呼吸窘迫综合征ARDS	高碳酸血症，气压伤
肾	少尿，对利尿药反应差	肌酐清除率下降，轻度氮质血症	氮质血症，有血液透析指征	少尿，血透时循环不稳定
胃肠道	胃肠胀气	不能耐受食物	肠梗阻，应激性溃疡	腹泻，缺血性肠炎
肝	正常或轻度胆汁淤积	高胆红素血症，凝血酶原时间PT延长	临床黄疸	转氨酶升高，严重黄疸
代谢	高血糖，胰岛素需要量增加	高分解代谢	代谢性酸中毒，高血糖	骨骼肌萎缩，乳酸酸中毒
中枢神经系统	意识模糊	嗜睡	昏迷	昏迷
血液系统	正常或轻度异常	血小板减少，白细胞增多或减少	凝血功能异常	不能纠正的凝血障碍

3. 评估患者是否存在器官功能障碍或衰竭。

（1）肺：功能障碍时患者出现低氧血症，需呼吸机支持至少3～5天，进一步发展出现进行性ARDS，需PEEP（呼气末正压通气）>10cmH$_2$O和FiO$_2$（吸入氧浓度）>50%

时表示患者出现肺功能衰竭。

（2）肝：功能障碍时血清胆红素≥34~50μmol／L，谷草转氨酶（GOT）、谷丙转氨酶（GPT）等≥正常值2倍。若临床上出现黄疸，胆红素≥272~340μmol／L，表示患者出现肝功能衰竭。

（3）肾：功能障碍时患者出现少尿，24小时尿量＜400毫升或肌酐上升≥177~270μmol／L，进一步发展，需要血液透析时表示患者出现肾功能衰竭。

（4）消化系统：功能障碍时患者腹胀，不能耐受经口进食＞5天，进一步发展，出现应激性溃疡需输血或无结石性胆囊炎时表示患者出现消化系统功能衰竭。

（5）血液系统：功能障碍时患者出现PT和APTT升高＞25%，或血小板＜（50~80）×10^9／L，进一步发展，出现DIC时表示患者出现血液系统功能衰竭。

（6）中枢神经系统：功能障碍时患者出现意识混乱、轻度定向力障碍，进一步发展，出现进行性昏迷时表示患者出现中枢神经系统功能衰竭。

（7）循环系统：功能障碍时患者表现为心脏射血分数降低或毛细血管渗漏综合征，出现对正性血管药和正性心肌药无反应时表示患者出现循环系统功能衰竭。

4. 实验室检查及其他检查　观察患者血气分析、血氨、血胆红素及血肌酐的变化；观察有无水、电解质和酸碱平衡紊乱，凝血功能异常，心肌酶学及心电图变化。

5. 心理状态　鉴别患者是因疾病所产生的心理问题还是出现精神障碍的表现。评估患者及其家属对疾病的认识程度。

二、急救护理

1. 密切观察病情变化，对于存在创伤、休克、感染的患者，应掌握病程发展的规律，并有预见性地护理，发现异常，需及时通知医生。

（1）循环系统：监测心率及心律，了解脉搏快慢及强弱、毛细血管充盈度及血管弹性，注意有无交替脉、短绌脉、奇脉等表现，密切监测血压、CVP、肺动脉楔压（pulmonary arterial wedge pressure，PAWP）的变化。若患者出现休克、循环衰竭的情况，及早开始液体复苏，合并心力衰竭时，可静脉予以强心、利尿药物应用（详见"休克急救护理"与"急性左心衰竭急救护理"）。

（2）呼吸系统：监测呼吸频率及节律，观察是否伴有发绀、哮鸣音、"三凹"征（即出现胸骨上窝、锁骨上窝、肋间隙内陷）、强迫体位及胸腹式呼吸变化等，监测血氧饱和度和动脉血气及其变化，必要时做好机械通气的准备（详见"呼吸衰竭急救护理"）。

（3）肾功能监测：准确记录尿量，注意观察尿液的颜色、性状，监测血尿素氮（BUN）、肌酐（Cr）的变化，病情需要时可行肾脏替代治疗。

（4）神经系统：观察患者的意识状态、神志、瞳孔反应等的变化。

（5）定时监测肝功能，注意保肝，必要时行人工肝治疗。

（6）消化系统功能监测与支持：根据医嘱正确给予营养支持，合理使用肠道动力药物，保持肠道通畅。

（7）监测体温变化，当严重感染合并脓毒性休克时，口温可达40℃以上而皮温可低于35℃，提示病情十分严重，常是危急或临终的表现，注意观察末梢温度和皮肤色泽。

（8）监测血常规和凝血功能及电解质、酸碱平衡的变化。

2. 尽量减少侵入性操作，加强病房管理，严格控制院内感染，做好呼吸机相关性肺炎、血管内导管相关性血流感染、尿管相关性尿路感染、手术部位感染等的预防。

3. 控制患者的血糖水平，加强营养支持，维持能量的正平衡。

4. 保护重要脏器的功能，保证脑的供氧，减少氧耗，防止脑水肿，可采用亚低温和高压氧治疗。

5. 用药护理　合理安排用药时间，遵医嘱合理使用抗生素，条件允许的情况下尽早开始胃肠道营养支持。

6. 基础护理　症状缓解后，嘱患者绝对卧床休息，口腔护理2次／天，加强皮肤护理，定时翻身，预防压疮。待病情稳定进入恢复期时，制订康复计划，逐步增加活动量。

7. 心理护理　由于MODS患者一般病情较危重，病程进展快，死亡率高，患者会出现烦躁、紧张和恐惧情绪，应及时安抚患者，耐心解释病情、检查及治疗目的，稳定患者情绪。对于有意识障碍的患者，注意与其家属及时沟通病情变化，并做好相关知识的解释工作，增强其对治疗的信心。

三、健康教育

1. 向患者及其家属宣传有关疾病的预防与急救知识，讲解本病的发生、发展过程及治疗、预后，使他们认识到疾病的严重性及预防的重要性。

2. 预防和控制感染对预防MODS有非常重要的作用，对可能感染或已有感染的患者，要配合医生合理使用抗菌药物，必要时行外科手术引流，积极治疗原发病。对于存在创伤、休克、感染的患者，指导患者认识可能发生器官功能障碍的表现，如呼吸急促、胸闷、发绀、少尿、食欲不振、黄疸、血压下降、意识混乱、定向力障碍等，发现异常，及时告知医生。

3. 鼓励患者树立战胜疾病的信心，保持乐观的情绪，积极配合医生的治疗，家属应给予患者以精神支持和生活方面的照顾。

4. 坚持合理的饮食，保证充足的休息。根据患者的病情和对日常活动的耐受性，指导患者合理安排活动与休息，养成良好的生活方式，提高自身免疫力，避免各种诱因。

5. 指导患者遵医嘱按时服药，定期随访。

第九章　常见危重症的急救护理

第一节　急性心肌梗死

急性心肌梗死（acute myocardial infarction，AMI）是在冠状动脉病变的基础上，发生冠状动脉血供急剧减少或中断，以致供血区域的心肌产生持久且严重的缺血性损害，心肌组织代谢和血液营养成分及氧的供需不平衡，形成不可逆坏死。临床表现为持久的胸骨后剧烈疼痛、发热、白细胞计数和血清心肌酶增高以及心电图进行性改变，可发生心律失常、休克或心力衰竭，属冠心病的严重类型，需进行特别护理。

一、概　述

（一）病因

冠状动脉粥样硬化造成管腔狭窄和心肌供血不足，而侧支循环尚未建立时，由于下述原因加重心肌缺血即可发生心肌梗死。

1. 冠状动脉完全闭塞　病变血管粥样斑块内破溃或内膜下出血，管腔内血栓形成或动脉持久性痉挛，使管腔发生完全的闭塞。

2. 心排血量骤降　休克、脱水、出血、严重的心律失常或外科手术等引起心排出量骤降，冠状动脉灌流量严重不足。

3. 心肌需氧需血量猛增　重度体力劳动、情绪激动或血压剧升时，左心室负荷剧增，儿茶酚胺分泌增多，心肌需氧需血量增加。

AMI亦可发生于无冠状动脉粥样硬化的冠状动脉痉挛，也偶有由于冠状动脉栓塞、炎症、先天性畸形所致。

心肌梗死后发生的严重心律失常、休克或心力衰竭，均可使冠状动脉灌流量进一步降低，心肌坏死范围扩大。

（二）症状

1. 梗死先兆　多数患者于发病前数日可有前驱症状，心电图检查，可显示ST段一时性抬高或降低，T波高大或明显倒置，此时应警惕患者近期内有发生心肌梗死的可能。

2. 症状

（1）疼痛：为此病最突出的症状。发作多无明显诱因，且常发作于安静时，疼痛部位和性质与心绞痛相同，但疼痛程度较重、持续时间久，有长达数小时甚至数天，用硝酸甘油无效。患者常烦躁不安、出汗、恐惧或有濒死感。少数患者可无疼痛，起病即表现为休克或急性肺水肿。

（2）休克：20%患者可伴有休克，多在起病后数小时至1周内发生。患者面色苍白、烦躁不安、皮肤湿冷、脉搏细弱，血压下降<10.7kPa（80mmHg），甚至昏厥。若患者只有血压降低而无其他表现称为低血压状态。休克发生的主要原因有：首先，由于心肌遭受严重损害，左心室排出量急剧降低（心源性休克）；其次，剧烈胸痛引起神经反射性周围血管扩张；此外，有因呕吐、大汗、摄入不足所致血容量不足的因素存在。

（3）心律失常：75%～95%的患者伴有心律失常，多见于起病1～2周内，以24小时内为最多见，心律失常中以室性心律失常最多，如室性期前收缩，部分患者可出现室性心动过速或心室颤动而猝死。房室传导阻滞、束支传导阻滞也不少见，室上性心律失常较少发生。前壁心肌梗死易发生束支传导阻滞，下壁心肌梗死易发生房室传导阻滞，室上性心律失常多见于心房梗死。

（4）心力衰竭：梗死后心脏收缩力显著减弱且不协调，故在起病最初几天易发生急性左心衰竭，出现呼吸困难、咳嗽、烦躁、不能平卧等症状。严重者发生急性肺水肿，可有发绀及咳大量粉红色泡沫样痰，后期可有右心衰竭，右心室心肌梗死者在开始即可出现右心衰竭。

（5）全身症状：有发热、心动过速、白细胞增高和红细胞沉降增快等症状。主要由于坏死组织吸收所引起，一般在梗死后1～2天内出现，体温一般在38℃左右，很少超过39℃，持续一周左右。

（三）检查

1. 心电图

（1）特征性改变：①在面向心肌坏死区的导联上出现宽而深的Q波；②在面向坏死区周围心肌损伤区的导联上出现ST段抬高呈弓背向上型；③在面向损伤区周围心肌缺血区的导联上出现T波倒置。心内膜下心肌梗死一般无病理性Q波。

（2）动态性改变：①超急性期：发病数小时内，可出现异常高大两肢不对称的T波；②急性期：数小时后，ST段明显抬高，弓背向上，与直立的T波连接，形成单向曲线，1～2日内出现病理性Q波，同时R波降低，病理性Q波或QS波常持久不退；③亚急性期：ST段抬高持续数日于两周左右，逐渐回到基线水平，T波变为平坦或倒置；④恢复期：数周至数月后，T波呈V形对称性倒置，此可永久存在，也可在数月至数年后恢复。

（3）判断部位和范围：可根据出现特征性改变的导联来判断心肌梗死的部位。如V1、V2、V3和V4、V5、V6反映左心室前壁和侧壁，Ⅱ、Ⅲ、aVF反映下壁，Ⅰ、aVL

反映左心室高侧壁病变。

2. 超声心动图　可发现坏死区域心肌运动异常，了解心脏功能。

3. 血液检查

（1）血常规：起病24～48小时后白细胞可增至10～20×10⁹/L，中性粒细胞增多，嗜酸性粒细胞减少或消失，红细胞沉降率增快，均可持续1～3周。

（2）血清酶：血清心肌酶升高。磷酸肌酸激酶（creatine phosphokinase，CPK）及同工酶MB（CK–MB）在3～6小时内开始升高，24小时达最高峰，2～3天下降至正常。

（3）血清心肌特异蛋白的测定：血清肌钙蛋白T和I增高。

（四）治疗

原则：保护和维持心脏功能，改善心肌血液供应，挽救濒死心肌，缩小心肌梗死范围，及时处理并发症防止猝死。

1. 监护和一般治疗　①监护；②休息：卧床休息2周；③吸氧。

2. 对症处理

（1）解除疼痛：应尽早解除疼痛，一般可静注吗啡3～5毫克。

（2）控制休克：有条件者应进行血流动力学监测，根据中心静脉压、肺毛细血管楔压判定休克的原因，给予针对性治疗。

（3）消除心律失常：心律失常是引起病情加重及死亡的重要原因。

（4）治疗心力衰竭：除严格休息、镇痛或吸氧外，可先用利尿剂，有效而安全。

（5）其他疗法：抗凝疗法、硝酸酯类药物、血管紧张素转化酶抑制剂（angiotensin converting enzyme inhibitor，ACEI）、β受体阻滞剂、葡萄糖–胰岛素–钾（极化液）、抗血小板药物、他汀类药物。

3. 挽救濒死心肌和缩小梗死范围

（1）溶血栓治疗：应用纤溶酶激活剂激活血栓中纤溶酶原转变为纤溶酶而溶解血栓。目前常有的药物有链激酶、尿激酶和tPA等。

（2）冠状动脉内介入治疗。

4. 恢复期处理　可长期口服阿司匹林100mg/d，有抗血小板聚集，预防再梗死作用。广谱血小板聚集抑制剂噻氯匹定有减少血小板的黏附、抑制血小板聚集和释放凝血因子等作用，可预防心肌梗死后复发，剂量：250毫克，每日1～2次，口服。病情稳定并无症状，3～4个月后，体力恢复，可酌情恢复部分轻工作，避免过重体力劳动或情绪紧张。

（五）院前急救

流行病学调查发现，AMI死亡的患者中约有50%在发病后1小时内于院外猝死，死因主要是可救治的致命性心律失常。显然，AMI患者从发病至治疗存在时间延误。其原因有：①患者就诊延迟；②院前转运、入院后诊断和治疗准备所需的时间过长，其中以患者就诊延迟所耽误时间最长。因此，AMI院前急救的基本任务是帮助AMI患者安全、迅速地转运到医院，以便尽早开始再灌注治疗；重点是缩短患者就诊延误的时间和院前检查、处理、转运所需的时间。

应帮助已患有心脏病或有AMI高危因素的患者提高识别AMI的能力，以便自己一旦发病能够立即采取以下急救措施：①停止任何主动活动和运动；②立即舌下含服硝酸甘油片（0.5毫克），每5分钟可重复使用。若含服硝酸甘油3片仍无效则应拨打急救电话，由急救中心派出配备有专业医护人员、急救药品和除颤器等设备的救护车，将其运送到附近能提供24小时心脏急救的医院。随同救护的医护人员必须掌握除颤和心肺复苏技术，应根据患者的病史、查体和心电图结果做出初步诊断和急救处理，包括持续心电图和血压监测、舌下含服硝酸甘油、吸氧、建立静脉通道和使用急救药物，必要时给予除颤治疗和心肺复苏。尽量识别AMI的高危患者［如有低血压<100mmHg（13.33kPa）、心动过速（>100次／分）或有休克、肺水肿体征］，直接送至有条件进行冠状动脉血运重建术的医院。

AMI患者被送达医院急诊室后，医师应迅速做出诊断并尽早给予再灌注治疗。力争在10～20分钟内完成病史采集、临床检查和记录1份18导联心电图以明确诊断。对ST段抬高的AMI患者，应在30分钟内开始溶栓，或在90分钟内开始行急诊PTCA治疗。在典型临床表现和心电图ST段抬高已能确诊为AMI时，绝不能因等待血清心肌标志物检查结果而延误再灌注治疗的时间。

二、护理措施

（一）一般护理

1. 迅速建立静脉通路　遵医嘱给予溶栓、扩冠、抗凝及镇静药物治疗，缓慢静脉滴注。24小时更换输液部位，防止静脉炎发生，准备好口服药物（如肠溶阿司匹林、卡托普利、硝酸异山梨酯等），并且预置一个静脉留置针，以备24小时之内抽血用，避免不必要反复穿刺。

2. 建立重症记录单　随时记录患者的体温、脉搏、呼吸、血压及用药情况，以及神志、心律、心音变化。做好多参数监护，备好抢救物品，除颤器、气管插管盘应置于床旁，出现严重并发症如心律失常、心力衰竭、休克时立即抢救。

3. 供给足够量的氧气　一般先给3～4L／min，病情平稳后，可给予低流量持续吸氧1～2L／min，如有以下情况，应持续给予氧气吸入：①60岁以上的老年人；②有左心衰或肺水肿者；③有阵发性或持续性心前区疼痛者；④有血压偏低或心律失常者。

（二）病情观察

1. 急性心肌再梗死的早期发现

（1）突然严重的心绞痛发作或原有心绞痛程度加重、发作频繁、时间延长或含服硝酸甘油无效并伴有胃肠道症状者，应立即通知医师，并加以严密观察。

（2）心电图检查：S–T段一时性上升或明显下降，T波倒置或增高。

2. 并发症观察

（1）心律失常：①RonT现象：室性期前收缩即期前收缩出现在前一心搏的T波上；②频发室性期前收缩，每分钟超过5次；③多源性室性期前收缩或室性期前收缩呈二联律。以上情况有可能发展为室性心动过速或心室颤动，必须及时给予处理。

（2）心源性休克：患者早期可出现烦躁不安，呼吸加快，脉搏细速，皮肤湿冷，继之血压下降，脉压变小。

（3）心力衰竭：心衰早期患者突然出现呼吸困难、咳嗽、心率加快、舒张早期奔马律，严重时可出现急性肺水肿，易发展为心源性休克。

（三）休息、饮食与环境

1. 环境　有条件的患者应置于单人抢救室或心血管监护室给予床边心电、呼吸、血压的监测，尤其在前24小时内必须连续监测，室内应配备必要的抢救设备和药物，如氧气装置、吸引装置、人工呼吸机、急救车，各种抢救机械包以及除颤器、起搏器等。

2. 休息　AMI患者一般应完全卧床休息3～7天，一切日常生活由护理人员帮助解决，避免不必要的翻动，并限制探视，防止情绪波动。从第二周开始，非低血压者可鼓励患者在床上作四肢活动，防止下肢血栓形成。两周后可扶患者坐起，病情稳定后可逐步离床，在室内缓步走动，有并发症者应适当延长卧床休息时间。

3. 饮食　不宜过饱，坚持少量多餐。第一日只进流质饮食。食物以易消化、低脂肪、低盐、低胆固醇、少产气者为宜。禁食刺激性食品，禁止吸烟和饮茶。

4. 其他　保持大便通畅，大便时避免过度用力，便秘时可给予通便药物。加强患者的口腔及皮肤护理，防止口腔感染及压疮发生。

（四）健康指导

1. 积极治疗高血压、高脂血症、糖尿病等疾病。

2. 合理调整饮食，适当控制进食量，禁忌刺激性食物及烟、酒，少吃动物脂肪及胆固醇较高的食物。

3. 避免各种诱发因素，如紧张、劳累、情绪激动、便秘、感染等。

4. 注意劳逸结合，当病程进入康复期后可适当进行康复锻炼，锻炼过程中应注意观察是否有胸痛、呼吸困难、脉搏增快，甚至心律、血压及心电图的改变，一旦出现应停止活动，并及时就诊。

5. 按医嘱服药，随身常备硝酸甘油等扩张冠状动脉的药物，并定期门诊随访。

6. 指导患者及家属当病情突然变化时应采取简易应急措施。

（五）并发症护理

1. 疼痛患者绝对卧床休息，注意保暖，并遵医嘱服用解除疼痛的药物，如硝酸异山梨酯，严重者可选用吗啡等。

2. 心源性休克应将患者头部及下肢分别抬高30°～40°，高流量吸氧，密切观察生命体征、神志、尿量，必要时留置导尿管观察每小时尿量，保证静脉输液通畅，有条件者可通过中心静脉或肺微血管楔压进行监测。应做好患者的皮肤护理、口腔护理、按时翻身预防肺炎等并发症，做好24小时监测记录。

3. 加强心律失常与心力衰竭的护理。

4. 密切观察生命体征的变化，预防并发症，如乳头肌功能失调或断裂、心脏破裂、室壁瘤、栓塞等。

三、心律失常的护理

（一）发生机制

AMI心律失常的发生机制主要是由于心肌供血中断，缺血坏死的心肌组织引起心房心室肌内受体的激活，增加了交感神经的兴奋性，使血液循环及心脏内神经末梢局部儿茶酚胺浓度升高，缺血心肌发生过度反应，同时心脏的交感神经刺激增加了浦肯野纤维的自律性，儿茶酚胺加快了由钙介导的慢离子流的反应传导，从而导致心律失常的发生。AMI并发心律失常可引起血流动力学改变，使心排血量明显下降，重者常危及生命。

（二）意义

心律失常是AMI严重并发症之一，发生率为75%～95%，恶性心律失常即室性心动过速、心室颤动或心脏停搏在4～6分钟内就会出现不可逆性脑损害，如能早期发现早期救治，对降低死亡率至关重要。

这就要求护士应具有恶性心律失常的紧急判断能力，精湛的护理技术和熟练掌握各种异常心电图的识别，熟悉各种心律失常的抢救程序及用药特点，掌握各种抢救仪器的使用与保养，确保仪器处于完好状态，同时一旦确诊为急性心梗患者即入住监护室，并严密监测心电变化，准备充足的抢救药品与设备，以便及时发现，及时救治，降低患者死亡率，提高其生存质量。

（三）护理措施

1. 监护准备　患者入院后即行心电示波监测，并置于监护室专人看护，备好各种抢救仪器及设备，药品准备充分、齐全，除颤仪保持待机备用状态。

2. 掌握监护要领　护士要熟练掌握各种异常心电图的特点，如出现窦性心动过缓，可用阿托品1mg静脉点滴。维持心率60～80次／分为宜，以免增加心肌耗氧量。

3. 危险指征及救护　频发室早（每分钟超过5个）、多源性室早、成对室性期前收缩或连发室性期前收缩常预示着心室颤动。医生、护士要密切观察，发现异常迅速报告，并积极配合医生进行抢救。

出现Ⅱ度Ⅱ型及Ⅲ度房室传导阻滞伴有血流动力学障碍者，应迅速做好各项术前准备，及时安装人工心脏起搏器起搏治疗，以挽救患者生命。

四、早期活动的护理

AMI患者早期起床活动和早出院是近年的新趋势。早在1956年美国学者就提出，AMI后14日内进行早期活动，并对早期分级活动程度的有效性和安全性进行了评价。

近年来AMI的早期康复活动也越来越受到人们的注意，改变以往分段式的活动观念，主张在无严重并发症的情况下早期活动逐渐发展成为有计划的康复活动疗法。

（一）意义

1. 缩短住院期　1990年美国康复学会建议将冠心病康复的不同发展阶段分4期，住院天数1~2周。据国内对26所医院的调查结果表明：AMI患者在没有并发症的情况下最短住院21天，最长为74天，平均36天。由于美国在20世纪60年代就开始重视AMI患者的早期康复活动，到20世纪70年代中期，住院从14天降至10天，目前主张无并发症AMI患者的住院期可缩短至6~7天，平均住院天数比中国少2周。显然这对节省患者的医疗费用，提高医院的病床周转率都将是有益的。

2. 提高生活质量　AMI后患者将长期处在悲观的情绪中，部分患者无法恢复工作，造成职业残疾，严重影响了其生活质量。有报道对27例AMI恢复早期（2周左右）的患者进行运动负荷试验（EEF），患者生活质量得以明显改善。在精神上，患者因早期能够完成EEF而增加了自信心和安全感，减轻了心理负担。

3. 改善远期预后　早期康复训练可增加患者的运动耐量，改善心肌功能，提高心脏贮备和应激能力。AMI后1~2周参加体力活动和康复程序的患者，罕有发生严重并发症如心脏破裂、室壁瘤的形成及严重心律失常，3年内病死率和再发致命性心梗的危险性降低了25%。

（二）活动计划

任何康复活动计划都是根据患者具体情况制定，因人而异。首先制订一个普通康复计划，无并发症患者可执行这个计划，有并发症的患者应视具体情况先做被动活动或轻微活动，待并发症控制、消除后再执行普通康复活动计划。

1. 一般AMI患者早期活动的时间，各国、各医院制定的康复活动计划有所不同。国内大多掌握的标准为：AMI患者绝对卧床休息1周，保持静态，避免搬动；第2周可坐起和离床站立，逐步室内行走。有的医院在心脏康复计划中，要求患者入院1~2天卧床，第4~5天采取坐位，第12~14天可沐浴。在美国心梗患者的活动时间比中国要早，一般当心电图稳定、没有胸痛的第2天便可坐起，第3~4天就可以在室内散步。

2. AMI患者溶栓治疗后的活动时间，有学者提出AMI患者在溶栓后24小时开始活动为最佳康复时间。

3. 关于老年AMI患者的活动时间，多数学者认为过早下床活动是非常危险的，应绝对卧床1～2周或至少2周。

（三）影响因素

1. 心脏破裂常发生在AMI后1周内。心脏破裂常发生在冠状动脉引起阻塞尚没有充分时间形成侧支循环的情况。

2. 无痛性AMI的心衰和休克的发生率80％以上出现在发病36小时内。

3. 关于猝死的诱因，有学者分析了21例猝死AMI患者，发现17例有明显诱因；猝死发生在1周之内的有8例，其中5例发生在排便后数分钟，3例于病后2～3天自行下床活动，引起心律失常而致死。

（四）注意事项

AMI发病1周之内为并发症多发期，有随时发生意外的可能。在此时进行康复活动有一定危险性，因此活动量要在心电监护下逐步增加，活动前做好充分准备，活动中密切观察病情变化，活动后保证体力和精神上的休息是早期活动的关键。原则是从被动活动到自行活动，从半卧位到静坐位，并逐步增加每日活动量或延长每次活动的时间，循序渐进。

五、便秘的护理

AMI患者可因各种原因引起便秘，用力排便时可使腹内压猛增，增加心脏负荷，加重心肌缺血和氧耗，导致严重的心律失常、室颤甚至猝死。因此，对AMI患者，尤其是急性期2～3周内的排便情况应高度重视，加强防止便秘和不可用力排便的宣传教育，指导正确排便，针对不同患者采取相应的措施，实施个体化护理。

（一）原因分析

1. AMI患者在急性期，由于绝对卧床休息，肠蠕动减慢，容易引起便秘。

2. 强烈疼痛和心肌梗死发生后的恐惧感，精神过度紧张，抑制了规律性的排便活动。

3. 排便方式的改变，大多数患者不习惯床上排便，有便意给予抑制，导致粪便在大肠内停留时间过长，水分被吸收过多，使大便干硬而引起便秘。

4. 进食过少，尤其是纤维素和水分摄入过少，肠腔内容物不足，不能有效刺激直肠黏膜引起排便反射。

5. 药物的应用，尤其吗啡、罂粟碱等药物的使用，抑制或减弱胃肠蠕动，导致排便困难。

（二）护理措施

1. 心理护理　AMI患者由于突然发病与剧烈疼痛，往往产生恐惧、紧张心理，又因进入监护病室，接触陌生的环境和高科技的仪器、设备，听见监护仪的报警声，而且没有家属陪护，会出现不可名状的焦虑。对此，应仔细观察患者的心理活动，主动介绍病室周围布局和疾病常识，耐心解答问题，使患者尽快适应环境，打消顾虑，树立信心和认识自我价值，以稳定的情绪、积极乐观的态度面对疾病，配合治疗，达到解除大脑皮层抑制排便动作的效果。

2. 加强宣传教育　向患者讲解AMI的相关知识，发生便秘的可能性，保持大便通畅的重要性和用力排便的危害性，帮助其建立正常的排便条件反射和排便功能。一般最适宜的排便应安排在早餐后15~30分钟，此时训练排便易建立条件反射，日久便可养成定时排便的好习惯。

3. 饮食指导　急性期饮食应以低脂、清淡、易消化食物为主，少食多餐为原则，避免过饱，选食纤维丰富的水果、蔬菜如芹菜、韭菜、香蕉等，食用鲜奶、豆浆、核桃、芝麻、蜂蜜等润肠食物，并保证每日饮水1000毫升左右，禁忌烟、酒、茶、辣椒、可乐等刺激性的食品饮料。

4. 排便方法指导　由于环境及排便习惯方式的改变，多数患者开始时不习惯卧床排便或有人在旁。此时，护理人员要耐心向患者反复说明在床上排便的重要性，以取得患者配合，一旦有便意及时告知护士，以便护士及时给予帮助和护理。床上排便时用屏风遮挡，患者应取较舒适的体位，如患者不能适应卧床排便，可将床头抬高20°~30°，以增加患者舒适感。排便时叮嘱患者放松情绪，张口哈气以减轻腹压，勿屏气和用力排便，必要时可预防性含服抗心肌缺血药物，并做好床边监护，以免发生意外。

5. 按摩通便　每日3次按摩患者腹部，将两手搓热放在以脐部为中心的腹壁上，由升结肠向横结肠、降结肠、乙状结肠做环行按摩，每次10分钟，以促进肠蠕动，促使粪便排出。

6. 缓泻剂的应用　根据患者便秘的程度给予相应的处理。可给予果导片、蓖麻油、麻仁润肠丸等药物，每晚服用。也可给予开塞露通便，每次1~2个。患者取侧卧位，把药物挤入直肠后叮嘱患者做深呼吸，放松腹肌，使药液在直肠中保留5~10分钟后再慢慢排便。用泻药后，密切观察患者的排便情况，防止因排便次数增多而致腹泻，引起脱水和电解质紊乱，同时在肛周皮肤变红时给予皮肤处理，避免压疮发生。

7. 顽固性便秘患者　可选用1:2:3灌肠液，行小剂量低位灌肠，可起到良好的润滑作用，促进顺利排便。一般不可给老年人大剂量灌肠，以免因结肠突然排空引起意外。

第二节　急性冠状动脉综合征

急性冠状动脉综合征（acute coronary syndromes，ACS）是冠状动脉在原有病变的基础上，由于血栓形成或痉挛而极度狭窄甚至完全闭塞，冠脉血流急剧减少，心肌严重缺血而导致的一组症候群。在临床上主要包括不稳定心绞痛（unstable angina pectoris，UAP）、急性ST段升高性心肌梗死（ST segment elevation myocardial infarction，STEMI）、急性非ST段升高性心肌梗死（non-ST segment elevation myocardial infarction，NSTEMI）这三类疾病。急性冠脉综合征具有发病急、病情变化快、病死率高的特点，所以患者来诊后均需进行监护，以达到最大限度降低患者住院病死率，这对急诊护理抢救工作提出了新的挑战。

一、概　述

（一）概念

急性冠状动脉综合征（ACS）是指急性心肌缺血引起的一组临床症状。ACS根据心电图表现可以分为无ST段抬高和ST段抬高型两类。无ST段抬高的ACS包括不稳定性心绞痛（unstable angina pectoris，UA）和无ST段抬高的心肌梗死（NSTEMI）。冠状动脉造影和血管镜研究的结果揭示，UA、NSTEMI常常是由于粥样硬化块破裂，进而引发一系列导致冠状动脉血流减少的病理过程所致。许多试验表明溶栓治疗有益于ST段抬高型ACS，而无ST段抬高者溶栓治疗则未见益处。因此，区别两者并不像以前那样重要了，现将两者一并讨论。

UA主要有三种表现形式，即静息时发生的心绞痛、新发生的心绞痛和近期加重的心绞痛。新发生的心绞痛疼痛程度必须达到加拿大心脏学会（Council of Communication Society，CCS）心绞痛分级至少Ⅲ级方能定义为UA，新发生的慢性心绞痛疼痛程度仅达CCS心绞痛分级Ⅰ-Ⅱ者并不属于UA的范畴。

（二）病理生理

ACS的病理生理基础是由于心肌需氧和供氧的失衡而导致的心肌相对供血不足，主要由5个方面的原因所致：

1. 不稳定粥样硬化斑块破溃后继发的血栓形成造成相应冠脉的不完全性阻塞，是ACS最常见的原因，由血小板聚集和斑块破裂碎片产生的微栓塞是导致ACS中心肌标志物释放的主要原因。

2. 冠脉存在动力性的梗阻，如变异性心绞痛，这种冠脉局部的痉挛是由于血管平滑肌和内皮细胞的功能障碍引起，动力性的血管梗阻还可以由室壁内的阻力小血管收缩导致；另外一种少见的情况是心肌桥的存在，即冠脉有一段行走心肌内，当心肌收缩时，会产生"挤奶效应"，导致心脏收缩期冠脉受挤压而产生管腔狭窄。

3. 由内膜增生而非冠脉痉挛或血栓形成而导致的严重冠脉狭窄，这种情况多见于进展期的动脉粥样硬化或经皮穿刺冠脉介入治疗（percutaneous coronary intervention，PCI）后的再狭窄。

4. 冠脉的炎症反应（某些可能与感染有关，如肺炎衣原体和幽门螺旋杆菌），与冠脉的狭窄、斑块的不稳定以及血栓形成密切相关，特别是位于粥样硬化斑块肩部被激活的巨噬细胞和T-淋巴细胞可分泌基质金属蛋白酶，可导致斑块变薄和易于破裂。

5. 继发性UAP，这类患者有着冠脉粥样硬化导致的潜在狭窄，日常多表现为慢性稳定型心绞痛，但一些外来因素可导致心肌耗氧量的增加而发生UAP，如发热、心动过速、甲亢、低血压、贫血等情况。

冠状动脉粥样斑块破裂、崩溃是ACS的主要原因。斑块破裂后，血管内皮下基质暴露，血小板聚集、激活，继而激活凝血系统形成血栓，阻塞冠状动脉；此外，粥样斑块在致炎因子作用下，可发生炎细胞的聚集和激活，被激活的炎细胞释放细胞因子，激活凝血系统，并刺激血管痉挛，其结果是使冠状血流减少，心肌因缺血、缺氧而损伤，甚至坏死。心肌损伤坏死后，一方面心脏的收缩、舒张功能受损，心脏的射血能力降低，易发生心力衰竭；另一方面，缺血部位心肌细胞静息电位和动作电位均发生改变，与正常心肌细胞之间出现电位差，同时因心梗时患者交感神经兴奋性增高，心肌组织应激性增强，极易出现各种期前收缩、传导阻滞甚至室颤等心律失常。

二、临床表现

（一）症状

UAP引起的胸痛的性质与典型的稳定型心绞痛相似，但程度更为剧烈，持续时间长达20分钟以上，严重者可伴有血流动力学障碍，出现晕厥或晕厥前状态。原有稳定型心绞痛出现疼痛诱发阈值的突然降低；心绞痛发作频率的增加；疼痛放射部位的改变；出现静息痛或夜间痛；疼痛发作时出现新的伴随症状如恶心、呕吐、呼吸困难等；原来可以使疼痛缓解的方法（如舌下含化硝酸甘油）失效，以上皆提示不稳定心绞痛的发生。

老年患者以及伴有糖尿病的患者不表现为典型的心绞痛症状而表现为恶心、出汗和呼吸困难，还有一部分患者无胸部的不适而仅表现为下颌、耳部、颈部、上臂或上腹部的不适，孤立新出现的或恶化的呼吸困难是UAP中心绞痛等同发作最常见的症状，特别是老年患者。

（二）体征

UAP发作或发作后片刻，可以发现一过性的第三心音或第四心音以及乳头肌功能不全所导致的收缩期杂音，还可能出现左室功能异常的体征，如双侧肺底的湿啰音、室性奔马律，严重左室功能异常的患者可出现低血压和外周低灌注的表现。此外，体格检查还有助于发现一些导致继发性心绞痛的因素，如肺炎、甲亢等。

（三）心电图

在怀疑UA发作的患者，心电图（electrocardiogram，ECG）是首先要做的检查，ECG正常并不排除UA的可能，但UA发作时ECG无异常改变的患者预后相对较好。如果胸痛伴有两个以上的相邻导联出现ST的抬高≥1mm，则为STEMI，宜尽早行心肌再灌注治疗。胸痛时ECG出现ST段压低≥1mm、症状消失时ST的改变恢复是一过性心肌缺血的客观表现，持续性的ST段压低伴或不伴胸痛相对特异性差。

相应导联上的T波持续倒置是UA的一种常见ECG表现，这多反映受累的冠脉病变严重，胸前导联上广泛的T波深倒（≥2mm）多提示LAD的近端严重病变。因陈旧心梗ECG上遗有Q波的患者，Q波面向区域的心肌缺血较少引起ST的变化，如果有变化常表现为ST段的升高。

胸痛发作时ECG上ST的偏移（抬高或压低）和／或T波倒置通常随着症状的缓解而消失，如果以上ECG变化持续12小时以上，常提示发生非Q波心梗。心绞痛发作时非特异性的。ECG表现有ST段的偏移≤0.5mm或T波倒置≤2mm。孤立的Ⅲ导联Q波可能是正常发现，特别是在下壁导联复极正常的情况下。

在怀疑缺血性胸痛的患者，要特别注意排除其他一些引起ST段和T波变化的情况，在ST段抬高的患者，应注意是否存在左室室壁瘤、心包炎、变异性心绞痛、早期复极、预激综合征等情况。中枢神经系统事件以及三环类抗抑郁药或吩噻嗪可引起T波的深倒。

在怀疑心肌缺血的患者，动态的心电图检查或连续的心电监护至为重要，因为Holter显示85%～90%的心肌缺血不伴有心绞痛症状，此外，还有助于检出AMI，特别是在联合连续测定血液中的心脏标志物的情况下。

（四）生化标志物

既往心脏酶学检查特别是CK和CK-MB是区分UA和AMI的手段，对于CK和CK-MB轻度升高不够AMI诊断标准的仍属于UA的范畴。新的心脏标志物TnI和TnT对于判断心肌的损伤，较CK和CK-MB更为敏感和特异，时间窗口更长，既往诊为UA的患者，有1／5～1／4 TnI或TnT的升高，这部分患者目前属于NSTEMI的范畴，预后较真正的UA患者（TnI／TnT不升高者）要差。肌红蛋白检查也有助于发现早期的心梗，敏感性高而特异性低，阴性结果有助于排除AMI的诊断。

（五）核素心肌灌注显像

在怀疑UA的患者，在症状持续期MIBI注射行心肌核素静息显像发现心肌缺血的敏感性及特异性均高，表现为受累心肌区域的核素充盈缺损，发作期过后核素检查发现心肌缺血的敏感性降低。症状发作期间行核素心肌显像的阴性预测值很高，但是急性静息显像容易遗漏一部分ACS患者（大约占5%），因此不能仅凭一次核素检查即做出处理决定。

三、诊　断

（一）危险分层

1. 高危患者

（1）心绞痛的类型和发作方式：静息性胸痛，尤其既往48小时内有发作者；

（2）胸痛持续时间：持续胸痛20分钟以上；

（3）发作时硝酸甘油缓解情况：含硝酸甘油后胸痛不缓解；

（4）发作时的心电图：发作时动态性的ST段压低≥1毫米；

（5）心脏功能：心脏射血分数<40%；

（6）既往患心肌梗死，但心绞痛是由非梗死相关血管所致；

（7）心绞痛发作时并发心功能不全（新出现的S_3音、肺底啰音）、二尖瓣反流（新出现的收缩期杂音）或血压下降；

（8）心脏TnT（TnI）升高；

（9）其他影响危险因素分层的因素还有：高龄（>75岁）、糖尿病、CRP等炎性标志物或冠状动脉造影发现是三支病变或者左主干病变。

2. 低危患者

（1）没有静息性胸痛或夜间胸痛；

（2）症状发作时心电图正常或者没有变化；

（3）肌钙蛋白不增高。

（二）UAP诊断

UAP诊断依据：

1. 有不稳定性缺血性胸痛，程度在CCS Ⅲ级或以上。

2. 明确的冠心病证据：心肌梗死、PTCA、冠脉搭桥、运动试验或冠脉造影阳性的病史；陈旧心肌梗死心电图表现；与胸痛相关的ST-T改变。

3. 除外急性心肌梗死。

四、治　疗

（一）基本原则

首先对UAP／NSTFEMI患者进行危险度分层。低危患者通常不需要做冠状动脉造影，合适的药物治疗以及危险因素的控制效果良好。治疗药物主要包括：阿司匹林、肝素（或低分子肝素）、硝酸甘油和β-受体阻滞剂，所有的患者都应使用阿司匹林。血小板糖蛋白Ⅱb／Ⅲa受体拮抗剂（GBⅡb／Ⅲa受体拮抗剂）不适用于低危患者。低危患者的预后一般良好，出院后继续服用阿司匹林和抗心绞痛药物。

高危患者通常最终都要进入导管室，虽然冠脉造影的最佳时机还未统一。目前针对UAP／NSTEMI，存在两种不同的治疗策略，一种为早期侵入策略，即对冠脉血管重建术无禁忌证的患者在可能的情况下尽早行冠脉造影和据此指导的冠脉血管重建治疗；另一种为早期保守治疗策略，在充分的药物治疗基础上，仅对有再发心肌缺血者或心脏负荷试验显示为高危的患者（不管其对药物治疗的反应如何）进行冠脉造影和相应的冠脉血管重建治疗。

近来多数学者倾向于早期侵入策略，其理由是该策略可以迅速确立诊断，低危者可以早期出院，高危则可以得到有效的冠脉血管重建治疗。没有条件进行介入治疗的社区医院，早期临床症状稳定的患者保守治疗可以作为UAP／NSTEMI的首选治疗，但对于最初保守治疗效果不佳的患者应该考虑适时地进行急诊冠状动脉造影，必要时需介入治疗。在有条件的医院，高危UAP／NSTEMI患者可早期进行冠状动脉造影，必要时行PCI／CABG。在早期冠状动脉造影和PCI／CABG之后，静脉应用血小板GPⅡb／Ⅲa受体拮抗剂可能会使患者进一步获益，并且不增加颅内出血的并发症。

（二）一般处理

所有患者都应卧床休息开放静脉通道并进行心电、血压、呼吸的连续监测，床旁应配备除颤器。对于有发绀、呼吸困难或其他高危表现的患者应该给予吸氧。并通过直接或间接监测血氧水平确保有足够的血氧饱和度。若动脉血氧饱和度降低至<90％时，应予间歇高流量吸氧。手指脉搏血氧测定是持续监测血氧饱和度的有效手段，但对于无低氧危险的患者可不进行监测。应定期记录18导联心电图以判断心肌缺血程度、范围的动态变化。酌情使用镇静剂。

（三）抗血栓治疗

抗血小板和抗凝治疗是UAP／NSTEMI治疗中的重要一环，它有助于改变病情的进展和减少心肌梗死、心肌梗死复发和死亡。联合应用阿司匹林、肝素和一种血小板Ⅱb／Ⅲa受体拮抗剂代表着最高强度的治疗，适用于有持续性心肌缺血表现和其他一些具有高危特征的患者以及采用早期侵入措施治疗的患者。

抗血小板治疗应尽早，目前首选药物仍为阿司匹林。在不稳定性心绞痛患者症状出现后尽快给予服用，并且应长期坚持。对因过敏或严重的胃肠反应而不能服用阿司匹林的患者，可以使用噻吩吡啶类药物（氯比格雷或噻氯吡啶）作为替代。在阿司匹林或噻吩吡啶药物抗血小板治疗的基础上应该加用普通肝素或皮下注射低分子肝素。有持续性缺血或其他高危的患者，以及计划行经皮冠状动脉介入（PCI）的患者，除阿司匹林和普通肝素外还应加用一种血小板GPⅡb／Ⅲa受体拮抗剂。对于在其后24小时内计划做PCI的不稳定心绞痛患者，也可使用阿昔单抗治疗12～24小时。

（四）抗缺血治疗

1. 硝酸酯类药物　本类药物可扩张静脉血管、降低心脏前负荷和减少左心室舒张末容积，从而降低心肌氧耗。另外，硝酸酯类扩张正常的和硬化的冠状动脉血管，且抑制血小板的聚集。对于UAP患者，在无禁忌证的情况下均应给予静脉途径的硝酸酯类药物。根据反应逐步调整剂量。应使用避光的装置以$10\mu g / min$的速率开始持续静脉点滴，每3~5分钟递增$10\mu g / min$，出现头痛症状或低血压反应时应减量或停药。

硝酸酯类血流动力学效应的耐受性呈剂量和时间依赖性，无论何种制剂在持续24小时治疗后都会出现耐药性。对于需要持续使用静脉硝酸甘油24小时以上者，可能需要定期增加滴注速率以维持疗效，或使用不产生耐受的硝酸酯类给药方法（较小剂量和间歇给药）。当症状已经控制后，可改用口服剂型治疗。静滴硝酸甘油的耐药问题与使用剂量和时间有关，使用小剂量间歇给药的方案可最大限度地减少耐药的发生。对需要24小时静滴硝酸甘油的患者应周期性的增加滴速维持最大的疗效。一旦患者症状缓解且在12~24小时内无胸痛以及其他缺血的表现，应减少静滴的速度而转向口服硝酸酯类药物或使用皮肤贴剂。对症状完全控制达数小时的患者，应试图给予患者一个无硝酸甘油期避免耐药的产生，对于症状稳定的患者，不宜持续24小时静滴硝酸甘油，可换用口服或经皮吸收型硝酸酯类制剂。另一种减少耐药发生的方法是联用一种巯基提供剂如卡托普利或N-乙酰半胱氨酸。

2. β受体阻滞剂　β受体阻滞剂的作用可因交感神经张力、左室壁应力、心脏的变力性和变时性的不同而不同。β受体阻滞剂通过抑制交感神经张力、减少斑块张力达到减少斑块破裂的目的。因此β受体阻滞剂不仅可在AMI后减少梗死范围，而且可有效地降低UAP演变成为AMI的危险性。

3. 钙通道阻断剂　钙通道阻断剂并不是UAP治疗中的一线药物，随机临床试验显示，钙通道阻断剂在UAP治疗中的主要作用是控制症状，钙通道阻断剂对复发的心肌缺血和远期死亡率的影响，目前认为短效的二氢吡啶类药物如硝苯地平单独用于急性心肌缺血反而会增加死亡率。

4. 血管紧张素转换酶抑制剂（angiotensin converting enzyme inhibitor，ACEI）ACEI可以减少急性冠状动脉综合征患者、近期心肌梗死或左心室收缩功能失调患者、有左心室功能障碍的糖尿病患者以及高危慢性冠心病患者的死亡率。因此ACS患者以及用β受体阻滞剂与硝酸酯类不能控制的高血压患者如无低血压均应联合使用ACEI。

（五）介入性治疗

UAP／NSTEMI中的高危患者早期（24小时以内）在干预与保守治疗基础上加必要时紧急干预比较，前者明显减少心肌梗死和死亡的发生，但早期干预一般应该建立在使用血小板糖蛋白Ⅱb／Ⅲa受体拮抗剂和／或口服氯吡格雷的基础之上。

冠状动脉造影和介入治疗（PCI）的适应证：

1. 顽固性心绞痛，尽管有充分的药物治疗，仍反复发作胸痛。

2. 尽管有充分的药物治疗，心电图仍有反复的缺血发作。

3. 休息时心电图ST段压低，心脏标志物（肌钙蛋白）升高。

4. 临床已趋稳定的患者出院前负荷试验有严重缺血征象，如最大运动耐量降低，不能以其他原因解释者；低做功负荷下几个导联出现较大幅度的ST段压低；运动中血压下降；运动中出现严重心律失常或运动负荷同位素心肌显像示广泛或者多个可逆的灌注缺损。

5. 超声心动图示左心室功能低下。

6. 既往患过心肌梗死，现有较长时间的心绞痛发作者。

五、护理措施

患者到达急诊科，护士是第一个接待者，护士必须在获得检查数据和医生做出诊断之前，选择必要的紧急处置措施。急诊护士尤其应在ACS综合征患者给予适时、有效的治疗方面发挥作用。护士需要在医疗资源有限的环境下，在患者床边判定紧急情况，避免延误。作为急诊护士还要具备心脏病护理技术，能处置AMI，用电子微量注射泵进行输液，识别心律失常和准确处理严重心脏危象。

（一）病情观察

1. ACS患者病情危重、变化迅速、随时都可能出现严重的并发症。

2. 要认真细致地观察患者的精神状况、面色、意识、呼吸、注意有无出冷汗、四肢末梢发凉等。

3. 经常询问患者有无胸痛、胸闷，并注意伴随的症状和程度，尤其是夜间。

4. 常规持续心电、血压监护严密观察心率（律）、心电图示波形态变化，对各种心律失常及时识别，并报告医生及时处理。

5. 有低血压者给予血压监护直到血压波动在正常范围。

6. 有心力衰竭者给血氧饱和度监测，以保证血氧饱和度在95%～99%。

7. 急性心肌梗死患者还要定时进行心电图检查和心肌酶的检测，了解急性心肌梗死的演变情况。

8. 在监护期间，应注意患者有无出血倾向。观察患者的皮肤、黏膜、牙龈有无出血。观察尿的颜色。询问有无腹痛、腰痛、头痛现象。对行尿激酶溶栓治疗的急性心肌梗死患者，更应严密观察。

（二）病情评估

ACS的患者常需急诊入院，将患者送入监护室后，急诊科护士迅速评估患者是否有高度危险性或低度危险性非常重要。根据评估情况严格按照急诊护理路径，迅速采取相应措施。

1. 危险评估　迅速地评估患者是否有高度或低度危险的ACS，这是当今对护士的最大挑战。

（1）有研究表明约33％的AMI的患者在发病初期无胸痛的表现，然而这些被延迟送入医院的患者有更高的危险性，因为无典型胸痛的患者很少能及时得到溶栓、血管成形术或阿司匹林、β阻滞剂、肝素等药物治疗。

（2）每年大约460万具有急性冠脉局部缺血症状的患者来到急诊科，其中只有大约25％的患者确诊后被允许入院。

（3）在急诊科疑为ACS的患者中，只有约1／3的有真的病变。

急诊护理的决定性作用在于快速完成对患者的评估，并且在早期对ACS高危人群提供及时的紧急看护照顾，使病情缓解。据统计，每年有100万人发生AMI，约25％的患者在到达急诊科前死亡。那些到达医院的患者仍有死亡可能。

2. Antman危险评分量表　早期危险评估的7分危险评分量表：

（1）年龄>65岁；

（2）存在3个以上冠心病危险因素；

（3）既往血管造影证实有冠状动脉阻塞；

（4）胸痛发作时心电图有ST段改变；

（5）24小时内有2次以上心绞痛发作；

（6）7天内应用了阿司匹林；

（7）心肌坏死标记物升高。

具有上述危险因素的患者出现死亡、心肌梗死或需血管重建的负性心脏事件的可能性增高。评分越高危险性越大，且这些患者从低分子肝素、血小板GP Ⅱb／Ⅲa受体拮抗剂和心脏介入等治疗中获益也越大。这一评分系统简单易行，使早期对患者进行客观的危险分层成为可能，有利于指导临床对患者进行及时正确的治疗。

（三）急救护理

1. 早期干预原则　在急诊情况下，一旦胸痛患者明确了ACS的诊断，快速和有效的干预即迅速开始。1999年在美国心脏病学会（ACC）和美国心脏联合会（AHA）制定的ACS治疗指南中曾推荐：患者应在发病10分钟内到达急诊科，对所有不稳定心绞痛患者给予吸氧、静脉输液、连续的心电图（ECG）监护。并依据临床表现将患者分为高度危险、中度危险和低度危险。高度危险患者严格管理，低度危险患者必须按监护程序治疗，并定期随访，急诊护士和医师必须精确地估定患者的危险层次。

2. 干预时间分期　近来国外有学者将早期干预分为4个节段，称为"4Ds"。时间（症状，Symptom），症状开始的时间点，它代表着冠状动脉闭塞的时间，虽然它是个比较好的指标，但不是完美的时间点。

时间1（门口，Door）：患者入急诊科的时间点。

时间2（资料，Data）：患者进行初步检查及心电图等材料的时间点。

时间3（决定，Decision）：决定是否进行溶栓治疗或进一步检查的时间点。

时间4（药物，Drug）：开始用药物或治疗的时间点。

其中时间1~2：6~11分钟；2~3：20~22分钟；3~4：20~37分钟。

GISSI-2研究中，不足30%的患者在症状发生后3小时才得到治疗。耽搁时间在3~5小时，其主要原因是：

（1）患者本身的耽搁：患者在就医问题上耽搁时间是延误时间的一个主要因素，其原因多在患者发病的初期症状较轻、未意识到病情的严重性，或地处偏僻，交通不便。

（2）运送患者的过程：患者发病后运送至医院途中，也要耽搁一些时间，据估计一般约为30分钟到数小时。

（3）医院内耽搁：患者到达医院以后耽搁时间是相当普遍的。在多数研究中，从患者到达医院至实施溶栓治疗，耽搁时间约为45~90分钟。

在症状发作不到1小时内接受治疗的患者6周病死率为3.2%；在症状发作4小时接受治疗的患者6周病死率为6.2%。事实上非常早期的综合治疗（包括市区及郊区）可减少50%心肌梗死的发病率。"4Ds"在减少从发病到处理的时间延误方面发挥了积极作用。

3. 急诊过程耽搁　ACS患者急诊就诊耽搁主要在：

（1）患者到医院接受医师检查时；

（2）对患者胸痛评估时，因为这需要仔细观察；

（3）做ECG时；

（4）诊断技师不能及时识别ST变化，ECG报告延迟传递到内科医师时。

为避免这些急诊耽搁，有些医院尝试由急诊科护士做ECG，并直接由医师快速阅读ECG。还可自行设计护理观察记录文书，既节省了护士书写的时间，又提高了护理质量标准。

4. 一般急救措施

（1）立即让患者采取舒适体位，并发心力衰竭者给半卧位。

（2）常规给予吸氧，3~5L/min。

（3）连接好心电监护电极和测血压的袖带（注意电极位置应避开除颤区域和心电图胸前导联位置）。开启心电监护和无创血压监护。必要时给予血氧饱和度监护。

（4）协助给患者做全导联心电图作为基础心电图，以便对照。

（5）在左上肢和左下肢建立静脉通路，均留置Y形静脉套管针（以备抢救和急诊介入手术中方便用药）。

（6）备好急救药品和除颤器。

（7）抗凝疗法：给予嚼服肠溶阿司匹林100~300mg，或加用氯吡格雷片75毫克，

1次／d，皮下注射低分子肝素等。

（8）介入疗法：对于ACS患者的治疗尤其是急性心肌梗死，尽快重建血运极为重要，对行急诊PCI的患者应迅速做好术前的各项准备。

5. 急诊冠状动脉介入治疗（percutaneous coronary intervention，PCI）的术前准备

（1）首先向患者及家属介绍介入诊断和治疗的目的、方法及优点。

（2）急查血常规，血凝全套，心肌酶谱，甲、乙、丙肝抗体，抗HIV等，术区备皮，做碘过敏皮试。

（3）让患者排空膀胱，必要时留置导尿管。

（4）嚼服肠溶阿司匹林0.3克，口服氯吡格雷片300毫克，备好沙袋、氧气袋，全程监护，护送患者到导管室。

6. 急诊PCI术后监护

（1）患者返回病房后，护士立即进行心电、血压的监护，注意心率（律）的变化。

（2）急诊PCI患者术后常规留置动脉鞘管6～12小时。嘱患者术侧肢体伸直制动，防止鞘管脱出、折断和术侧肢体的血栓形成。观察术区有无渗血，触摸双侧足背动脉搏动情况，皮肤颜色和肢体温度的变化。协助按摩术侧肢体。

（3）动脉鞘管拔管前应向患者说明拔管的简要过程，消除其紧张心理。医生拔管时，护士应准备好急救药品，如阿托品、多巴胺等，观察患者心电监护和血压。拔管后，对穿刺部位进行加压包扎，观察有无渗血，保持局部清洁无菌，严格交接班并做好记录。

（四）心肌耗氧量与护理

在ACS发病的极早期患者心肌脆弱，电活动极不稳定，心脏供血和耗氧量之间的矛盾非常突出，因此在发病早期，尤其是24小时以内，限制患者活动，以降低心肌耗氧量，缓解心肌供血和需求之间的矛盾，对保证患者平稳度过危险期，促进心肌恢复，具有非常重要的意义。

1. 心肌耗氧量　影响心肌耗氧量的主要因素有心脏收缩功、室壁张力、心肌体积。Katz提出以二项乘积（D-P）作为心肌耗氧量的指标，其公式为最大血压乘以心率。由于该指标计算方法简单，可重复性好，临床研究证实其与心肌耗氧量的真实情况相关性好，已被广泛应用于临床。

2. 排便动作　各种干预因素都可能引起D-P的增加，排便时患者需要屏住呼吸，使膈肌下沉，收缩腹肌，增加腹压，这一使力的动作，加上卧位排便造成的紧张、不习惯等因素，会导致血压升高和心率加快，从而加重心脏负担，使心脏的氧供和氧耗之间失衡，增加心律失常的发生危险。因此在护理中需注意：

（1）必须保证ACS患者大便通畅，如给予缓泻剂、开塞露等。

（2）另有研究表明坐位排便的运动强度低于卧位排便，故对无法适应卧位排便的

患者在监护的情况下试行坐位排便，以缓解其焦虑情绪。

（3）在患者排便期间还必须加强监护，要有护士在场，以应对可能出现的意外情况。

3. 接受探视　患者接受探视时D-P增加明显。亲友的来访使患者情绪激动，交感神经兴奋，心脏兴奋性增强，心肌耗氧量增加，尤其是来访者表现出过度紧张和不安时更是如此。因此在护理中：①应尽可能地减少探视的次数；②对来访者应事先进行教育，说明避免患者情绪波动对患者康复的意义；③对经济有困难的患者，应劝其家属暂不谈及经费问题。

4. 音乐疗法　曾有研究表明对心肌梗死及不稳定心绞痛患者进行音乐疗法，可使其情绪稳定，交感神经活动减少，副交感神经活动增强，从而使心肌耗氧量减少。但有些研究没有得出类似的结论，其原因可能是对象和乐曲的选择有问题，很难想象一个乐盲和一个音乐家对同一首曲子会有同样的反应，也很难想象一个人在听到喜乐和听到哀乐时会有一样的心情。因此在进行音乐疗法时应加强针对性。

第三节　心律失常

正常心律起源于窦房结，频率60～100次／分钟（成人），比较规则。窦房结冲动经正常房室传导系统顺序激动心房和心室，传导时间恒定（成人0.12～1.21s）；冲动经束支及其分支以及浦肯野纤维到达心室肌的传导时间也恒定（≤0.10s）。心律失常指心律起源部位、心搏频率与节律以及冲动传导等任一项异常。"心律失常"或"心律不齐"等词的含义偏重于表示节律的失常，心律失常既包括节律又包括频率的异常。常见的有窦性心律不齐、心动过速、心动过缓、期前收缩、心房颤动、心脏传导阻滞等。

一、分类

心律失常分类方法繁多，较简明的有以下两类。

（一）按病理生理分类

1. 激动起源失常

（1）窦性心律失常：①窦性心动过速。②窦性心动过缓。③窦性心律不齐。④窦性停搏。⑤窦房传导阻滞。

（2）异位心律失常：

1）被动性：①逸搏：房性、结性、室性。②异位心律：房性、结性、室性。

2）主动性：①期前收缩：房性、结性、室性。②异位心律：阵发性心动过速：房性、结性、室性；扑动与颤动：房性、室性；"非阵发性"心动过速：结性、室性。

③并行心律：房性、结性、室性。

2. 激动传导失常

（1）生理性传导阻滞–干扰与脱节：房性、结性、室性。

（2）病理性传导阻滞：①窦房传导阻滞。②房内传导阻滞。③房室传导阻滞：第一度房室传导阻滞、第二度房室传导阻滞、第三度（完全性）房室传导阻滞。④室内传导阻滞：分为完全性室内传导阻滞和不完全性束支传导阻滞，前者又分为完全性左束支和完全性右束支传导阻滞。

3. 传导途径异常　预激综合征。

（二）临床分类

心律失常可按其发作时心率的快慢而分为快速性和缓慢性两大类。

1. 快速性心律失常

（1）期前收缩：房性、房室交界性、室性。

（2）心动过速：①窦性心动过速。②室上性：阵发性室上性心动过速、非折返性房性心动过速、非阵发性交界性心动过速。③室性：室性心动过速（阵发性、持续性）、尖端扭转型、加速性心室自主心律。

（3）扑动和颤动：心房扑动、心房颤动、心室扑动、心室颤动。

（4）可引起快速性心律失常的预激综合征。

2. 缓慢性心律失常

（1）窦性心动过缓、窦性停搏、窦房传导阻滞、病态窦房结综合征。

（2）房室交界性心律。

（3）心室自主心律。

（4）引起缓慢性心律失常的传导阻滞：①房室传导阻滞：一度、二度（Ⅰ型、Ⅱ型）、三度。②心室内传导阻滞：完全性右束支传导阻滞、完全性左束支传导阻滞、左前分支阻滞、左后分支阻滞、双侧束支阻滞、右束支传导阻滞并发分支传导阻滞、三分支传导阻滞。

二、发病机制

（一）快速性心律失常

1. 冲动传导异常—折返　折返是发生快速心律失常的最常见的机制。形成折返激动的条件是：

（1）心脏的两个或多个部位的电生理的不均一性（即传导性或不应性的差异），这些部位互相连接，形成一个潜在的闭合环；

（2）使在环形通路的基础上一条通道内发生单向阻滞；

（3）可传导通道的传导减慢，使最初阻滞的通道有时间恢复其兴奋性；

（4）最初阻滞的通道的再兴奋，从而可完成一次折返的激动。

冲动经过这个环反复循环，引起持续性的加速心律失常。折返心律失常能由期前收缩发动和终止，也能由快速刺激终止（称为超速抑制）。这些特点有助于区别折返性心律失常和触发活动引起的心律失常。

2. 自律性增高　窦房结和异位起搏点的自律性增强。窦房结或其某些传导纤维的自发性除极明显升高，该处所形成的激动更可控制整个心脏导致心动过速，或提前发出冲动形成期前收缩。多发生于以下病理生理状态：①内源性或外源性儿茶酚胺增多。②电解质紊乱（如高血钙、低血钾）。③缺血缺氧。④机械性效应（如心脏扩大）。⑤药物：如洋地黄等。

3. 触发活动　在某些情况下，如局部儿茶酚胺浓度增高、低血钾、高血钙、洋地黄中毒等，在心房、心室或希氏-浦肯野组织能看到触发活动。这些因素导致细胞内钙的积累，引起动作电位后的除极化，称为后除极化。当后除极化的振幅继续增高时，能达到阈水平和引起重复的激动。连续触发激动即可形成阵发性心动过速。

（二）缓慢性心律失常

1. 窦房结自律性受损　如炎症、缺血、坏死或纤维化可致窦房结功能衰竭，起搏功能障碍，引起窦性心动过缓，窦性停搏。

2. 传导阻滞

（1）窦房结及心房病变，可引起窦房传导阻滞，房内传导阻滞。

（2）房室传导阻滞是由于房室结或房室束的传导功能降低，窦房结的兴奋激动不能如期向下传导而引起的。可分为生理性和病理性两种，病理性常见于风湿性心肌炎、白喉及其他感染、冠心病、洋地黄中毒等，生理性多系迷走神经兴奋性过高。

三、临床表现与诊断

（一）临床表现

心律失常常见于各种原因的心脏病患者，少数类型也可见于无器质性心脏病的正常人。其临床表现是一种突然发生的规律或不规律的心悸、胸痛、眩晕、心前区不适感、憋闷、气急和手足发凉等。严重时可产生晕厥、心源性休克，甚至心搏骤停而危及生命。有少部分心律失常患者可无症状，仅有心电图改变。

各种类型的心律失常对脑部血液循环的影响并不相同。在房性及室性期前收缩时，脑血流量降低8%～12%，其中室性期前收缩使脑血流量降低的程度较房性期前收缩更大；偶发的期前收缩对脑循环血量影响较小，而频发的期前收缩对脑血液循环影响更大。室上性阵发性心动过速使脑血流量下降约14%；快速心房颤动时，脑血流量降低约23%；室性阵发性心动过速时影响还要加大，脑血流量下降40%～75%。如果患者平时健康，那么心律失常所引起的脑血流量减少可使患者出现一过性脑缺血，有的不发生症状。

但在老年患者，如果原有脑动脉硬化，本来脑血流量已经减少，当心律失常发生后，脑血流量进一步减少，更加重了脑缺血的症状，患者往往会出现晕厥、抽搐、昏迷，甚至出现一过性或永久性脑损害征象，如失语、失明、瘫痪等。

当心律失常发生时，肾血流量发生不同程度的减少。多发性房性或室性期前收缩，肾血流量减少8%～10%；房性阵发性心动过速时肾血流量减少约18%；室性阵发性心动过速时肾血流量减少约60%；快速房颤时，肾血流量减少约20%；如果发生严重的心律失常，肾血流量将进一步减少，可能有利于保护其他重要器官。由于肾血流量的减少，患者可出现少尿、蛋白尿、氮质血症，甚至导致肾功能衰竭。

各种心律失常均可引起心脏冠状动脉血流量的减少。经测定房性期前收缩使冠状动脉血流量减少约5%；室性期前收缩使冠状动脉血流量减少约12%；频发室性期前收缩使冠状动脉血流量减少约25%；房性阵发性心动过速使冠状动脉血流量减少约35%；室性阵发性心动过速使冠状动脉血流量减少达60%；冠状动脉正常的人，可以耐受快速的心律失常所引起的冠状动脉血流量的降低，而不发生心肌缺血。如果冠状动脉原来有硬化、狭窄时，即使轻度的心律失常也会发生心肌缺血，甚至心力衰竭。因此，这类患者常出现心绞痛、气短、肺水肿、心力衰竭的症状。

（二）诊断

1. 病史　详细的病史可为诊断提供有用的线索，尤其对病因的诊断意义更大。

2. 体检　听心音、测心率，对心脏的体征做细致检查，有助于诊断。

3. 心电图　是最重要的诊查技术。判断心电图的要点：

（1）节律是否规则，速率正常、过快或过慢。

（2）P波的形态和时限是否正常。

（3）QRS波的形态和时限。

（4）PR间期的速率和节律性。

（5）ST段正常、下降或抬高。

（6）T波向上或向下。

4. 其他辅助检查　动态心电图、运动试验、食管心电图描记、临床电生理检查等。

四、治疗

心律失常的治疗应包括发作时治疗与预防发作。除病因治疗外，尚可分为药物治疗和非药物治疗两方面。

（一）病因治疗

病因治疗包括纠正心脏病理改变、调整异常病理生理功能（如冠脉动态狭窄、泵功能不全、自主神经张力改变等），以及去除导致心律失常发作的其他诱因（如电解质失调、药物不良反应等）。

（二）药物治疗

药物治疗缓解心律失常一般选用增强心肌自律性和／或加速传导的药物，如拟交感神经药（异丙–肾上腺素等）、迷走神经抑制药物（阿托品）或碱化剂（乳酸钠或碳酸氢钠）。治疗快速心律失常则选用减慢传导和延长不应期的药物，如迷走神经兴奋剂（新的明、洋地黄制剂）、拟交感神经药间接兴奋迷走神经（甲氧明、去氧肾上腺素）或抗心律失常药物。

目前临床应用的抗心律失常药物已有数十种，常按药物对心肌细胞动作电位的作用来分类。Ⅰ类药抑制0相除极，曾被称为膜抑制剂，按抑制程度强弱及对不应期和传导速度的不同影响，再分为Ⅰa、Ⅰb和Ⅰc亚类，分别以奎尼丁、利多卡因和恩卡尼作为代表性药物。Ⅱ类为肾上腺素β受体阻滞剂；Ⅲ类延长动作电位时限和不应期，以胺碘酮为代表性药物；Ⅳ类为钙内流阻滞剂，以维拉帕米为代表性药物。

抗心律失常药物治疗不破坏致心律失常的病理组织，仅使病变区内的心肌细胞电生理性能如传导速度和／或不应期长短有所改变，长期服用均有不同程度的不良反应，严重的可引起室性心律失常或心脏传导阻滞而致命。因而临床应用时宜严格掌握适应证，并熟悉几种常用抗心律失常药物的作用，包括半衰期、吸收、分解、排泄、活性代谢产物、剂量和不良反应。

（三）非药物治疗

非药物治疗包括机械方法兴奋迷走神经、心脏起搏器、电复律、电除颤、体内自动电除颤器、射频消融和冷冻或激光消融以及手术治疗等。反射性兴奋迷走神经的方法有压迫眼球、按摩颈动脉窦、捏鼻用力呼气和屏住气等。心脏起搏器多用于治疗缓慢心律失常，以低能量电流按预定频率有规律地刺激心房或心室，以维持心脏活动；亦用于治疗折返性快速心律失常和心室颤动，通过程序控制的单个或连续快速电刺激中止折返形成。直流电复律和电除颤分别用于终止异位性快速心律失常发作和心室颤动，用高压直流电短暂经胸壁作用或直接作用于心脏，使正常和异常起搏点同时除极，恢复窦房结的最高起搏点。为了保证安全，利用患者心电图上的R波触发放电，避开易损期除极发生心室颤动的可能，称为同步直流电复律，适用于心房扑动、心房颤动、室性和室上性心动过速的转复。治疗心室扑动和心室颤动时则用非同步直流电除颤。电除颤和电复律疗效迅速、可靠而安全，是快速终止上述快速心律失常的主要治疗方法，但并无预防发作的作用。

五、护理措施

（一）病情观察

1. 心律　当心电图或心电示波监护中发现以下任何一种心律失常时，都应及时与医师联系，并准备急救处理。

（1）频发室性期前收缩（每分钟5次以上）或室性期前收缩呈二联律。

（2）连续出现两个以上多源性室性期前收缩或反复发作的短阵室上性心动过速。

（3）室性期前收缩落在前一搏动的T波之上（RonT现象）。

（4）心室颤动或不同程度房室传导阻滞。

2. 心率　当听心率、测脉搏1分钟以上发现心音、脉搏消失，心率低于40次／分钟或心率大于160次／分钟的情况时，应及时报告医师，并做出及时处理。

3. 血压　如患者血压低于80mmHg（10.6kPa），脉压差小于20mmHg（2.7kPa），面色苍白，脉搏细速，出冷汗，神志不清，四肢厥冷，尿量减少，应立即进行抗休克处理。

4. 阿–斯综合征　患者意识丧失，昏迷或抽搐，此时大动脉搏动消失，心音消失，血压测不到，呼吸停止或发绀，瞳孔放大。

5. 心脏骤停　突然意识丧失、昏迷或抽搐，此时大动脉搏动消失，心音消失，血压为0，呼吸停止或发绀，瞳孔放大。

6. 听诊的应用　利用听诊器可以对下列心律失常做出诊断：

（1）窦性心律不齐、窦性心动过速、窦性心动过缓。

（2）期前收缩：根据患者期前收缩的心音强弱及其后的间歇时间的长短，来判定期前收缩是房性或是室性。

（3）心房颤动和心房扑动：根据心音强弱不一，节律不齐可以诊断房颤。

但是，利用听诊器判断心律失常仍有它的局限性，在临床上有些心律失常是无法用听诊器发现的，如预激综合征、Ⅰ度房室传导阻滞、室内传导阻滞等。对于期前收缩，用听诊器也很难诊断其起源和性质。

（二）对症处理

1. 阿–斯综合征抢救配合

（1）可叩击心前区或进行胸外心脏按压，通知医师，并备齐各种抢救药物及用品。

（2）静脉推注肾上腺素或阿托品等药物。

（3）心室颤动时积极配合医师做电击除颤，或安装人工心脏起搏器。

2. 心脏骤停抢救配合。

（三）一般护理

1. 休息　对于偶发、无器质性心脏病的心律失常，不需卧床休息，注意劳逸结合，对有血流动力学改变的轻度心律失常患者应适当休息，避免劳累。严重心律失常者应卧床休息，直至病情好转后再逐渐起床活动。

2. 生活方式　压力过大常可引起患者心率增快，并触发某种心律失常。放松疗法有助于预防或控制压力引起的心律失常。运动、沉思及瑜伽功等有助于调节自主神经张力。由于香烟中的尼古丁也可以导致心律失常，故应积极戒烟。限制摄入咖啡等其他刺激性饮料，它们可使心率加快。

3. 营养及饮食　无机钙、镁和钾在调节心脏活动中起了关键性作用。当机体缺乏这些物质时，就会出现心律失常（但是过量也会引发一些问题，特别是钙）。静脉内使用镁剂可以纠正心动过速及其他一些心律失常。可以从坚果、蚕豆、大豆、麸糠、深绿叶蔬菜和鱼中获得镁。许多水果和蔬菜中含有钾。注意摄取太多的盐类和饱和脂肪会耗尽肌体的镁、钾储备；同样使用大量的利尿剂或泻药，也可造成低钾、低镁。

4. 药疗护理　根据不同抗心律失常药物的作用及不良反应，给予相应的护理，如利多卡因可致头晕、嗜睡、视力模糊、抽搐和呼吸抑制，因此静脉注射累积不宜超过300 mg／2h；普罗帕酮易致恶心、口干、头痛等，故宜饭后服用；奎尼丁可出现神经系统方面改变，同时可致血压下降、QRS波增宽，QT间期延长，故给药时须定期测心电图、血压、心率，若血压下降、心率慢或不规则应暂时停药。

（四）简便疗法

1. 面部寒冷刺激　海狮潜入冰冷的水下是通过自主神经反射使心率快速减慢，从而保护自己。人类也有自主神经反射，它对终止偶发的心动过速十分重要。发生心律失常时，将面部浸入冷水中，有可能使心动过速停止。

2. 深呼吸后屏气，可使迷走神经兴奋，也可终止心动过速。

3. 轻压颈部右侧突出的颈动脉（颈动脉窦），有助于中止心动过速。但老年人慎用，颈动脉窦过敏者禁用，有时可致心脏停搏。

4. 对于室上性心律失常，可试用"迷走神经兴奋法"治疗。坐下向前弯腰，然后屏住呼吸做吹气动作，像吹气球一样。

总之，作为护士应该知道患者所患的是什么病，容易发生的是哪一种心律失常，有什么预防和治疗方法。这样才能在患者出现病情变化时，做出准确的抢救护理，从而提高抢救的成功率。

第四节　高血压危象

在急诊工作中，常常会遇到一些血压突然和显著升高的患者，伴有症状或有心、脑、肾等靶器官的急性损害，如不立即进行降压治疗，将产生严重的并发症或危及患者生命，称为高血压危象。其发病率占高血压患者的1%～5%。

一、概述

以往的文献和教科书中有关高血压患者血压急速升高的术语有：高血压急症、高血压危象、高血压脑病、恶性高血压、急进型高血压等。不同的作者所给的定义以及包含的内容有所不同，有些甚至比较混乱。美国高血压预防、检测、评价和治疗的全国联合委员会第七次报告（JNC7）对高血压急症和次急症给出了明确的定义。高血压急症指血压急性快速和显著持续升高同时伴有急性靶器官损害。如果仅有血压显著升高，但不伴有靶器官新近或急性功能损害，则定义为高血压次急症。广义的高血压危象包括高血压急症和次急症；狭义的高血压危象等同于高血压急症。

值得注意的是，高血压急症与高血压次急症均可并发慢性器官损害，但区别两者的唯一标准是有无新近发生的或急性进行性的严重靶器官损害。高血压水平的绝对值不构成区别两者的标准，因为血压水平的高低与是否伴有急性靶器官损害或损害的程度并非成正比。例如，孕妇的血压在210／120mmHg（28.0／16.0kPa）可能会并发子痫，而慢性高血压患者血压高达220／140mmHg（29.3／18.7kPa）可能无明显症状，前者隶属于高血压急症，而后者则被视为高血压次急症。临床上，有些高血压急症患者可能过去已经有高血压（原发性或继发性），而有些患者可能首次就诊才发现高血压。

二、病因与发病机制

（一）病因

高血压急症的病因临床上主要包括：①急性脑血管病：脑出血、脑动脉血栓形成、脑栓塞、蛛网膜下腔出血等。②主动脉夹层动脉瘤。③急性左心衰竭伴肺水肿。④急性冠状动脉综合征（不稳定心绞痛、急性心肌梗死）。⑤先兆子痫、子痫。⑥急性肾衰竭。⑦微血管病性溶血性贫血。

高血压次急症的病因临床上主要包括：①高血压病3级（极高危）。②嗜铬细胞瘤。③降压药物骤停综合征。④严重烧伤性高血压。⑤神经源性高血压。⑥药物性高血压。⑦围术期高血压。

（二）促发因素

高血压危象的促发因素有很多，最常见的是在长期原发性高血压患者中血压突然升高，占40%～70%。另外，25%～55%的高血压危象患者有可查明原因的继发性高血压，肾实质病变占其中的80%。高血压危象的继发性原因主要包括：

1. 肾实质病变　原发性肾小球肾炎、慢性肾盂肾炎、间质性肾炎。
2. 涉及肾脏的全身系统疾病　系统性红斑狼疮、系统性硬皮病、血管炎。
3. 肾血管病　结节性多动脉炎、肾动脉粥样硬化。
4. 内分泌疾病　嗜铬细胞瘤、库兴综合征、原发性醛固酮增多症。
5. 药品　可卡因、苯异丙胺、环孢素、可乐定、苯环利定。
6. 主动脉狭窄。
7. 子痫和先兆子痫。

（三）发病机制

各种高血压危象的发病机制不尽相同，某些机制尚未完全阐明，但与下列因素有关：

1. 交感神经张力亢进和缩血管活性物质增加　在各种应激因素（如严重精神创伤、情绪过于激动等）作用下，交感神经张力、血液中血管收缩活性物质（如肾素、血管紧张素Ⅱ等）大量增加，诱发短期内血压急剧升高。

2. 局部或全身小动脉痉挛

（1）脑及脑细小动脉持久性或强烈痉挛导致脑血管继之发生"强迫性"扩张，结果脑血管过度灌注，毛细血管通透性增加，引起脑水肿和颅内高压，诱发高血压脑病。

（2）冠状动脉持久性或强烈痉挛导致心肌明显缺血、损伤甚至坏死等，诱发急性冠脉综合征。

（3）肾动脉持久性或强烈收缩导致肾脏缺血性改变、肾小球内高压力等，诱发肾衰竭。

（4）视网膜动脉持久性或强烈痉挛导致视网膜内层组织变性坏死和血-视网膜屏障破裂，诱发视网膜出血、渗出和视神经盘水肿。

（5）全身小动脉痉挛导致压力性多尿和循环血容量减少，反射性引起缩血管活性物质进一步增加，形成病理性恶性循环，加剧血管内膜损伤和血小板聚集，最终诱发心、脑、肾等重要脏器缺血和高血压危象。

3. 脑动脉粥样硬化　高血压促成脑动脉粥样硬化后斑块或血栓破碎脱落易形成栓子，微血管瘤形成后易于破裂，斑块和／或表面血栓形成增大，最终致动脉闭塞。在血压增高、血流改变、颈椎压迫、心律不齐等因素作用下易发生急性脑血管病。

4. 其他引起高血压危象的相关因素　尚有神经反射异常（如神经源性高血压危象等）、内分泌激素水平异常（如嗜铬细胞瘤高血压危象等）、心血管受体功能异常（如降压药物骤停综合征等）、细胞膜离子转移功能异常（如烧伤后高血压危象等）、肾素-血管紧张素-醛固酮系统的过度激活（如高血压伴急性肺水肿等）。此外，内源性生物活性肽、血浆敏感因子（如甲状旁腺高血压因子、红细胞高血压因子等）、胰岛素抵抗、一氧化氮合成和释放不足、原癌基因表达增加以及遗传性升压因子等均在引起高血压急症中起一定的作用。

三、诊　断

接诊严重的高血压患者后，病史询问和体格检查应简单而有重点，目的是尽快鉴别高血压急症和次急症。应询问高血压病史、用药情况、有无其他心脑血管疾病或肾脏疾病史等。除测量血压外，应仔细检查心血管系统、眼底和神经系统，了解靶器官损害程度，评估有无继发性高血压。如果怀疑有继发性高血压，应在治疗开始前留取血液和尿液标本。实验室检查至少应包括心电图和尿常规。

高血压急症患者通常血压很高，收缩压>210mmHg（28.0kPa）或舒张压>140mmHg（18.7kPa）。但是，鉴别诊断的关键因素通常是靶器官损害，而不是血压水平。妊娠妇女或既往血压正常者血压突然增高、伴有急性靶器官损害时，即使血压测量值没有达到上述水平，仍应视为高血压急症。

单纯血压很高，没有症状和靶器官急性或进行性损害证据的慢性高血压患者（其中可能有一部分为假性高血压患者），以及因为疼痛、紧张、焦虑等因素导致血压进一步增高的慢性高血压患者，通常不需要按高血压急症处理。

四、治疗

治疗的选择应根据对患者的综合评价诊断而定，靶器官的损害程度决定血压下降到何种安全水平以限制靶器官的损害。

（一）一般处理

高血压急症应住院治疗，重症应收入CCU（ICU）病房。酌情使用有效的镇静药以消除患者的恐惧心理。在严密监测血压、尿量和生命体征的情况下，视临床情况的不同，应用短效静脉降压药物。定期采血监测内环境情况，注意水、电解质、酸碱平衡情况，肝、肾功能，有无糖尿病，心肌酶是否增高等，计算单位时间的出入量。降压过程中应严密观察靶器官功能状况，如神经系统的症状和体征，胸痛是否加重等。勤测血压（每隔15~30分钟），如仍然高于180／120mmHg（24.0~16.0kPa），应同时口服降压药物。

（二）降压目标

近年来，随着对自动调节阈的理解，临床上得以能够正确地把握高血压急症的降压幅度。尽管血压有显著的可变性，但血压的自动调节功能可维持流向生命器官（脑、心、肾）的血流在很小的范围内波动。例如，当平均动脉压低到60mmHg（8.0kPa）或高达120mmHg（16.0kPa），脑血流量可被调节在正常的压力范围内。然而，在慢性高血压患者，其自动调节的下限可以上升到平均动脉压的100~120mmHg（13.3~16.0kPa），高限可达150~160mmHg（20.0~21.3kPa），这个范围称为自动调节阈。达到自动调节阈低限时发生低灌注，达到高限则发生高灌注。与慢性高血压类似，老年患者和伴有脑血管疾病的患者自动调节功能也受到损害，其自动调节阈的平均低限大约比休息时平均动脉血压低20%~25%。对高血压急症患者最初的治疗可以将平均动脉血压谨慎地下降20%的建议就是由此而来。

降压目标不是使血压正常，而是渐进地将血压调控至不太高的水平，最大限度地防止或减轻心、脑、肾等靶器官损害。在正常情况下，尽管血压经常波动［平均动脉压60~150mmHg（8.0~20.0kPa）］，但心、脑、肾的动脉血流能够保持相对恒定。慢性血压升高时，这种自动调节作用仍然存在。但调节范围上移，血压对血流的曲线右移，以便耐受较高水平的血压，维持各脏器的血流。当血压上升超过自动调节阈值之上时，便会发生器官损伤。阈值的调节对治疗非常有用。突然的血压下降，会导致器官灌注不足。在高血压危象中，这种突然的血压下降，在病理上会导致脑水肿以及中小动脉的急慢性炎症甚至坏死。患者会出现急性肾衰、心肌缺血及脑血管事件，对患者有害无益。对正常血压者和无并发症的高血压患者的脑血流的研究显示，脑血流自动调节的下限大约比休息时平均动脉压低20%～25%。因此，初始阶段（几分钟到2小时内）平均动脉压的降低幅度不应超过治疗前水平的20%～25%。平均动脉压在最初30～60分钟内下降到110～115mmHg（14.7～15.3kPa），假如患者能很好耐受，且病情稳定，超过24小时后再把血压降至正常。无明显靶器官损害的患者应在24～48小时内将血压降至目标值。

上述原则不适用于急性缺血性脑卒中的患者。因为这些患者的颅内压增高、小动脉收缩、脑血流量减少，此时机体需要依靠平均动脉压的增高来维持脑的血液灌注。此时若进行降压治疗、特别是降压过度时，可导致脑灌注不足，甚至引起脑梗死。因此一般不主张对急性脑卒中患者采用积极的降压治疗。关于急性出血性脑卒中并发严重高血压的治疗方案目前仍有争论，但一般认为平均动脉压>130mmHg（17.3kPa）时应该使用经静脉降压药物。

（三）处理原则

高血压次急症不伴有严重的靶器官损害，不需要特别的处理，可以口服抗高血压药物而不需要住院治疗。

高血压急症在临床上表现形式不同，治疗的药物和处理方法也有差异。高血压急症伴有心肌缺血、心肌梗死、肺水肿时，如果血压持续升高，可导致左室壁张力增加，左室舒张末容积增加，射血分数降低，同时心肌耗氧量增加。此时宜选用硝普钠或硝酸甘油以迅速降低血压，心力衰竭亦常在血压被控制的同时得到控制。此时若加用利尿剂或阿片类药物，可增强其降压效果，也可以两种药物联合应用。此外，开通病变血管也是非常重要的。此类患者，血压的目标值是使其收缩压下降10%～15%。

高血压急症伴有神经系统急症是最难处理的。高血压脑病是排除性诊断。需排除出血性和缺血性脑卒中及蛛网膜下腔出血。以上各种情况的处理是不同的。

1. 脑出血　在脑出血急性期，如果收缩压大于210mmHg（28.0kPa），舒张压大于110mmHg（14.7kPa）时方可考虑应用降压药物，可选拉贝洛尔、尼卡地平，但要避免血压下降幅度过大，一般降低幅度为用药前血压的20%～30%为宜，同时应脱水治疗降低颅内压。

2. 缺血性脑卒中　一般当舒张压大于130mmHg（17.3kPa）时，方可小心将血压降至110mmHg（14.7kPa），一般选用硝普钠、尼卡地平、酚妥拉明。

3. 蛛网膜下腔出血　首选降压药物以不影响患者意识和脑血流灌注为原则，可选尼卡地平，因为尼卡地平具有抗缺血的作用。蛛网膜下腔出血首期降压目标值在25%以内，对于平时血压正常的患者维持收缩压在130~160mmHg（17.3~21.3kPa）。

4. 高血压脑病　目前主张选用尼卡地平、酚妥拉明、卡托普利或拉贝洛尔。高血压脑病的血压值要比急性缺血性脑卒中要低。高血压脑病平均压在2~3小时内降低20%~30%。

高血压急症伴肾脏损害是非常常见的。有的患者尽管血压很低，但伴随着血压的升高，肾脏的损害也存在，尿中出现蛋白、红细胞、血尿素氮和肌酐升高，都具有诊断意义。非诺多泮是首选。它没有毒性代谢产物并可改善肾脏功能。高血压急症伴肾脏损害要在1~12小时内使平均动脉压下降20%~25%，平均动脉压在第1小时下降10%，紧接在2小时下降10%~15%。

高血压急症伴主动脉夹层需特殊处理。高血压是急性主动脉夹层形成的重要易患因素，此症死亡率极高（90%），因而降压治疗必须迅速实施，以防止主动脉夹层的进一步扩展。治疗时，在保证脏器足够灌注的前提下，应使血压维持在尽可能低的水平。首先静脉给药的β阻滞剂如艾司洛尔或美托洛尔，它可以减少夹层的发展，同时给予尼卡地平或硝普钠，其目标血压比其他急症低许多。高血压伴主动脉夹层首期降压目标值将血压降至理想水平，在30分钟内使收缩压低于120mmHg（16.0kPa）。药物治疗只是暂时的，最终需要外科手术。但也有部分主动脉夹层的患者需长期用药物维持。

儿茶酚胺诱发的高血压危象，此症的特点是β肾上腺素张力突然升高。这类患者通常由于突然撤掉抗高血压药物造成。如撤除可乐定后反弹性血压升高；摄入拟交感类药物并发的高血压及嗜铬细胞瘤等。由于儿茶酚胺升高导致的高血压急症，最好用α受体阻滞剂，如酚妥拉明，其次要加用β受体阻滞剂。

怀孕期间的高血压急症，处理起来要非常谨慎和小心。硫酸镁、尼卡地平及肼屈嗪是比较好的选择。在美国，口服硝苯地平和β受体阻滞剂是次要的选择。妊娠高血压综合征伴先兆子痫使收缩压低于90mmHg（12.0kPa）。

围术期高血压处理的关键是要判断产生血压高的原因并祛除诱因，祛除诱因后血压仍高者，要降压处理。围术期的高血压的原因，是由于原发性高血压、焦虑和紧张、手术刺激、气管导管拔管、创口的疼痛等造成。手术前，降压药物应维持到手术前1d或手术日晨，长效制剂降压药宜改成短效制剂，以便麻醉管理。对于术前血压高的患者，麻醉前含服硝酸甘油、硝苯地平，也可用艾司洛尔300~500ug／kg静注，随后25~100μg／（kg·min）静点，或者用乌拉地尔首剂12.5~25.0毫克，3~5分钟，随后5~40mg／h静点。拔管前可用尼卡地平或艾司洛尔，剂量同前。

侧颈动脉高度狭窄的患者可能不宜降压治疗。近来的研究表明，对双侧颈动脉至少狭窄70%的患者，脑卒中危险随血压下降而增加。阻塞到这种程度的患者通常已损害了脑灌注，此时血液要通过狭窄的颈动脉口可能依赖相对较高的血压。国外有学者通过对8000多名近期脑卒中或暂时性局部缺血发作（transient ischemic attack，TIA）患者的研究，证实颈动脉狭窄的脑卒中或TIA患者，脑卒中危险与血压直接相关；对颈动脉疾病发病率低的脑卒中或TIA患者，这一线性关系更加明显。单侧颈动脉狭窄没有改变血压和脑卒中危险之间的直接关系，而双侧颈动脉高度狭窄却逆转了这一关系。在颈动脉内膜切除术后这种反向关系消失。这些结果表明对双侧颈动脉高度狭窄的患者，降血压治疗可能不太合适。

因此，尽管逐渐降低血压是脑卒中二级预防的关键，但更应通盘考虑这个问题，如还有脑循环的异常和其他危险因素，而不只是血压。

五、护理措施

（一）病情观察

1. 如发现患者血压急剧升高，同时出现头痛、呕吐等症状时，应考虑发生高血压危象的可能，应立即通知医师并让患者卧床、吸氧，同时准备快速降压的药物、脱水剂等，如患者抽搐、躁动，则应注意安全。

2. 对有心、脑、肾并发症患者应严密观察其血压波动情况，详细记录出入液量，对高血压危象患者监测其心率、呼吸、血压、神志等。

（二）急救护理

1. 此类患者往往有精神紧张，烦躁不安，应将患者安置在安静的病室中，减少探视，耐心做好患者的解释工作，消除其紧张及恐惧心理，必要时给予镇静止痛药物。

2. 给予低钠饮食，适当补充钾盐，不宜过饱，积极消除诱发危象发生的各种诱因，防止危象反复发作。

3. 迅速降低血压，选用药物应为作用快、维持时间短，将血压降至160／100mmHg（21.3／13.3kPa）为宜，降压过快过多会影响脑及肾脏的血供。

4. 同时要控制抽搐，降低颅内压、减轻脑水肿，预防肾功能不全。

5. 根据不同类型高血压急症，予以相应的护理。

第五节　心脏骤停与心肺脑复苏

心跳、呼吸骤停的原因大致可分为三类：意外伤害、致命疾病和不明原因。如果心跳停止在先则称为心脏骤停；因为心脏骤停发生的即刻心电表现绝大多数为心室纤颤，故称为室颤性心脏停搏；继发于呼吸停止的心脏停搏称为窒息性心脏停搏。

心脏停搏即刻有四种心电表现：室颤（ventricular fibrillation，VF），无脉搏室速（ventricular tachycardia，VT），无脉搏电活动（pulseless electrical activity，PEA）和心电静止。及时、有效的基础生命支持（basic life support，BLS）和高级心血管生命支

持（advanced life support，ACLS）使得心脏停搏的患者有希望再度存活。 ACLS的基础是高质量的BLS，从现场目击者高质量的心肺复苏术（cardiopulmonary resuscitation，CPR）开始，对于室颤和无脉搏室速，应在几分钟内给予电除颤。对于有目击的室颤，目击者CPR和早期除颤能明显增加患者的出院生存率。

心肺脑复苏（cardiopulmonary cerebral resuscitation，CPCR）是对心脏停搏所致的全身血循环中断、呼吸停止、意识丧失等所采取的旨在恢复生命活动的一系列及时、规范、有效的急救措施的总称。早年所谓的复苏主要指CPR，即以人工呼吸、心脏按压等针对呼吸、心搏停止所采取的抢救措施。20世纪70年代始强调CPR时要考虑到脑，现代观点认为脑是复苏的关键器官，因为即使CPR成功，但如果脑发生不可逆损伤亦不能称之为完全复苏。现代心肺复苏技术起始于1958年。

Safar发明了口对口人工呼吸法，经实验证实此法简便易行，可产生较大的潮气量，被确定为呼吸复苏的首选方法。1960年Kouwenhoven等发表了第一篇有关心外按压的文章，被称为心肺复苏的里程碑。二者与1956年Zoll提出的体外电除颤法构成了现代复苏的三大要素。熟练掌握这些复苏基本技术是急诊医护人员的必备技能。

近几十年来，人们先后制定了许多心肺复苏方面的文件，在这方面，了解其内涵，对临床指导非常重要。其中心肺复苏指南强调的是方向，给临床应用有很大的灵活性，与"标准"的内涵明显不同。其次，心肺复苏指南突出的特征是以循证医学为准则，强调引用文献来源的合法权威性。心肺复苏指南的更改和确定原则，也兼顾了对将来可能的影响作用，如安全性、价格、有效性和可操作性等。

一、现场识别与救治

心脏停搏后，体循环几乎立即停止，数秒钟内意识丧失，意识丧失前后多有抽搐、青紫、口吐白沫等表现，称为心源性脑缺血综合征；十余秒钟后出现叹息样呼吸，30~60秒内呼吸停止。如果呼吸突然停止，一般在数分钟后意识丧失，心跳停止。无意识、无脉搏、无自主呼吸是心跳呼吸骤停的主要识别标志。

现场心肺复苏中的主要救治手段被浓缩为ABCD四个步骤，即开通气道（airway）、人工呼吸（breathing）、人工循环（circulation）、除颤（defibralation），其中穿插着生命体征的评估，主要包括：神志是否清楚？气道是否通畅？有无自主呼吸？有无自主循环？

1. 评估意识　现场目击者发现有人倒地，首先确认现场是否安全（应设法将其转移到安全环境中），接着检查患者有无反应，拍其双侧肩膀并大声问："你怎么样?你听得见吗"，最好呼其姓名。如果患者无反应或者受伤需医疗救助，立即呼救，拨打急救电话，如120，可以叫附近的人帮助，然后尽快返回继续查看患者的病情。

2. 呼叫并启动急诊医疗服务体系（emergency medical service system，EMS）　目击者参与援助患者就成为现场救援者。如果一名救援者发现一个无反应的成人，首先通知

EMS，如果现场附近有自动体外除颤仪（automatic external defibrillator，AED）应立即取来，开始CPR或除颤；有2名或更多救援者在场，其中一人开始CPR，另一人通知EMS，并取AED。

应根据可能的原因选择最合适的救助行动。如果判断病因可能为心源性，应立即拨打急救电话，然后开始CPR和除颤。如果判断为溺水者或其他原因的窒息（原发性呼吸系统疾病），应当在打电话通知EMS系统前先给予5个周期（约2分钟）的CPR。

3. 开通气道，检查呼吸　专业指南推荐目击者用仰头举颏法开通气道，不推荐抬颈或推举下颌的方法，因可能引起脊柱移位。对于医务人员也推荐仰头举颏法开通气道。

医务人员怀疑患者有颈椎损伤时，可使用推举下颌的方法开通气道。为了保证CPR过程中气道的开放，如果推举下颌不能有效开通气道，则仍然使用仰头举颏法。

在检查通气环节中，当气道开通后，可以通过看、听、感觉呼吸，如果为业余救援者不能确定是否有正常呼吸或虽为专业人员但10秒内不能确定其是否有呼吸，则立即给予第2次人工呼吸。如果为业余救援者不愿也不会人工呼吸，可以立即开始胸部按压。实际操作过程中经常无法判断患者是否存在正常呼吸。

对逐渐减慢的叹息样呼吸应判断为无效呼吸，立即给予人工呼吸。CPR的培训应强调如何识别叹息样呼吸，指导救援者立即实施人工呼吸和CPR。

4. 进行人工呼吸　现场的CPR操作中，口对口人工呼吸是主要的人工通气方式。推荐每次吹气1秒以上，为的是均匀、缓和通气。施救者应采用正常吸气后吹气而非深吸气后吹气；如有条件，可以用口对屏障过滤器呼吸、口对鼻和口对造瘘口通气。更好的方法是使用气囊面罩通气，每次通气历时1秒以上，提供足够的潮气量使胸廓起伏。没有气管插管的患者，每当给予30次胸部按压后给2次呼吸，每次吸气持续1秒。

气道开放（气管插管）后的通气方法：建议在2名急救者实施CPR的过程中，对已开放气道的患者，不再进行周期性CPR（即中断胸部按压进行通气）。相反，按压者不间断地行胸部按压100次／分，通气者每分钟8～10次呼吸。特别强调限制潮气量及呼吸频率，防止过度通气。建议2名急救者大约每2分钟交换1次，以防按压者过度疲劳，影响按压质量。

目前认为胸部按压的重要性超过了人工呼吸，为此，新指南给出了以下建议：

（1）在室颤性心脏猝死的最初几分钟内，人工呼吸可能不如胸部按压重要，因为此时血液中的氧浓度还是很高。在心脏性猝死的早期，心肌及脑的氧供减少主要是由于血流减少（心排血量）而不是血液中氧下降。在CPR过程中，胸部按压提供血流，急救者应保证提供有效的胸部按压，尽量减少中断。

（2）当CPR开始几分钟后血氧不断被利用时，通气和胸部按压对延长室颤性猝死患者的生命同样很重要。对窒息性死亡的患者，如儿童或溺水者，人工呼吸更为重要，因为其心脏骤停时血氧已经很低。

（3）在CPR过程中，肺血流量锐减，所以在较低潮气量和呼吸频率的情况下，仍能维持足够的通气血流比值。急救者不应给予过度通气（呼吸次数太多或呼吸量太大），过度通气既无必要甚至有害，因为它增加胸腔内压，减少静脉血回流入心脏，减少心排血量和生存率。

（4）应尽量避免幅度过大和过于用力地人工呼吸，因其可能引起胃部膨胀，产生并发症。以下要点用于指导人工呼吸：每次呼吸持续1秒以上；保证足够潮气量使胸廓产生起伏；避免快速、用力吹气；建立人工气道后，2人CPR，每分钟8~10次通气，不要尝试通气和胸部按压同步，不要为了通气而中断胸部按压。

（5）在成人CPR过程中，推荐潮气量500~600ml（6~7ml/kg）。

5. 检查脉搏（仅对医务人员）　救援者如果是医务人员，应该检查脉搏（目前的专业指南不推荐非医务人员目击者检查脉搏）。如果在10秒内未触到脉搏，立即给予胸外按压。可以根据其他循环体征如叹息样呼吸、无咳嗽反应、无活动反应判断循环停止。为了简化心肺复苏训练，应指导救援者掌握一旦患者无呼吸、无反应就表明心脏骤停。

如果无呼吸但有脉搏，应给予单纯人工呼吸（仅对医务人员）。专业指南建议人工呼吸10~12次/分，或每5~6秒一次呼吸。给予人工呼吸时，约每2分钟重新评价脉搏，但每次花费的时间不要超过10秒。

6. 胸部按压　胸部按压技术是现代心肺复苏技术的核心。胸部按压通过改变胸腔压力和直接按压心脏产生一定的动脉血压，从而产生一定量的脑和冠状动脉血流。

胸部按压的操作要点如下：

（1）患者平卧于硬的平面上。

（2）操作者以垂直向下的力量按压。

（3）按压部位：胸骨下半段。

（4）按压频率：100次/分。

（5）按压深度：4~5厘米。

（6）按压-通气比例：成人CPR 30：2，婴儿和儿童在2名熟练急救者操作时可采用15：2的比例。

（7）完成气管插管后的按压与通气：如有2名急救者，不再进行周期性CPR（即中断胸部按压进行通气），按压者持续100次/分的胸部按压，不需停顿进行通气，通气者提供8~10次/分的呼吸。

（8）按压者的替换：如果有2名或以上急救者，每2分钟替换一次，并努力在5秒内完成替换。

（9）尽可能不间断按压：每5个30：2CPR后确认生命体征和心律的时间一次不应超过10秒；特殊情况如气管插管或除颤等操作，一次中断时间亦不应超过10秒。

指南强烈推荐在CPR过程中不要搬动患者，除非患者在危险的环境或受伤患者需要手术干预。在患者被发现的地方复苏并尽量减少中断，这种CPR更好。

二、口对口人工呼吸

口对口人工呼吸是一种快速有效的向肺部供氧措施。但需明确口对口人工呼吸只是一个临时措施，因为吸入氧的浓度只有17％，对于长时间的心肺复苏，这远达不到足够动脉血氧合的标准。因此，当初始处理未能获得自主呼吸时，应给予面罩给氧或气管插管以获足够的氧气供应。另外气管内插管还可提供一条给药途径，尤其是在静脉通路未建立时更有价值。

（一）注意事项

1. 如果吹气过多或过快，吹入的压力高于食管；且由于气流在气管内的文氏效应，故产生一种使气管壁向内的作用力，这种力促使毗邻的食管张开；二者综合作用，使气流冲开食管，引起腹部胀气。

2. 通气良好的指标是有胸部的扩张和听到呼气的声音。

3. 若感到吹气不畅，应重新调整头部及下颌的位置；若仍不畅通，应考虑有无其他原因的气道阻塞。

4. 规定有效吹气2次即可。还应注意逐渐增强吹气压力，防止发生腹胀。

5. 吹气后，施术者头应转向患者胸部方向，观察患者的呼吸情况，并防止施术者吸入患者呼出的含高二氧化碳的气体。

6. 口对口呼吸时不能太用力，以免造成牙龈出血。

（二）通气生理

在没有气管插管的情况下，口对口呼吸或面罩通气使气流在胃和肺内的分布，取决于食管开放压和肺胸顺应性。由于肺胸顺应性下降，为避免胃膨胀，必须保持低的吸气气道压，气道压增加主要是由舌和会厌组织所致的部分气道梗阻。较长的吸气时间可保证较大潮气量和低的吸气气道压。为保证成人潮气量达0.8～1.2升，吸气常需持续1.5～2.0秒。为此，目前强调在基础生命支持时，需在胸外按压的间隙进行缓慢的吹气。压迫环状软骨（Sellick手法）防止胃胀气极为有用。

人工呼吸的效果监测主要是根据动脉血气分析，对于心搏停止的患者过度通气在某种程度上说是必需的，这主要是心搏停止后代谢酸中毒的一种代偿反应。一般来说动脉血pH应当维持在7.30～7.45，由于肺动脉内分流低氧血症是不可避免的，因此复苏患者应吸入100％氧气，短期用高浓度的氧气对人体无明显害处。

动脉血气分析并不能完全反映复苏时组织酸碱平衡和氧供应情况，但对于了解通气情况和肺内气体交换仍是必需的，而混合静脉血气分析和潮气末二氧化碳水平更能反映组织灌注情况，造成这种差别的原因主要是由于复苏时心排出量很低。由于心排出量低，肺的灌注也低，二氧化碳运输至肺也就少，最终导致组织及静脉血中二氧化碳蓄积和酸中毒。此时，动脉血氧分析不能完全反映组织灌注情况，甚至提供错误的信息，并常常掩盖组织缺血的严重程度。

（三）争议

自20世纪60年代以来，主要依据Safar的实用经验，口对口人工呼吸取代了体位复苏、翻转躯体、提放上肢和马背颠簸等古老的通气技术，被推崇为心肺脑标准复苏术的ABC步骤之一。但近来发现其不仅对普及心肺复苏术有负面影响，而且实际作用也受到怀疑。

1. 即使经过良好的复苏训练，也很难达到美国心脏协会标准。一项研究表明：青年医学生129人按美国心脏协会标准进行心脏按压，只有15人达到80次／分的频率，达到100次／分的则更少，平均为56次／分。如果要兼顾口对口人工呼吸，则更会影响有效按压的时间。

2. 口对口人工呼吸对血气的优良作用，均来自麻醉时不中断循环的研究结果，而在心脏骤停循环中断或低循环状态的实际情况可能两样。研究发现急救者吹出的气体含氧量为16.6%～17.8%稍低于空气氧含量（21%），但CO_2含量为3.5%～4.1%，大大高于空气CO_2含量（0.03%）。吸入高浓度CO_2（5%），即使同时吸入高浓度氧气（95%），也明显抑制心脏功能。其次心脏骤停早期的自发性叹气样呼吸对血氧和CO_2的影响远优于口对口人工呼吸。单纯胸外按压无需用任何辅助呼吸，亦可引导通气，产生5～7L／min的通气量，在心脏骤停4分钟内仍可维持有效血氧浓度。另外，Berg等对心脏骤停6分钟以上的动物进行比较了单纯胸外按压、胸外按压加辅助呼吸与未做心肺复苏的效果。发现前两者的24小时生存率明显高于后者，但前两者的24小时生存率无显著差异。还有学者对3053例院前心脏骤停者，比较旁观者进行单纯胸外按压、胸外按压加辅助呼吸与未做心肺复苏的效果。发现前两者入院后的复苏成功率分别为15%和16%，无显著统计学差异。但明显优于未做心肺复苏者（6%）。

3. 心脏骤停后消化道括约肌张力下降，气道分泌使阻力迅速增高，加之平卧位肺顺应性降低，口对口人工呼吸很容易使气体进入消化道。有报道人工呼吸时反胃、吸入性肺炎的发生率高达10%～35%。

因此，目前认为除抢救儿童、有过气道病变和气道梗阻的心脏骤停、溺水和呼吸停止等特殊情况外，口对口人工呼吸至少不是早期抢救心脏骤停的关键措施，在单人实施心肺复苏时应不再强求。

三、胸外按压

在心肺复苏过程中，有效的人工通气必须与有效的人工循环同时进行，二者缺一不可。胸外心脏按压所产生的心排血量一般只有正常情况下的25%或更少，且这部分搏出的血液大多流向头部，常常能满足脑的需要，至少是在短期内能满足。心肌的灌注则相当差，复苏时的冠状动脉血流低于正常情况下的10%，且心肌灌注不良常常是心律失常的主要原因。心肌灌注不足主要是由复苏时舒张压过低所致。

胸部按压技术即对胸骨下部分连续的、有节奏的按压。这种按压使胸内压力广泛增大和/或心脏直接受压，导致血液循环。当胸外按压同时进行适当的人工呼吸时，通过按压循环到肺的血液将可能接受足够的氧气来维持生命。

胸部按压时患者必须置于水平仰卧位。这是因为即便按压恰当，到达的脑血流也是减少的。当头抬高于心脏时，脑血流将进一步减少或受限。如患者躺在床上，应最好放一与床同宽的木板于患者身下以避免胸外按压效果的减少。

通过确定胸骨下半部决定手放的位置。可以采用以下方法，抢救者也可以选择确认下部胸骨的其他替换办法。

1. 抢救者的手置于靠近自己一侧的患者肋骨下缘。

2. 手指沿肋下缘向上移动至下胸部中央肋骨与下胸骨相接的切迹处。

3. 一只手的手掌根部置于胸骨的下半部，另一只手叠放于其上以使双手平行。抢救者手掌根部的长轴应放在胸骨的长轴上，这样可维持按压的主要力量作用于胸骨并减少肋骨骨折的概率。

4. 手指可以伸展或者交叉放置，但应保持不挤压胸部。

（一）正确的按压技术

遵照以下指南完成有效的按压。

1. 肘固定，臂伸直，两肩的位置正对手以使每次胸部按压垂直向下作用于胸骨。如果按压不是垂直向下，躯干有旋转的倾向，部分力量可能无效，胸部按压的效果就会减小。

2. 在正常体形的成人，胸骨应该下压近4～5厘米。偶遇非常单薄者，较小程度的按压足以产生可摸到的颈动脉或股动脉搏动。对有些人下压胸骨4～5厘米可能不够，需稍增加胸骨下压才能产生颈动脉或股动脉的搏动。能产生颈动脉或股动脉可触到的搏动的按压力量能判别最佳胸骨按压。但这只能由2名抢救者完成。单个抢救者应该遵循4～5厘米的胸骨按压方法。

3. 胸部按压压力消除后使血液流入胸部和心脏。在每次按压后必须使压力完全消除，使胸恢复到正常位置。当按压时间为压-放周期的50%时动脉压最大。因此，应鼓励抢救者保持长的按压时间。这在快速率胸部按压（每分钟100次）时比每分钟60次的按压时更容易实现。

4. 双手不应离开胸壁，也不应以任何方式改变位置，否则会失去正确的手位。当然，为了对心肺停止患者的有效复苏，人工呼吸和胸部按压必须联合应用。

（二）胸外按压的影响因素

1. 按压位置　胸外按压是获得最大心排血量的决定因素。有人提出正确的方法是术者跪或站在患者的一侧，双手上下交叉，放在患者胸骨的下半部分。压迫的位置不必太精确，只要把双手放在剑突上方即可。如果压在剑突上有可能造成肝撕裂，并且胸腔挤压的效果不明显。对于不允许将手放在胸骨上的一些患者，放在胸壁的其他部位效果也不错，如左右半胸各放一只手。每次挤压一般应使胸骨下降4～6厘米，如方法正确，做起来并不困难。正确的挤压方法是将肘关节伸直，上身向前倾，将身体的重量直接传递到手掌，30～50千克的力量已足够。另外将患者置于比较硬的支持物上（如木板）进行胸外按压比较容易和有效，当然最好还是把患者放在床上进行复苏。

2. 按压频率和压力及速率　胸外按压最合适的速率、压力和频率目前还存在争议。早期的研究结果表明按压频率每分钟在40～120次，血流量无显著变化，但近来的研究却表明在此范围内随着胸外按压频率的增加输出量也在增加，但如超过120次／分，冠脉血流量下降；因此目前推荐频率多为80～120次／分。其次，压迫持续的时间也很重要，在较慢的压迫频率时，向下压持续的时间占总时间的50%～60%，较短时间的压迫更能提高心排出量，但是当压迫频率比较快时，这种差别则不明显。

快速冲击性的心外按压，即提高起始阶段的压迫速率，可获得较高的收缩压和舒张压，心脑灌注也增加。另外胸外按压的压力也是很重要的，压力越大心排血量越高。

根据能量守恒定律，胸外按压作用于胸部的能量等于推动血液循环的总能量。前者等于作用力与按压距离的乘积；而作用力又等于加速度和质量的乘积。所以胸外按压时推动血液循环的总能量与按压的加速度、胸部的质量和按压的距离成正比。据此产生了一些新的复苏方法，如主动提拉胸部和背部的吸盘式按压法，加大按压的幅度和距离，强有力的冲击式按压法（提高加速度）等。这些都是依据上述原理发明的复苏手段。

3. 按压／通气比率　胸部按压中断可影响复苏效果，因此，胸部不间断地按压被认为可增加生存率，这在动物实验和临床CPR回顾性研究中均得到证实。在CPR最初几分钟仅胸外按压有效，胸外按压中断常与通气（吹气）有关。有研究证实，15：2即胸部按压15次、吹气2次可导致过度通气，而过度通气会引起神经系统损伤，胸部也不能完全松弛，对复苏不利。为减少过度通气，也不至于中断胸外按压。故目前在实施CPR时，将胸外按压与通气比由过去15：2改为30：2，而对婴幼儿则可为15：2。

（三）胸外心脏按压的并发症

1. 骨折　以胸、肋骨骨折最多见，高龄患者几乎不可避免。肋骨骨折可发生在任何部位，多见于近侧端，以肋骨与肋软骨交界处最多。一旦一处发生骨折，很快就会出现第二处、第三处……，最多达15处以上，见于长时间复苏操作或动作粗暴。肋骨骨折本身可能对复苏效果影响不大，可按规定继续做胸外心脏按压。但其骨折端因不断按压刺激胸膜、肺脏甚至心脏，导致气胸、血气胸、心包积液、心包填塞、心房或心室穿破等。肋骨骨折的部位，一般多在第三、四、五肋，以第三肋最多。常见于着力点太高、用力不均匀、老年人。胸骨骨折较少，有人做复苏后尸检19例，胸骨骨折有5例，占24%。

2. 心、肺、大血管损伤　除上述因肋骨骨折外，尸检还见到心包广泛瘀血、心内膜下出血、心肌血肿、食管破裂、气管撕裂、纵隔气肿以及升主动脉或胸腔内大静脉破裂等。复苏后肺水肿也比较多见，与CPR持续时间及心脏复跳时间长短无关。

3. 腹腔脏器损伤　虽然腹腔脏器损伤较少，也不容忽视。肝脏损伤占3%，脾脏占1%，胃肠损伤更少，但引起的大出血却常是很严重的；多由按压位置过低所致。

4. 栓塞　形成栓塞的栓子往往是骨髓栓子或脂肪栓子；在肺的发生率分别为7%和13%；还可能发生在其他部位。然而，发生栓塞者不一定有明显的骨折，却常由肋、胸骨裂缝骨折后，骨髓内容物进入血管引起。

5. 其他损伤　如胸壁创伤、皮下气肿、肾上腺出血、后腹膜出血等。

（四）胸部按压指南

1. 有效胸部按压是CPR产生血流的基础。

2. 有效胸外按压的频率为100次／分，按压深度4～5cm，允许按压后胸骨完全回缩，按压和放松时间一致。

3. 尽可能地减少胸外按压的停止时间和停止次数。

4. 推荐按压通气比例为30∶2，这是专家们的一致意见，而没有明确的证据。需进一步研究决定最佳按压通气比例，以获得最理想的生存率和神经功能恢复。每分钟实际按压次数决定于按压的频率、次数、开放气道的时间、吹气的时间以及允许AED分析的时间。

5. 单纯胸外按压CPR。在CPR过程中，维持正常的通气血流比值必须有一定的分钟通气量。虽然最好的CPR方式是按压和通气协同进行，但是对于非专业急救人员，如果他们不能或不愿意进行紧急吹气，还是应该鼓励他们只进行单纯按压的CPR。

四、电除颤及起搏

直流电除颤是目前复苏成功的重要手段，如果应用适当，终止心律失常的成功率是很高的。除颤器可在短短的10毫秒内进行数千伏的单相除极，放出的能量一般都能达到360J。除颤的操作方法是比较简单的，将除颤器能量设置到需要水平，然后充电到电极板。电极板所放的位置并不是重要因素，而保证有足够的导电糊（或盐水纱垫）和施加一定的压力则是非常重要的，因为这些简单的措施可增加传递到患者体内的能量。一般是将一个电极板置在右锁骨下，另一个是在心尖外侧（如果用扁平的电极板则置左肩胛骨下方）。

在心脏停搏即刻四种心电表现中，VF和VT可通过电击转化为正常窦性节律，称为电击心律；而PEA和心电静止电击治疗无效，称为非电击心律。经皮起搏对心动过缓者有效，对无收缩状态的心脏无效。因此，在心脏骤停时不推荐使用经皮起搏治疗。

（一）早期电除颤

早期电除颤对于挽救心搏骤停患者生命至关重要，因为：①心搏骤停最初发生的心律失常绝大部分是心室颤动（virial fibrillation，VF）；②除颤是终止VF最有效的方法；③如果没有及时的救治，除颤成功的概率迅速下降，几分钟内VF即转化成心电静止（直线）。

在美国实施的公众除颤计划使心脏停搏患者生存率增加，但也有一些社区装备AED后，心搏骤停患者生存率反而下降，研究者认为这是由于忽视了及时CPR的重要性。室颤发生后每过一分钟，VF致心搏骤停患者的生存机会下降7%～10%。如果及时实施CPR，则每分钟只下降3%～4%，使患者生存率增加2～3倍。CPR可以为脑和心脏输送一定的血液和氧分，延长可以进行除颤的时间窗。因此，目前认为心脏骤停4～5分钟以上开始抢救者应先做CPR 2分钟（5个30：2 CPR）；心脏骤停即刻开始抢救者应该优先除颤，如果除颤仪器未到现场或未准备好应先做CPR，一旦准备完毕应立即除颤。

仅有基本CPR不可能终止VF和恢复有效的灌注心律。因此，急救人员必须能够迅速地联合运用CPR和自动体外除颤器（automated external defibrillator，AED）。心脏骤停一旦发生，急救人员必须采取以下步骤为患者争取最大的生存机会：①呼叫EMS；②立即进行CPR；③尽早使用AED。缺少其中任何一项都会减少心搏骤停患者的生存机会。

（二）除颤的操作步骤

1. 确认除颤时机　除颤时机的掌握至关重要。专业指南对除颤时机的说明是：VF或VT，心脏停搏即刻或3～4分钟以内，应立即或尽早除颤；VF或VT，心脏停搏4～5分钟以上或时间不能确定，应先做2分钟CPR（5个30：2CPR），然后除颤；非电击心律（PEA和心电静止）除颤无效，因此仅做胸部按压和人工通气。

2. 确定除颤能量　除颤器按波形不同分为单相波和双相波两种类型。单相波除颤器较早应用于临床，现已逐步被双相波除颤器所替代。两种波形除颤器除颤能量水平不同，能量相当或更低的双相波除颤器较单相波除颤器能更安全有效地终止VF，但没有证据表明哪种波形除颤器具有更高的自主循环恢复率和存活出院率。单相波除颤仪首次除颤能量为360J，如果需要继续除颤，能量仍然为360J。双相切角指数波除颤仪首次除颤能量为150～200J，双相方波除颤仪首次除颤能量为120J，如果不熟悉双相波除颤仪的具体种类，可以一律使用200J除颤。

3. 充电和放电　明确了除颤时机和除颤能量后，充电和放电只是按照仪器说明进行的操作。有关的注意事项是：操作者应熟悉所用的设备，熟练掌握充电和放电的动作及按钮的部位；除颤电极置放的部位为心尖和心底两处（详细阅读除颤器或AED说明），单相波除颤两个电极位置不可更换，而双相波则是可以更换的；应保证电极板与皮肤的充分接触，以免放电时产生火花和灼伤，主要方法是在电极板上涂抹导电糊，要涂抹均匀，厚度适中。以往也有人用生理盐水纱布垫在皮肤与电极之间除颤，但如果盐水过多容易造成两个电极间的短路。放电前操作者身体不要接触患者身体，并向在场人员明示"现在除颤，大家请闪开！"，确认没有人身体接触患者身体或病床后双手同时按下两侧的放电钮，听到放电的声音后本次除颤便完成。

（三）自动体外除颤器（AED）

AED是计算机控制的智能化除颤器，它能够通过声音和图像提示来指导非专业急救人员和医务人员对VF、VT进行安全的除颤。非专业急救人员需要经过有效的培训来掌握其正确的使用方法。AED的具体使用：

1. 自动节律分析　AED的有效性和安全性已经被证实，在许多领域的临床试验中被广泛检验。其节律分析功能是极其精准的。当接通电源并将电极与人体接通时，AED会自动检测心电节律并分辨可电击心律，语音提示将会告知急救者是否需要实施电击除颤。

2. 电极放置　正规除颤AED右侧电极板放在患者右锁骨下方，左电极板放在与左乳头齐平的左胸下外侧部。其他可以放置电极的位置还有胸壁的左右外侧旁线处的下胸壁，或者左电极放在标准位置，其他电极放在左右背部上方。

3. 除颤波形的分析　VF的分析在预测治疗效果和进一步改良治疗方案方面是否有用仍存在争议。有人认为高幅度的VF除颤复律成功概率较高，而低幅度的VF除颤成功概率可能较低，应先做高质量的CPR或辅以复苏药物应用。

五、心肺复苏药理学

（一）给药途径的选择

1. 静脉通路　在复苏时建立静脉通道非常重要，虽然许多静脉都可用作输液通道，但还是应当选择膈肌以上的静脉，如肘上静脉、贵要静脉、颈内静脉及锁骨下静脉。因为在胸外按压时，血流优先向头部流动，所以采用大隐静脉或股静脉进行输液可使药物进入中央循环的时间延迟（约为4秒）。如能摸得到上肢静脉，还是应尽可能选择上肢静脉，以便缩短药物进入中央循环的时间。

但是在复苏时往往伴有显著的静脉痉挛，所以常常看不到上肢静脉，此时还可进行颈内和颈外静脉插管，锁骨下静脉也可选用，但这条途径并发症的发生率很高，且在胸外按压时很难进行锁骨下静脉插管。

另外在静脉给药时，对于较小容积的药物，应在推注后，再给予约20ml的液体，以保证药物能达到中央循环，防止药物滞留于外周血管中。

2. 气管内给药　如果由于技术上的原因不能迅速建立静脉通道，一些药物可经气管内给药，如肾上腺素、阿托品、利多卡因等，经气管内给药吸收比较快且安全，药物剂量与静脉相同。但碳酸氢钠不能经气管给药。给药方法为将药物稀释成10ml左右，气管内滴入，然后进行两次较深的通气，以促进药物在肺内的均匀分布。

近来也有研究表明气管内给药起作用的时间迟于静脉给药，所以提示在临床上静脉给药仍为首选。

3. 心内注射 关于心内注射问题，目前认为只适用于开胸进行心脏按压和胸外按压不能经气管和静脉给药的患者。其主要的并发症是冠状动脉撕裂、心肌内注射和心包填塞。有学者研究表明采用胸骨旁途径进行心内注射，有11%注入心室肌内，有25%伤及大血管。

心内直接注射肾上腺素的效果与静脉途径给药效果一样，疗效无明显增加。当心内注射时，应首选剑突下途径，其次为胸骨旁途径。

4. 其他途径 骨髓腔内给药，也是一种途径，一般选择胫骨和髂骨。还有采用鼻腔内给药，如在用肾上腺素前，先用酚妥拉明，以扩张鼻黏膜血管。

（二）肾上腺素

1. 机制 由于复苏剂量的肾上腺素能同时激动 α 和 β 肾上腺素能受体，从而使外周血管收缩（α 受体作用）和心率加快及心肌收缩力增强（β 受体作用）。周围血管收缩不但有助于提高复苏的成功率，而且舒张压升高还可增加心肌灌注。近来的研究还显示，肾上腺素可使脑和心脏以外的血管床收缩，在不改变右房压和脑压的同时，使主动脉收缩压和舒张压增加，从而使脑和心脏的灌注压增加。

2. 用法 心肺复苏时应尽快给予肾上腺素静脉注射，首次应用标准剂量为1mg。由于肾上腺素代谢很快，可每3～5分钟重复注射，或者是持续静滴。如果未建立静脉通道，可经气管内给药，即将适当剂量的肾上腺素溶于10毫升的液体中滴入气管内。

对于心脏骤停后自主循环恢复的患者，要注意肾上腺素的高敏性，应及时减少剂量，以免诱发心室颤动。因为自主循环存在与否，机体对肾上腺素的反应明显不同。心跳停止时，较大剂量的肾上腺素也可能无反应；心跳恢复后，很小剂量的肾上腺素也可能导致心室颤动。这也许与心跳恢复前后心肌的肾上腺素能受体的调整有关。

（三）碳酸氢钠

复苏中经常使用碳酸氢钠，但它在复苏中的作用还存在着很大的争议。近来主张复苏早期不用碳酸氢钠，而应以首先建立有效的人工通气，消除体内CO_2蓄积为主要手段。

1. 在复苏中的作用 尽管予以碳酸氢钠可暂时纠正代谢性酸中毒，但过早或过量应用可导致高钠血症、高渗状态、重度的动脉系统碱血症，还可能出现中心型或周围型的CO_2产生增加，从而有可能加重细胞内和脑内酸中毒，这些情况是很危险的，可降低复苏的成功率。

2. 应用原则 由于循环不良使动静脉血气分离，动脉血CO_2分压正常或不高而静脉血常为高CO_2分压和酸中毒，所以动脉血气分析不能反映组织酸碱失衡的真实情况。因此心脏骤停后使用碳酸氢钠的原则是宜晚不宜早，在正确剂量的范围内宜小不宜大，速度宜慢不宜快。碳酸氢钠还可使肾上腺素失活，并与氯化钙沉淀，所以不能与这些药在同一静脉通道中应用。

（四）抗心律失常药

抗心律失常药物在室速或室颤电复律后心律的维持方面有重要价值，这些药物的作用不是直接作用于窦房结，使之保持窦性心律，而是提高室颤的阈值，同时也可增加转复后心脏停搏的发生率。因此。在室颤患者复苏的初期一般不主张给予抗心律失常药物。

（五）液体的应用

心肺复苏时液体的选择应用生理盐水，一般不用葡萄糖，后者可在缺氧条件下代谢成乳酸，加重组织的酸中毒。晶体液还有助于使浓缩的血液稀释而有利于循环。对于血容量不足的患者，在复苏过程中给予1～2升生理盐水或其他扩容剂可有助于升高血压，但在血容量正常的患者，补液无益。

（六）推荐方法

1. 肾上腺素　1毫克静脉推注、每3分钟一次仍是首选。

2. 血管升压素　对于难治性室颤，与肾上腺素相比，血管升压素作为CPR一线药物效果可能不错。2个剂量的血管升压素+1mg肾上腺素优于1mg肾上腺素，2种药物合用效果可能会更好。对于无脉电活动，肾上腺素、血管升压素均未被证明有效。

3. 碱性药物　在CPR时，没有足够的证据支持可使用碱性药缓冲剂。在高级生命支持时，使用碳酸氢钠是安全的。对高钾血症所致的心脏停搏或威胁生命的高血钾，应用碳酸氢钠是有效的。对三环类抗抑郁药导致的心脏毒性（低血压、心律失常），使用碳酸氢钠可预防心脏停搏。

4. 镁　心脏停搏时的镁治疗未能改善自主循环重建或出院生存率。镁可能对缺镁致室性心律失常或扭转性室速有效。

5. 阿托品　对恢复自主循环方面没有显示出有益。在将要停搏的心脏缓慢心率时，每隔3～5分钟静注1毫克可能有效。

6. 氨茶碱　目前研究表明，使用氨茶碱没有显示对重建自主循环有效，也未被证明能提高出院生存率。但在心脏停搏时使用氨茶碱是安全的，可以考虑在心率非常慢的心脏停搏时用氨茶碱，或在肾上腺素无效的心脏停搏患者使用大剂量氨茶碱，有时会有效。

六、心肺复苏其他问题

（一）其他一些复苏方法

1. 胸前叩击　胸前捶击可用于治疗室速。在19项研究中，有14项显示胸前捶击使室速转为窦性占49％，5项显示无效者占41％，引起室速恶化者占10％。对于室速，如除颤器快速到位，可选择除颤；如无除颤器，可选择胸前捶击。

以往主张测定脉搏后应拳击患者胸骨中段一次，认为此法适用于心脏骤停1分钟以内的患者，有重建循环的作用。一次叩击约可产生5焦耳的能量，可使停搏的心脏重新起搏。但是在动物实验中发现，拳击可使快速室性心动过速转为室颤或心脏停搏。急性心肌梗死ST段抬高明显时，若拳击正好落在ST段末期亦可使室速转为室颤。在尚有微弱心搏时，拳击也有引起心室停搏或室颤的危险，且对缺氧性停搏拳击无效。其次，胸前部叩击的成功率很低。其用法主要为：

（1）对猝死原因不明的患者，不推荐应用。即使应用，在无心电监护的条件下，也只能用一次。因为拳击并不是同步的，如拳击刺激落在心脏易损期，则第2拳有可能将转复的心律再度变为室颤。

（2）对于已被证实为室性心动过速的患者，单次叩击有可能转为窦性心律。

（3）对于严重心动过缓的患者，重复叩击有可能引起自主性心脏收缩。

（4）如有心电监护，可根据心电情况反复进行，同时迅速准备电除颤。

正确方法为在患者胸部20～30厘米上方，用握紧拳头的鱼际平面快速叩击胸骨中部。对于清醒患者，一般不用这种方法。

2. 咳嗽复苏　　1976年Griley等就提出了咳嗽复苏的概念，发现剧烈咳嗽能够产生接近正常的主动脉搏动压。以后研究又证实咳嗽可维持意识清楚达93秒之久。咳嗽时主动脉压增加，而在咳嗽期间下降，增加了冠状动脉的灌注梯度。咳嗽时所产生的生理效应导致了胸泵学说的产生。胸泵学说的建立，又为咳嗽在临床上的应用奠定了理论基础。

咳嗽复苏法就是在患者发生严重心律失常（室速、极度心动过缓、三度房室传导阻滞），只要意识尚清楚，嘱咐患者剧烈咳嗽，能为抢救赢得时间。

3. 腹部按压法　　采用绷带束缚腹部或连续腹部按压或在同步胸外按压及通气复苏术的同时增加腹部压均可增加主动脉压和颈动脉压以及颈动脉血流。可能有以下几种机制：

（1）压迫腹部可减少心外按压时右心房血液向下腔静脉反流。

（2）因腹部受压限制了膈肌下移，防止胸内压力分散，可增高胸内主动脉和胸外主动脉的压力阶差，增加主动脉的血流量。

（3）压迫腹部可压迫腹主动脉，减少下半部的供血，增加上半部的供血。

压迫腹部可增加右房压，且可导致心肌灌注压下降。此外，压迫腹部也有一些并发症，如肝撕裂伤及内出血等。临床实验还没有证实腹部加压可增加患者的生存率。

（二）无脉搏的电活动与心脏停止

1. 无脉搏的电活动　　无脉搏的电活动是指电机械分离和其他异源性心率，包括假性心肌电机械分离、室性自发心率、室性逸搏、除颤后室性自发心律过缓或停搏心律。与这些心律失常相关的临床状态，如果早期识别常可纠正。而这些心律失常则定义为无可触的脉搏但又有心电活动存在，同时这些心电活动不是心室颤动或室速。当有一定规律的电活动存在无脉时，临床传统上称为电机械分离。此时有一定规律的心肌动作电位除极化，但同时无肌纤维收缩出现，无机械收缩存在。最近超声心动图及内置导管的研究发现，使人们对心电机械分离有了重新认识，并提出了假性心肌电分离的概念。这证明电活动与机械分离收缩相伴随，但这些收缩太弱以致不能产生血流压力，所以常规检查脉搏和测血压难以察觉。

其他无脉搏有电活动的情况，在心跳停止后观察到的是一些超过了狭义的心电机械分离的心律失常。这种心律失常出现后，大多数临床研究都发现存活率极低，特别是一旦发生，就像大面积心肌梗死时发生的那样，这些节律代表了趋于坏死的心肌最后电活动或可预示着特别严重的心律失常。例如严重高钾血症、低温、缺氧、先前存在酸中毒及多种药物过量，也可表现为一个多样、复杂的有电活动而无脉搏的临床现象。过量应用三环类抗抑郁药、肾上腺素能受体阻滞剂、钙拮抗剂、洋地黄及其他药物，都可导致无脉电活动。这些药物过量需行特殊的治疗。

在无脉电活动时必须采取的主要措施是探寻可能的原因。这种电活动可能由于几个原因造成，特别是当出现心搏骤停时，有一些原因必须要考虑到。低血容量是引起无血压电活动最常见的原因，通过快速诊断和适当治疗，引起低血容量的原因常能被正确认识；这包括出血和其他原因液体丢失引起的低容量。其他引起无脉心电活动的原因有心包填塞、张力性气胸及大面积肺梗死。

无脉电活动的非特殊治疗包括肾上腺素和阿托品等。其他的治疗还包括正确的气道管理和进一步增加通气，这是由于低通气量和低氧常常也是引起无脉电活动的原因，由于无脉电活动常由低血容量造成，医师可给予补液试验治疗。并立即用多普勒超声进行检查，看是否存在有血流。这些检出有血流的患者应更积极地治疗，可按严重低血压进行处理。这些患者需要扩容时，应用去甲肾上腺素、多巴胺或联合以上三项治疗。早期体外起搏可能是有益的。尽管大多数无脉电活动的预后很差，在此时复苏仍不应放弃。

2. 心脏停止　在出现心脏停止时，复苏组长必须快速并积极思考各种诊断和治疗方案。心脏停止时要持续CPR、气管插管、肾上腺素和阿托品治疗。临床医师对全中心脏停止跳动患者都常规用阿托品，偶尔因此引起的过高水平副交感作用导致通气和体外起搏难以起效。电击可以导致副交感能释放，所以心脏静止时常规电击"反正也不会再造成更坏的心律了"的说法是非常不可取的。因此，电击将减少患者恢复为自主心律的仅有机会。有研究还显示对停跳心脏电击对提高存活率无效。另外当心电监护为一条直线时，复苏者就应调整导联，选择其他导联或转动除颤电极90°，以确定节律是否确实是电静止。由操作者失误导致的"假性心脏停搏"，远多于类似停止的室颤造成的"假性心脏停搏"。

自1986年有研究证实在院前心脏停搏病例中，很少对起搏有反应。为获得有效的机会，有学者认为体外起搏还应尽早实施。然而院前急救者很少能及时达到这一目的，心脏停搏时只在一个很短的时间内对起搏有反应，因此要求起搏要快，这些患者包括突发心动过速–心脏停搏的患者及除颤动后迷走神经释放引起的心脏停搏等。

没有证据显示对心脏停止患者常规体外起搏或在院前ACLS工具箱中放置便携式除颤器具是正确的。而非心源性心脏停止的患者，体外起搏结合除颤监护可能是有价值的。在这种特殊情况下医师对心脏停止的患者起搏要早做，并同时给予药物治疗。

心脏停止常表示死亡的到来，不仅仅只需治疗心律失常。当持久的心脏停止患者，经气管插管，静脉通道建立，合适CPR和抗心律失常相关药物应用后仍未恢复，进一步的抢救似无必要。

（三）复苏的终止

临床上进行心肺复苏时，通常是患者心搏骤停后立即行CPR 20～30分钟，未见自主循环恢复，评估脑功能有不可回逆的丧失，即宣告终止CPR。也有的学者将开始心肺复苏前循环及呼吸已停止15～20分钟来界定终止心肺复苏的时间。

1. 死亡的概念　目前死亡有很多相关概念，如：①社会学死亡（植物人）。②法律死亡。③临床死亡。④生物学死亡。⑤大脑皮质死亡，为大脑半球新皮质的不可逆性损害，有自主呼吸和脑电图活动。⑥脑死亡，无自主呼吸，脑干反射消失，意识丧失，瞳孔散大固定大于30分钟，脑电图直线。⑦心脏死亡，无脉搏和心跳，连续复苏1小时，ECG无电活动。

猝死和心脏停搏有何区别？一般来讲，猝死是回顾性诊断，强调的是结果；心脏停搏是时限性诊断，强调的是原因。如一个短期出现心脏停搏的患者，进行心肺复苏，如果患者抢救成功，该患者的诊断应为心脏停搏；如果抢救没有成功，则可诊断猝死。

2. 假死　假死是指机体仍保存有生命力但是其细胞活动速度极其缓慢，甚至细胞内所有显微镜下可见的活动完全停止的一种状态，这种状态是可逆的，在适当的条件下，机体仍可以恢复其生命活力。我们所熟悉的静止状态、迟钝、冬眠都是假死的表现形式。生物机体在假死状态下能量的产生和能量的消耗都会发生戏剧性的减少，甚至会具有一些特殊的抵抗环境压力的能力，例如极端的温度、缺氧以及一些物理损伤。

假死时由于呼吸、心跳等生命指征十分衰微，从表面看几乎完全和死人一样，如果不仔细检查，很容易误认为已经死亡，甚至将"尸体"处理或埋葬。只是其呼吸、心跳、脉搏、血压十分微弱，用一般方法查不出，这种状态称作假死。假死常见于各种机械损伤，如缢死、扼死、溺死等；各种中毒，如煤气（CO）中毒、安眠药、麻醉剂、鸦片、吗啡中毒等；触电、脑震荡、过度寒冷、糖尿病等。在上述情况所做死亡的判断，要小心谨慎。

如果人体也能被诱导进入这样的假死状态，对于医学而言有十分巨大的意义，如急救医疗人员可以用这种技术让严重创伤甚至失血性心脏停搏的患者进入假死状态，从而争取时间进行外科手术而避免患者组织恶化；外科医生进行复杂的心脏和大脑手术可以用这种技术保护重要脏器功能，减少损伤。如果可将人类生命保存在一个可逆的假死状态，并且在唤醒后不会受到已经逝去时间的影响，在航空航天医学中也是一件非常有意义的研究。

3. 超长CPR　有学者认为超长CPR的时间需>30分钟，它包括开始复苏前心搏骤停的时间和复苏抢救的时间。如果临床复苏中有一度或反复出现自主循环，此时超长CPR应从自主循环恢复时最后一次算起>30分钟为宜。至于上限超长到多少，从严格意义上讲没有确切的时限，要依患者的具体情况而定，如曾报道CPR长达5~6小时，乃至有的学者主张24小时者亦有之。

从目前的资料分析，超长CPR的应用主要在下列4个方面：

（1）特殊病因导致的心搏骤停：如溺水、低温（冻伤）、强光损伤、药物中毒等，实施超长CPR成功率较高；及一些尚未深入研究的特殊疾病，如肺栓塞、哮喘、变态反应、脓毒症、内分泌代谢疾病等。

（2）特殊群体的心搏骤停：尤其是5岁以下儿童终止心肺复苏时需特别谨慎。因小儿对损伤的耐受力较成人强，即使神经系统检查已经出现无反应状态，某些重要的脑功能仍可恢复。

（3）特殊医疗环境下的心搏骤停：主要是指在手术麻醉的状态下实施CPR。可能是有麻醉低代谢的前提，加之监护与治疗设施齐备，及训练有素的复苏人员参与，国外学者谓之为超长CPR理想场所。

（4）特殊器械介入抢救的心搏骤停：其中无创的方法有：背心式CPR，主动加压-减压CPR，分阶段胸腹加压-减压CPR，阻抗阀门。有创方法有：主动脉内球囊反搏、体外循环、开胸心脏按压等。

总之，在复苏的过程中，各种基本征象都必须持续一定时间，对判断才有意义，已成为人们的共识。美国心脏协会曾提出，只有基础生命支持及进一步心脏生命支持失败，才是医学干预无效而终止复苏的标准。

七、脑复苏

（一）脑损伤发生的分期

心脏骤停导致脑血流停止，产生全脑缺血和损伤。在临床上可分为四期。

1. 心脏骤停前缺氧　实际上大部分患者在心脏骤停前就存在严重的缺氧，已经存在脑损伤。

2. 心脏骤停　即临床死亡至复苏前的损伤这与来诊时间有关。

3. 心肺复苏期的损伤　指有效心肺复苏至心跳恢复之间的损伤，这与医护人员的素质有关。

4. 复苏后综合征　是指复苏后所出现的代谢紊乱和血流动力学改变所造成的进一步损伤，这是目前研究的热点之一。

（二）脑血流灌注和"无血流恢复"现象

有时虽然心肺复苏成功，但是患者已存在严重的不可逆转的缺血性脑病，这主要是由于长期的脑缺血，或者自主循环建立后脑循环未能及时恢复而造成的。

临床经验表明，有时颈动脉虽有良好搏动，脑组织仍因缺氧而死亡，关键在于脑血流的灌注是否满意，这取决于动脉平均压与颅内血流平均压之差。从理论上应认为增加颈动脉血流量时必定也相应增加脑流量，但事实证明效果恰好相反。在临床研究中发现尽管一期复苏满意，并证实颈动脉有良好的搏动，但脑组织却未获得满意的血流灌注。颈动脉的主干在其远端分为颈外动脉及颈内动脉，前者对颅外组织如舌及面颊部供血，脑组织的血液灌注依靠颈内动脉。所以增加颈内动脉的血流才能改善脑组织的血液灌注。

近来有学者提出，心脏骤停后脑血管可瞬间出现扩张，但随即在很短时间内出现收缩，这种后期血管收缩现象称为"无血流恢复"现象。

（三）"窃血"现象

全脑缺血时由于不同部位对缺血的耐受性不同，或恢复再灌注后得到氧供较好的缘故，一部分脑细胞功能保持良好，一部分脑细胞死亡，而在这两极中间的部分，存在一些细胞功能丧失，但并未死亡的脑细胞，形成脑缺血性半月影区。

当发生再灌注时，缺血性半月影区得不到血流的充分供给，而血液灌注较好的区域由于缺血半月影区内血管痉挛而得到了更多的血液供应，即"窃血"现象。

（四）过度通气

呼吸支持多由人工机械通气完成。临床上早已发现二氧化碳分压从正常降至20mmHg（2.7kPa），脑血流量将减少40%～50%，颅内压同时降低。有资料认为它可改善氧供应，减轻组织酸中毒，恢复脑血管主动调节功能，减轻脑水肿。尤其在心肺复苏前4小时，过度通气在纠正呼吸性酸中毒和降低颅内压方面可能效果显著。但可引起脑血管收缩，所以现在多数学者仍认为应保持二氧化碳在25～35mmHg（3.3～4.7kPa）内的范围内较合适。

（五）短暂高血压和血液稀释

临床上促进再灌注来解决复苏后综合征的方法有诱发短暂高血压和血液稀释。注意诱发高血压只是短暂的，通常时间只有5～15分钟，以血管活性药物控制，时间过长可加重脑水肿。通常并发血液稀释，利用低分子右旋糖酐调节红细胞比积。肝素化或链激酶也有应用临床的报道，一些实验研究表明可以减轻复苏后脑损伤。

（六）低温疗法

轻度低温疗法改善心脏停搏患者转归。对发生于医院外心脏停搏的成年患者，如诱因为室颤，其意识丧失，有自主循环，应进行低温治疗，体核温度应降至32～34℃，持续时间应为12~24小时。这种低温治疗可能对于因其他心律失常而致的心脏停搏或发生于医院内的心脏停搏患者也有益处。

1. 作用机制　有几种可能的机制使轻度低温在心脏停搏再灌注后能改善神经系统转归。在正常脑组织中，脑温度>28℃时，每降低1℃，脑氧代谢率能减少6%，这在一定程度上是由于减少了正常的电活动。轻度低温被认为能抑制许多与再灌注损伤相关的化学反应。这些反应包括产生自由基，释放兴奋性的氨基酸，能导致线粒体损害和细胞凋亡（程序化的细胞死亡）的钙离子转移、脂质过氧化、DNA损坏和炎症等，这些反应可导致脑内敏感部位（例如海马回和小脑）一些神经元的死亡。尽管具有潜在的益处，但低温治疗也可能产生不良作用，例如心律失常、高血糖、感染和凝血障碍。

2. 常规低温疗法　在以往脑复苏的方法中最常提到的是降低脑部温度，以降低脑部代谢率，抑制脑水肿。低温脑复苏作用机制很可能是多个机制的复合。但这种方法可遗留一些问题，如心律失常，血液黏稠度增加，脑血流减慢等，这对促进脑再灌注不利。对此争论的实质是应用时机的问题，一般认为在稳定再灌注前提下的低温疗法是可取的。还有学者认为单纯进行头部降温，很难降低脑部的温度，因为全身的血液温度还较高，且血流速度很快，故提出应进行全身低温。

3. 亚低温疗法　新近发现亚低温（33.0~34.5℃）可达到与中度低温相同的效果，且全身副作用更少，更易实施和控制。用介入性血液变温器或体外环流换温器，可稳步和稳定降温，不至于体温过低或波动较大。

（七）其他脑复苏方法

1. 纳洛酮　纳洛酮是特异性阿片受体拮抗剂，在心肺脑复苏中应用受到重视。它通过血脑屏障和边缘体的阿片受体结合，抑制β内啡肽与阿片受体的结合，从而抑制内源性内啡肽所产生的生物学效应，有助于脑复苏。常用剂量为10μg/kg，必要时可重复给药。

2. 高压氧治疗　高压氧可提高血氧张力，增加血氧含氧的氧储备，提高血氧弥散，减轻脑水肿，降低颅内压，改善脑电活动。通常在3个大气压下吸纯氧。此时血中物理溶解氧比常压下呼吸空气时增加21倍，且颅内压可能降低40%~50%。并有资料表明高压氧疗法有可能加速复苏患者的苏醒。

3. 脑辅助循环灌注　近来有学者提出采用体外循环机或血液泵对脑进行辅助循环灌注，将有广阔的应用前景。

第六节　急性呼吸窘迫综合征

急性呼吸窘迫综合征（acute respiratory distress syndrome，ARDS）是指严重感染、创伤、休克等肺内外疾病后出现的以肺泡–毛细血管损伤为主要表现的临床综合征，是急性肺损伤（acute lung injury，ALI）的严重阶段或类型。其临床特征为呼吸频速和窘迫，难以纠正的进行性低氧血症。

一、发病机制

ARDS发病的共同基础是肺泡–毛细血管的急性损伤。肺损伤可以是直接的，如胃酸或毒气的吸入，胸部创伤等导致内皮或上皮细胞物理化学性损伤，更多见的则是间接性肺损伤。虽然肺损伤的机制迄今未完全阐明，但已经确认它是全身炎症反应综合征（systemic inflammatory response syndrome，SIRS）的一部分。

（一）全身炎症反应

临床上严重感染、多发创伤是导致急性肺损伤和ARDS最主要的病因，其中主要的病理生理过程是SIRS。在ARDS的复杂的病理生理机制中包含着对损伤的炎性反应和抗炎性反应两者之间微妙的平衡与失衡关系。事实上，机体对损伤产生的炎性反应物质会被内源性抗炎性物质所对抗，这种在SIRS和代偿性抗炎症反应综合征（compensatory anti–inflammatory syndrome，CARS）之间的平衡是机体对损害因素适当反应的关键。如果出现过度SIRS反应，则可能发展为多脏器功能障碍综合征（multiple organ dysfunction syndrome，MODS），如果发生过度的CARS，则可能导致免疫抑制或感染并发症，因此，在ARDS危重患者中，这两种拮抗的反应综合征可能决定了患者的最终命运。

（二）炎症细胞

几乎所有肺内细胞都不同程度地参与ARDS的发病，最重要的效应细胞是多形核白细胞（polymorphonuclear leukocyte，PMN）、单核巨噬细胞等。ARDS时，PMN在肺毛细血管内大量聚集，然后移至肺泡腔。PMN呼吸暴发和释放其产物是肺损伤的重要环节。近年发现肺毛细血管内皮细胞和肺泡上皮细胞等结构细胞不单是靶细胞，也能参与炎症免疫反应，在ARDS次级炎症反应中具有特殊意义。

（三）炎症介质

炎症细胞激活和释放介质是同炎症反应伴随存在的，密不可分。众多介质参与ARDS的发病，包括：

（1）脂类介质如花生四烯酸代谢产物、血小板活化因子（platelet activating factor，

PAF）。

（2）活性氧如超氧阴离子（O^{2-}）、过氧化氢（H_2O_2）等。

（3）肽类物质如PMNs／AMs蛋白酶、补体底物、参与凝血与纤溶过程的各种成分等。

近年来，对肽类介质尤其是前炎症细胞因子和黏附分子更为关注，它们可能是启动和推动ARDS"炎症瀑布"、细胞趋化、跨膜迁移和聚集、炎症反应和次级介质释放的重要介导物质。

（四）肺泡表面活性物质（pulmonary surfactant，PS）

研究表明肺泡表面活性物质具有降低肺泡表面张力、防止肺水肿、参与肺的防御机制等功能。ARDS过程中，PS的主要改变为功能低下、成分改变和代谢改变等。

另外，细胞凋亡与一些细胞信号转导通路与ARDS的发病密切相关，如口膜受体、G蛋白、肾上腺素能受体、糖皮质激素受体等。同时还发现核转录因子、蛋白激酶（MAPK等）的活化参与ARDS发病机制。

二、临床表现

ARDS临床表现可以有很大差别，取决于潜在疾病和受累器官的数目与类型，而不取决于正在发生的肺损伤所导致的表现。

1. ARDS多发病迅速，通常在受到发病因素攻击（如严重创伤、休克、败血症、误吸有毒气体或胃内容物）后12～48小时发病，偶有长达5天者。一旦发病后，很难在短时间内缓解，因为修复肺损伤的病理改变通常需要1周以上的时间。

2. 呼吸窘迫是ARDS最常见的症状，主要表现为气急和呼吸次数增快。呼吸次数大多在25～50次／分，其严重程度与基础呼吸频率和肺损伤的严重程度有关。

3. 难以纠正的低氧血症、严重氧合功能障碍。其变化幅度与肺泡渗出和肺不张形成的低通气或无通气肺区与全部肺区的比值有关，比值越大，低氧血症越明显。

4. 无效腔／潮气比值增加，≥0.6时可能与更严重的肺损伤相关（健康人为0.33～0.45）。

5. 重力依赖性影像学改变，在ARDS早期，由于肺毛细血管膜通透性一致增高，可呈非重力依赖性影像学变化。随着病程进展，当渗出突破肺泡上皮防线进入肺泡内后，肺部斑片状阴影主要位于下垂肺区。

三、诊断标准

目前我国采用的ARDS诊断标准为：

1. 有原发病的高危因素。

2. 急性起病，呼吸频数和／或呼吸窘迫。

3. 低氧血症　ALI时Pa（O_2）／Fi（O_2）≤300mmHg（4.0kPa），ARDS时Pa（O_2）

/ Fi（O₂）≤200mmHg（26.7kPa）。

4. 胸部X线检查两肺浸润阴影。

5. 肺动脉楔压（PCWP）≤18mmHg（2.4kPa）或临床上能除外心源性肺水肿。

凡符合以上五项可诊断ALI或ARDS。由于ARDS病程进展快、一旦发生多数病情已相当严重，故早期诊断十分重要，但迄今尚未发现有助于早期诊断的特异指标。

四、治 疗

ARDS应积极治疗原发病，防止病情继续发展。更紧迫的是要及时纠正患者的严重缺氧。在治疗过程中不应把ARDS孤立对待，而应将其视为MODS的一个组成部分。在呼吸支持治疗中，要防止呼吸机所致肺损伤（ventilation-associated lung injury，VILI）、呼吸道继发感染和氧中毒等并发症的发生。

（一）呼吸支持治疗

1. 机械通气 机械通气是ARDS治疗的主要方法，是近年发展较为迅速的领域，机械通气以维持生理功能为目标，选用模式应视具体条件及医师经验而定，参数设置高度个体化。目前多主张呼气末正压通气（positive end expiratory pressure，PEEP）水平稍高于压力-容积曲线的下拐点作为最佳PEEP选择。近年来基于对ARDS的病理生理和VILI的新认识，一些新的通气策略开始应用于ARDS的临床治疗。主要有：

（1）允许性高碳酸血症策略：为避免气压-容积伤，防止肺泡过度充气，而故意限制气道压或潮气量，允许Pa（CO₂）逐渐升高达50mmHg（6.7kPa）以上。

（2）肺开放策略：肺开放策略指的是ARDS患者机械通气时需要"打开肺，并让肺保持开放"，实施方法有多种，包括应用压力控制通气、反比通气（inverse ratio ventilation，IRV）及加用高的PEEP等，近年来也有学者主张用高频振荡法来实施肺开放策略。

（3）体位：若一侧肺浸润较明显，则取另一侧卧位，俯卧位更加有效，有效率达64%~78%，其主要作用是改善通气血流比值和减少动-静脉分流和改善膈肌运动。

其他新的通气方式包括：部分液体通气、气管内吹气和比例辅助通气等也在ARDS的治疗中得到应用。

2. 膜式氧合器 ARDS经人工气道机械通气、氧疗效果差，呼吸功能在短期内又无法纠正的场合下，有人应用体外膜肺模式，经双侧大隐静脉用扩张管扩张，分别插入导管深达下腔静脉。配合机械通气可以降低机械通气治疗的一些参数，减少机械通气并发症。

（二）改善肺微循环、维持适宜的血容量

1. 最近研究表明短期大剂量皮质激素治疗对早期ARDS或严重脓毒症并没有取得明确的疗效。目前认为对刺激性气体吸入、外伤骨折所致的脂肪栓塞等非感染性引起的ARDS，以及ARDS后期，可以适当应用激素，尤其当ARDS由肺外炎症所致时，可尝试

早期大剂量应用皮质激素冲击治疗。ARDS伴有脓毒症或严重呼吸道感染早期不主张应用。

2. 抗凝治疗如肝素的应用，可改善肺微循环，其他如组织因子、可溶性血栓调节素等正在进行临床试验。

在保证血容量、稳定血压前提下，要求出入液量轻度负平衡（−1000～−500ml／d）。在内皮细胞通透性增加时，胶体可渗至间质内，加重肺水肿，故在ARDS的早期不宜给胶体液。若有血清蛋白浓度低则另当别论。

（三）营养支持

ARDS患者处于高代谢状态，应及时补充热量和高蛋白、高脂肪营养物质。应尽早给予强有力的营养支持，鼻饲或静脉补给。

（四）其他治疗探索

1. 肺表面活性物质替代疗法　目前国内外有自然提取和人工制剂的表面活性物质，治疗婴儿呼吸窘迫综合征有较好效果，但在成人的四个随机对照研究结果表明，对严重ARDS并未取得理想效果。这可能与PS的制备、给药途径和剂量以及时机有关。由于近年来的研究表明PS在肺部防御机制中起重要的作用，将来PS的临床应用可能会出现令人兴奋的前景。

2. 吸入一氧化氮（NO）　NO在ARDS中的生理学作用和可能的临床应用前景已有广泛研究。近来有报道将吸入NO与静脉应用阿米脱林甲酰酸联合应用，对改善气体交换和降低平均肺动脉压升高有协同作用。NO应用于临床尚待深入研究，并有许多具体操作问题需要解决。

3. 氧自由基清除剂、抗氧化剂　过氧化物歧化酶、过氧化氢酶，可防止O_2和H_2O_2氧化作用所引起的急性肺损伤；维生素E具有一定抗氧化剂效能。脂氧化酶和环氧化酶途径抑制剂，如布洛芬等可使血栓素A2和前列腺素减少，抑制补体与PMN结合，防止PMN在肺内聚集。

4. 免疫治疗　免疫治疗是通过中和致病因子，对抗炎性介质和抑制效应细胞来治疗ARDS。目前研究较多的有抗内毒素抗体，抗TNF、IL−1、IL−6、IL−8，以及抗细胞黏附分子的抗体或药物。由于参与ALI的介质十分众多，相互之间的关系和影响因素十分复杂，所以仅针对其中某一介质和因素进行干预，其效应十分有限。

五、护理措施

ARDS是急性呼吸衰竭的一种类型。患者原来心肺功能正常，但由于肺外或肺内的原因引起急性渗透性肺水肿和进行性缺氧性呼吸衰竭。临床表现为突发性、进行性呼吸窘迫，气促、发绀，常伴有烦躁、焦虑表情、出汗等。ARDS的治疗包括改善换气功能及氧疗、纠正缺氧、及时去除病因、控制原发病等。

（一）常见护理问题

（1）低效型呼吸形态。

（2）气体交换受损。

（3）心输血量减少。

（4）潜在并发症：气压伤。

（5）有皮肤完整性受损的危险。

（6）有口腔黏膜改变的危险。

（7）潜在并发症：水、电解质平衡紊乱。

（8）焦虑。

（二）ARDS的护理要点

1. 加强监护。

2. 强化呼吸道护理，保持呼吸道通畅和洁净，防止呼吸道感染等并发症。

3. 对应用呼吸机的患者，要做好气管插管、气管切开的护理。

4. 监测血气分析和肺功能，准确计算和记录出入液量，肺水肿期应严格限制入水量。

5. 心理护理，采用多种方式加强与患者的交流和沟通，解除患者的焦虑和恐惧感。

（三）基础护理

1. 口腔护理　每日进行两次口腔护理，以减少细菌繁殖。

2. 皮肤护理　定时翻身，每日温水擦浴一次，以预防发生压疮。

3. 排泄护理　尿管留置者，保持引流通畅，防受压、逆流，每日更换引流袋；便秘者必要时可给予缓泻剂或灌肠。

（四）呼吸道的护理

保持气道通畅和预防感染。应用呼吸机时，注意湿化气道、定时吸痰，防止呼吸管道脱落、扭曲，保持有效通气。吸痰并非遵循每间隔2小时抽吸1次的原则，还应根据患者的症状和体征而定，如患者有缺氧症状，肺部听诊有痰鸣音或水泡音，应随时吸痰。对于气管切开术后患者，除按常规护理外，注意加强呼吸道湿化和吸痰时无菌操作的护理。

（五）预防和控制呼吸机相关感染

（1）严格执行洗手制度，减少探视。

（2）严格执行无菌操作，如吸痰及各种侵入性检查、治疗时，均应遵守无菌操作技术原则。

（3）注意呼吸机管道的更换或使用一次性呼吸机管道。

（4）定时翻身、拍背、转换体位，及时吸痰，减少肺内痰液的潴留。

（5）气管插管者，气囊充气合适，以免胃内容物误吸。

（6）注意观察患者临床表现，监测体温、心率、白细胞计数等。

（六）特殊治疗措施的护理。

1. 控制性肺膨胀的护理　可由医生或护士遵医嘱实施肺膨胀。实施肺膨胀过程中严密监测循环功能及$Sp(O_2)$变化。吸痰后须重新选择最佳参数，施行肺膨胀。

2. 俯卧位通气的护理　定时遵医嘱要求进行翻身，固定体位，如使用翻身床时，则根据要求调整翻身床角度。注意严防气管导管牵拉、脱落、扭曲，导致严重气道阻塞。严密监测俯卧位时生命体征的变化及呼吸参数，尤其是气道峰压、潮气量及呼气末正压的变化。

（七）心理护理

在接受机械通气治疗期间，由于病房内环境氛围紧张，机器噪声及自身病情的危重，常产生强烈的紧张恐惧心理，此时应对患者进行安慰、鼓励，解释应用呼吸机治疗的重要性，强调预后良好，树立战胜疾病的信心，同时通过控制环境的温度、光线、噪声，创造一个舒适的环境，保证患者得到充分的休息。

由于人工气道的建立，导致患者语言交流障碍，引起焦虑不安。护士可与家属联系，了解患者日常生活习惯，通过观察其表情、手势、眼神，了解其需要，或者通过提供纸笔、日常生活图片、实物，让其写出或指出他们的需要，增加沟通方式。当其心情烦躁时，可与患者谈心，播放他喜爱的广播、音乐，消除其不良情绪，配合治疗；对极度烦躁不配合者，可使用镇静药静推或持续静脉泵入，使患者处于安静状态。

六、机械通气的护理

在呼吸机应用过程中，报警系统保持开启，定时检查并准确记录呼吸机的应用模式及参数，使用参数通常包括潮气量、呼吸频率、氧浓度、呼气末正压、呼吸时间比值、压力支持水平等，同时，应密切观察患者的病情变化，如意识状态、生命体征、皮肤和黏膜色泽等，并协助医生做好血气分析，加强各项呼吸功能的监测，做好认真、准确的记录，为医生及时调整呼吸机应用模式及各项参数，提供客观有效的依据。

1. 妥善固定气管插管　适当约束患者双手，防止意外拔管。因患者自主呼吸频率过快，气管插管后联合使用镇静剂与肌松剂，阻断患者自主呼吸，以保证机械通气效果。因此，气管插管一旦脱出或与呼吸机断开后果严重。密切观察患者的人工呼吸情况，每班交接气管导管插入的深度，严防导管移位或脱出。

2. 严密观察病情　根据病情设置合理的报警范围，准确记录呼吸机参数，如出现报警要及时查找原因并处理。因患者严重低氧血症，呼吸机使用过程中逐步提高呼气末正压（positive end expiratory pressure，PEEP）。严密监测患者气道压力水平，听诊双肺呼吸音，注意有无压伤的发生。

3. 采取密闭式气管内吸痰，提高吸痰操作的安全性　气管内吸痰在ARDS机械通气患者的护理中非常重要，其目的在于清理呼吸道分泌物，保持呼吸道通畅，改善肺泡的通气和换气功能。密闭式气管内吸痰能较好地维护机械通气状态，保证吸痰前后肺内压力相对稳定，同时还能防止带有细菌、病毒的飞沫向空气中播散；因此，根据患者的一般情况，对双肺呼吸音、气道压力、氧饱和度、咳嗽等进行观察与判断，采取密闭式气管内吸痰法适时吸痰。吸痰时应严格遵守无菌操作，密切观察患者Sp（O$_2$）的降低幅度，避免高负压（>20kPa）、长时间（>12s）吸痰所致的急性肺不张的发生。另外，需注意选择小于人工气道管径的密闭吸痰管，在每次吸痰后以无菌生理盐水冲净吸痰管内的分泌物，更换密闭吸痰装置1次／24小时。

4. 观察镇静药物的效果　镇静剂有利于减轻患者的焦虑及插管不适，促进人机协调，保证机械通气效果。每15～30分钟评估1次镇静程度并进行药物剂量的调整，避免镇静不足或过度。在镇静剂使用过程中，加强患者的病情观察，根据对患者意识、瞳孔、肢体活动及肌张力等方面的评估，区分镇静过度与意识障碍。

5. 通气模式与潮气量　ARDS时肺顺应性降低、生理无效腔增大，增加了通气量的需要。增大潮气量以增加肺气体容量和功能残气量，促进氧合；但增加潮气量时注意控制气道峰压在4.0kPa（40cmH$_2$O）以下，以预防气压伤并发症及减少对血液循环系统的负面影响。在增加潮气量而低氧血症无明显改善情况下，可采用反比呼吸。

6. 呼气末正压呼吸　PEEP是ARDS施行呼吸治疗的首选方法。适当的PEEP可增加肺泡及间质压力，减少肺毛细血管内渗出，促使血管外液吸收，减轻肺泡及间质水肿；可使萎陷的肺泡重新膨胀、肺功能残气量（functional residual capacity，FRC）增加，肺顺应性增加，通气／血流（V／Q）比值改善，从而改善肺换气功能，提高Pa（O$_2$）。一般设置PEEP在5～10cmH$_2$O（0.7～1.3kPa）。反比呼吸时，吸气时间的延长可使平均气道压力和肺充气膨胀时间延长，有利于防止和治疗肺泡萎缩，并使得PEEP用量减少，从而减轻由于PEEP过高对静脉回心血量和心排出量的不利影响。

7. 氧浓度［Fi（O$_2$）］的调节　早期应尽快纠正缺氧，以保证重要器官（如脑组织）的氧供。早期可用100％吸氧浓度，1～2小时后将Fi（O$_2$）降至40％～70％，以减少高浓度氧对肺泡的损伤。随后根据Pa（O$_2$）或Sp（O$_2$）调节Fi（O$_2$）。必要时间段，短时间应用100％吸氧浓度。

8. 防止呼吸性碱中毒　机械通气治疗中常并发酸碱失衡。由于过度通气往往导致呼吸性碱中毒，及时调节吸氧浓度，并适当加长呼吸机与患者气管套管之间的管道长度增加生理无效腔量，以增加吸入气体中的CO$_2$浓度，从而有效地纠正呼吸性碱中毒。另外，注意定时复查动脉血气分析，根据血气结果调整通气参数，以保证患者充分的氧气供给及二氧化碳的排出。

第十章 急危症患者家属护理

家属作为急危重症患者支持系统中的重要组成部分，能增强患者的弹性防御线，提高患者对个体压力的应对能力，对患者的生理及心理康复起着至关重要的作用。因此，护士不仅要协助医生完成疾病的治疗和患者的护理工作，还应重视对患者家属的护理，提高家属的危机应对能力，促进患者的康复。

第一节 概述

一、概念

家属在广义上与"亲属"通用，是指基于婚姻、血缘和收养等形成的一种较为亲密的社会关系，是法律上具有特定权利和义务的人；亦可指那些对于患者而言非常重要或与患者有重要关联的人。狭义上讲，家属通常指具有血缘关系的第一代亲属和配偶。根据关系形成原因；可分为三类：

1. 配偶关系指因结婚而产生的亲属关系，婚姻存续，配偶关系存续。
2. 血亲关系指有血缘关系的亲属，如亲子关系等。
3. 姻亲关系指以婚姻为中心形成的亲属关系，即配偶一方与对方亲属之间形成的关系，如公婆儿媳关系，妯娌关系等。

急危重症患者是指患有各种急性或危重症疾病的个体，或由于创伤、中毒等负性事件所引起的随时可能发生生命危险的伤者。该类患者因病情危重到急诊就诊并入住重症监护室或抢救室，使整个家庭陷入危机状态，其家属产生许多负性身心状况，并伴随相应的需求。

二、影响患者家属心理变化的因素

影响急危重症患者家属心理变化的因素有很多，主要包括如下方面。

（一）疾病相关因素

包括病种、病情的轻重和疾病发生的快慢等。

（二）信息相关因素

如家属医疗知识的缺乏、与患者家属的沟通交流不充分等。

（三）医院环境因素

监护室内特殊的声光环境、患者呻吟声、抢救时医护人员之间及与家属简短而快速的沟通等，都是造成患者家属心理压力的重要环境因素。

（四）医护人员因素

医护人员因工作繁重所产生情绪变化，可潜移默化地影响家属心理状态。

（五）患者家属的社会人口学特征

1. 性别因素　女性在遇到心理应激时更易出现心理障碍。

2. 文化程度因素　不同文化层次的家属面对应激源刺激时其心理健康问题有所不同。

3. 年龄因素　患者家属越年轻，应激反应导致的心理健康问题的程度越严重。

4. 经济因素　家属有无经济负担及经济支付能力直接影响其心理反应。

不同原因来院的急危重症患者家属其心理感受和需求存在差异，护士应通过科学有效的方法进行准确的评估，明确家属的心理不适及需求，为家属实施针对性、个性化的护理干预措施。干预时要充分考虑家属的性别、年龄、教育程度等因素，对不同的家属从多环节、多角度、多模式入手积极进行干预，在促进患者康复的同时，减少急危重症患者家属自身的健康损害。

第二节　急诊患者家属的护理

急诊科是抢救急危重症患者的场所，患者发病急、病情重、病情变化快，患者和家属对突如其来的改变缺乏心理准备，容易发生心理障碍。在治疗抢救过程中，家属常被隔离在急救室外，其生理、心理的需求易被忽视，导致护士、患者及家属三者之间缺乏有效地协调与沟通。然而家属能够影响患者的治疗与康复，及时与患者家属沟通并取得其信任，有助于稳定患者情绪，保证医疗护理的顺利进行。因此，急诊护士在救治急诊患者的过程中，应重视对家属的照护，把握家属的需求，预防和缓解家属不良心理状态，使其更好地配合救治工作。

◎ 导入案例与思考

患者，男性，35岁，因突发车祸急诊入院。入院时查体：T 36.2℃，BP 70／40mmHg，P 120次／分钟，R24次／分钟，脉搏细速，神情淡漠，结膜苍白，腹部膨隆，全腹肌紧张、压痛、反跳痛明显。因病情危重，被送入抢救室抢救。其妻子表现为精神紧张、焦虑、手足无措，反复询问患者病情和医疗费用，担心医护人员工作出现疏漏。

（1）该患者家属可能存在哪些方面的需求？

（2）护士应采取哪些护理干预措施？

一、急诊患者家属的需求

（一）功能需求

功能需求是对急诊诊疗最基本的要求。急诊科的基本功能是满足患者在疾病急性发作、创伤甚至生命处于危险状态时的急诊急救诊疗需求。家属对急诊服务的核心功能要求是急诊急救的效果，包括诊疗过程是否便利及快捷；诊治与护理是否正确、合理、及时和有效等。

（二）形式需求

形式需求是指患者家属对急诊服务方式、就医环境等方面的需求。由于医疗服务的特殊性，即使是同一患者的家属对医院、诊疗、护理等方面的认知和选择也存在差别。这就要求护士对不同的患者家属进行"个性化"的护理，尽量满足其对形式方面的合理需求。

（三）外延需求

外延需求是指急诊患者家属对急诊急救服务的附加要求，如在急诊诊疗过程中护士对其需求的关注，在尊重、热情、诚信、负责和心理支持等方面予以关注。

（四）价格需求

价格需求是指急诊患者家属将急诊医疗服务质量与价值进行比较后对价格的要求。价格需求应该从质量与价格之比两方面进行分析：

1. 在给定价格时患者和家属对急诊医疗服务质量水平的需求。

2. 在给定医疗服务质量时患者和家属对价格水平的要求。

在我国，患者家属通常希望医院能充分考虑患者的经济条件，从而提供适宜的治疗技术。

二、急诊患者家属常见的心理问题

当患者突然患病且病情危急，或病情突然加重，家属往往在短时间内不能接受现实，情感遭受打击，有时可能表现为焦虑、恐慌、冲动或烦躁等状态。

（一）焦虑

焦虑是急诊患者家属最显著、最主要的心理问题。焦虑是一种不愉快的情绪体验，并伴有自主神经系统的功能亢进。焦虑一般为短暂性的，可因适当刺激而出现或转移。由于急诊患者家属对突发的威胁生命的事件缺乏心理准备，对医院环境、工作人员、就诊和治疗程序陌生，对患者病情缺乏全面认识，加之抢救过程中与患者相互隔离，抢救过程紧张忙碌，抢救结果不可预知，使家属出现焦虑，可表现为精神紧张、手足无措。

（二）忧虑

患者在家庭中担当重要角色，突发疾病或发生意外伤害会使家属担心失去收入来源和家庭依靠。当医护人员告知病情后，家属对患者的病情发展、预后或生命担心，可能不能控制自己的情绪，表现为过度哀伤、心理拒绝、自责和抱怨他人等。

（三）烦躁

当患者家属对急诊抢救工作缺乏了解，对护士的技术、救治过程存在疑虑，焦虑、悲伤或心理需求得不到关注时，加之文化程度和性格类型等因素的影响，可能就会难以控制情绪，表现为言行过激等。

三、护理措施

（一）执行专业的护理行为

在抢救工作中，护士要表现沉着、有序，操作技能娴熟、专业知识扎实，冷静果断地处置突发事件。医疗器械及药品处于备用状态。在救治过程中，对患者病情发展、救治措施等及时向家属做出解释，缓解家属的紧张情绪，抢救完毕告知家属下一步诊治流程。让家属及时、动态、全面客观地了解患者病情，减少不必要的疑虑和担心。

（二）加强与家属的沟通

急诊护士应善于应用各种沟通技巧，加强与患者及家属的沟通。首先，护士要态度和蔼、仪表端庄、大方得体、语言亲切，给患者和家属留下良好的印象。其次，护士尽量采用家属能够理解的语言与其进行沟通，理解同情其感受，及时、耐心解答家属所担心的问题，讲解必要的抢救知识以及可能出现的各种情况，让家属做好必要的心理准备。

（三）营造良好的环境氛围

良好的医疗环境可给患者和家属带来安全感，使家属在患者接受救治时保持良好的心理状态，积极参与患者的治疗和护理。注意保持就医环境安静、整洁。在条件允许的情况下，让家属有休息的场所并提供必备设施，减轻其疲劳不安，给予更多的人文关怀。

及时向家属介绍急诊科的环境及将采取的治疗措施，使其尽快熟悉周围环境，稳定情绪。应在醒目处悬挂大的布局平面图，让家属对急诊科环境一目了然；设立急诊导医服务台，随时回答其问题，减少不必要的时间与体力消耗。

（四）消除家属的不良心理反应，满足患者家属的合理要求

护士或辅助人员要为患者家属尽量提供帮助，如指引缴费、协助检查等。对合理但由于条件限制难以满足的要求，应向家属做好解释工作，得到对方谅解；对无法满足的要求，要耐心说服，不可急躁或置之不理，应以平等的态度交换意见。护士要学会容忍家属适当宣泄，缓解心理压力，使其配合医生与护士积极应对应激事件。

家属是患者社会支持的最重要来源，家属的配合可直接影响急诊患者的心理，甚至影响患者的抢救及康复治疗。急诊患者家属具有更为复杂多样的需求，及时了解和准确把握其需求，有针对性地进行护理干预，将有助于帮助患者家属为患者提供更好的社会支持，使患者在最佳的生理、心理状态下接受救治和护理，促进其康复。

第三节　危重症患者家属的护理

危重症患者常因病情多变、死亡威胁及预后的不确定性等对其家属的心理造成破坏性的影响，甚至持续数年。危重症患者家属也是急性应激障碍（acute stress disorder，ASD）和创伤后应激障碍（post-traumatic stress disorder，PTSD）的高危人群。因此，2010年美国危重症医学会提出了"家属-重症监护后综合征（Postintensive care syndrome-family）"的概念，即患者家属应对患者接受重症监护时所产生的一系列不良心理症候群。

护士被认为是满足危重症患者家属需求的主要人员，重视家属的心理健康问题，满足其合理需求，充分发挥家属对患者的支持作用，将有利于危重症患者康复。

一、危重症患者家属的需求

危重症患者家属的需求是指在患者患危重症疾病期间，家属对患者健康及自体身心支持等相关方面的总体需求。主要表现在病情保障、获取信息、接近患者、获得支持和自身舒适等五个方面，且家属认为"病情保障、获取信息"最为重要，而后依次是"接近患者、获得支持、自身舒适"。

（一）病情保障

家属最关注的问题是患者能否得到有效救治，保障患者安全是家属的首要需求。

（二）获取信息

绝大多数家属迫切想得知患者的病情或病情变化与预后情况，并渴望了解患者的治疗计划及检查结果。

（三）接近患者

接近患者包括能探视患者及能经常和医护人员保持联系等方面，所有ICU患者家属对探视患者的需求都非常强烈。

（四）获得支持

获得支持包括表达情感、得到经济和家庭问题的帮助、获得实际的指导以及被关怀等方面。家属的亲友是提供情感支持和物质支持的主要来源，其次是医护人员。所以，应鼓励家属的亲友倾听患者家属心声，协助其建立并启动有效的社会支持系统。

（五）自身舒适

自身舒适包括希望有方便的卫生设施、休息室、可口食物以及被接受的态度等方面。

二、危重症患者家属常见的心理问题

（一）焦虑和抑郁

患者因病情危重，会对家属产生强烈的情感冲击。患者家属均存在不同程度的焦虑，主要表现为经常感觉疲劳和睡眠差，如难以入睡、多噩梦、夜惊等。

（二）急性应激障碍和创伤后应激障碍

危重症患者家属容易发生ASD，具体可表现为情感麻木、茫然，对周围认识能力降低，出现现实解体、人格解体、离散失忆症等，一般病程不超过1个月。若患者家属在经历家人死亡后，可有延迟出现和持续存在的精神障碍急性应激障碍的症状存在，时间如超过4周且影响日常生活，可考虑发生了PTSD。病期在3个月以上的称为慢性创伤后应激障碍。

（三）恐惧和紧张

危重症患者意味着生命随时面临死亡，同时ICU的环境也让家属感到陌生，因此容易产生恐惧心理。由于病情的危重性和探视制度，限制了家属与危重症患者的有效接触与情感交流，使家属与患者不能充分沟通，易产生紧张情绪。

（四）否认和愤怒

当被告知患者病情严重或下病危通知单时，部分家属常常否认疾病的严重性，或心存侥幸心理。家属把ICU当成挽救危重症患者生命和治愈疾病的主要场所，寄予了过高的期望，但是当治疗效果与其期望不相符时，常表现为不理解，甚至愤怒而言行过激。

三、护理措施

（一）家属需求与情绪障碍评估

当患者处于危重状态时，护士应及时发现并正确评估家属可能产生的情绪障碍和心理需求，发现有不良心理倾向的人员，给予相关的护理干预措施和社会支持，减轻其心理压力，防止进一步的心理损害。

目前常用访谈法及量表法对家属的心理需求进行客观提取和评估。访谈法以咨询者提问与被访谈者讨论的方式，获取所需信息，对家属的各种症状给出准确的反应并能正确有效判断。量表法亦可对家属情绪障碍的出现频率和严重程度给予量化评定。

（二）良好的沟通

有超过1／3的家属存在抑郁症状，症状的出现与其心理应激障碍发生有很强相关性，尤其是获取信息、病情保证等心理需求不能被满足时。在与危重症患者家属接触时，应使用通俗易懂的语言尽量及时、详细地向其介绍诊治相关情况，确保家属获取信息的渠道畅通，帮助家属正确认识患者疾病的严重性及诊治效果，避免其出现不良心理情绪。

◇ 建立良好医患关系的VALUE模式

关于良好的沟通，柯蒂斯等于2008年提出了建立良好医患关系的VALUE模式：V-value，重视患者的家庭成员；A-acknowledge，了解患者家属的情感；L-1isten，倾听家属的心声；U-understand，知悉现代生物-心理-社会医学模式；E-elicit，列出患者家属的问题。

（三）家庭参与

ICU的环境相对封闭，限制陪护及探视，患者与其家属易产生焦虑及紧张情绪，导致患者与家属情感需求更加强烈。因此，应创造条件鼓励家属共同参与患者的治疗和康复过程，提升家属自身的价值感，减少不良情绪的产生。但在家属参与患者的临床决策时，应注意其复杂性和个体化，避免决策、选择给家属带来的心理压力。

（四）服务管理制度人性化

家属对ICU环境陌生，容易产生恐惧心理，因此在制订ICU管理制度时应注意考虑将患者家属的心理风险降到最低程度。常用措施包括：

1. 定时安排家属与医生、护士的谈话交流。
2. 设立专门的、安静温馨的谈话环境。
3. 创造整洁的家属休息区域。
4. 在特殊情况下，灵活安排探视时间。

第十一章 危重症患者营养支持

危重症患者由于高分解代谢和营养物质摄入不足，易发生营养不良。临床研究显示，重症患者营养不良的发生率超过50%。营养不良导致患者感染并发症增加，伤口愈合延迟，胃肠道功能受损，呼吸动力受损，压疮发生率增加，使疾病恶化，病程延长，医疗费用增高，死亡率增加。

营养支持虽不能完全阻止和逆转危重症患者的病情转归，但在减少患者并发症的发生率与死亡率，促进其恢复健康方面却发挥着至关重要的作用。

第一节 概述

一、危重症患者的代谢变化

危重症患者由于创伤、感染、大手术等打击，除出现体温升高、心率增快、呼吸增快、心排量增加等一系列病理生理反应外，还出现代谢改变，以分解代谢为主，表现为能量消耗增加、糖代谢紊乱、蛋白质分解代谢加速、脂肪代谢紊乱等。

（一）能量消耗增加

研究表明，创伤、感染和大手术后可使患者的静息能量消耗增加20%～50%，烧伤患者更为突出，严重者增高可达100%以上。

（二）糖代谢紊乱

主要表现为糖异生增加、血糖升高和胰岛素抵抗。

（三）蛋白质分解代谢加速

蛋白质分解代谢高于合成代谢，出现负氮平衡。

（四）脂肪代谢紊乱

应激状态下体内儿茶酚胺分泌增多，促使体内脂肪动员分解，生成甘油三酯、游离脂肪酸和甘油，成为主要的供能物质。

二、危重症患者的营养状态评估

（一）营养状态的评估方法

传统的营养状态评估指标包括人体测量、实验室检测等，在临床上虽能提供一些有用的预测信息，但对危重症患者缺乏特异性。目前推荐使用NRS2002评分和NUTRIC评分进行营养风险评估。

（二）能量与蛋白质需要量的评估

1. 能量需要评估　推荐使用间接能量测定法确定患者的能量需求，若无法测定，可使用各类预测公式或简化的基于体重的算法计算能量需求。一般患者能量需要量为$25 \sim 35kcal/（kg \cdot d）$，不同个体、不同病情及不同活动状态下能量的需要量有较大差异，评估患者能量需要时应综合考虑。也可用Harris-Benedict公式计算基础能量消耗（basal energy expenditure，BEE），并以BEE为参数指标计算实际能量消耗（actual energy expenditure，AEE）。

2. 蛋白质需要量评估　利用氮平衡来计算蛋白质营养状况及蛋白质的需要量。氮平衡（g/d）= 摄入氮量（g/d）-[尿氮量（g/d）+（3~4）]。危重症患者较普通患者需更高比例的蛋白，一般需要$1.2 \sim 2.0g/（kg \cdot d）$。

三、危重症患者营养支持的目的与原则

（一）目的

营养支持的目的不仅是供给细胞代谢所需要的能量与营养底物，维持组织器官正常的结构与功能，更重要的是改善患者应激状态下的炎症、免疫与内分泌状态，影响疾病的病理生理变化，最终影响疾病转归，改善临床结局。

（二）原则

1. 选择适宜的营养支持时机，应根据患者的病情变化来确定营养支持的时机。此外，还需考虑不同原发疾病、不同阶段的代谢改变与器官功能的特点。

2. 控制应激性高血糖，通过使用胰岛素严格控制血糖水平≤8.3mmol/L，可明显改善危重症患者的预后，使MODS的发生率及死亡率明显降低。

3. 选择适宜的营养支持途径包括肠外营养（parenteral nutrition，PN）、完全肠外营养（total parenteral nutrition，tPN）和肠内营养（enteral nutrition，EN）途径。

4. 合理的能量供给，不同疾病状态、时期以及不同个体，其能量需求亦不同。应激早期应限制能量和蛋白质的供给量，能量可控制在$20 \sim 25kcal/（kg \cdot d）$，蛋白质控制在$1.2 \sim 1.5g/（kg \cdot d）$。对于病程较长、合并感染和创伤的患者，待应激与代谢状态稳定后能量供应适当增加，目标喂养可达$30 \sim 35kcal/（kg \cdot d）$。

5. 其他，在补充营养底物的同时，重视营养素的药理作用。为改善危重症患者的

营养支持效果，在肠外与肠内营养液中可根据需要添加特殊营养素。

◇ 重症急性胰腺炎的营养支持

重症急性胰腺炎（severe acute pancreatitis，SAP）由于高分解代谢，可迅速出现负氮平衡和低蛋白血症。营养支持是SAP重要的支持手段，研究证实，空肠营养不刺激胰腺外分泌，是安全有效的肠内营养，供给途径，是SAP患者首选的营养支持方式。SAP患者行空肠营养支持时，喂养管应到达十二指肠屈氏韧带以下30～60厘米处。早期肠内营养液选择氨基酸或短肽制剂较为合适，从低浓度、低剂量、低速度开始，后期视患者情况逐渐增加。

第二节　肠内营养支持

一、危重症患者肠内营养支持的评估

（一）评估是否适宜肠内营养支持

胃肠道功能存在（或部分存在），但不能经口正常摄食的重症患者，应优先考虑给予EN，只有EN不可实施时才考虑PN。肠梗阻、肠道缺血或腹腔间室综合征的患者不宜给予EN，主要是EN增加了肠管或腹腔内压力，易引起肠坏死、肠穿孔，增加反流与吸入性肺炎的发生率。对于严重腹胀、腹泻，经一般处理无改善的患者，建议暂时停用EN。

（二）评估供给时机

需要营养支持治疗的患者首选肠内营养支持；不能进食的患者在24～48小时内开始早期肠内营养支持；肠内营养支持前应评估胃肠道功能，但肠鸣音和肛门排气排便不是开始肠内营养支持的必要条件；血流动力学不稳定的患者在充分液体复苏或血流动力学稳定后开始肠内营养支持，血管活性药用量逐步降低的患者可以谨慎地开始、恢复肠内营养支持。

（三）评估适宜的营养制剂

按照氮源分为氨基酸型、短肽型和整蛋白型制剂。

1. 氨基酸型制剂　以氨基酸为蛋白质来源，不需消化可直接吸收，用于短肠及消化功能障碍患者。

2. 短肽型制剂　以短肽为蛋白质来源，简单消化即可吸收，用于胃肠道有部分消化功能的患者。

3. 整蛋白型制剂　以整蛋白为蛋白质来源，用于胃肠道消化功能正常患者。

4. 特殊疾病配方制剂　适用于某种疾病患者，如糖尿病、呼吸功能障碍、肝功能障碍患者等。

（四）评估供给途径

根据患者情况可采用鼻胃管、鼻腔肠管、经皮内镜下胃造瘘（percutaneous endoscopic gastrostomy，PEG）、经皮内镜下空肠造瘘（percutaneous endoscopic jejunostomy，PEJ）、术中胃、空肠造瘘等途径进行EN。

1. 经鼻胃管　常用于胃肠功能正常、非昏迷及经短时间管饲即可过渡到经口进食的患者，是最常用的EN途径。优点是操作简单、易行，缺点是可发生反流、误吸、鼻窦炎。大部分重症患者可以通过此途径开始肠内营养支持。

2. 经鼻空肠置管　优点在于喂养管通过幽门进入十二指肠或空肠，使反流与误吸的发生率降低，耐受性增加。开始阶段营养液的渗透压不宜过高。

3. 经皮内镜下胃造瘘（percutaneous endoscopic gastrostomy，PEG）　在纤维胃镜引导下行经皮胃造瘘，将营养管置入胃腔。其优点减少了鼻咽与上呼吸道感染，可长期留置，适用于昏迷、食管梗阻等长时间不能进食，而胃排空良好的危重症患者。

4. 经皮内镜下空肠造瘘（percutaneous endoscopic jejunostomy，PEJ）　在内镜引导下行经皮空肠造瘘，将喂养管置入空肠上段，其优点除可减少鼻咽与上呼吸道感染外，还减少反流与误吸的风险，在喂养的同时可行胃十二指肠减压，并可长期留置喂养管，尤其适合于不耐受经胃营养、有反流和误吸高风险及需要胃肠减压的危重症患者。

（五）评估供给方式

1. 一次性投给　将营养液用注射器缓慢地注入喂养管内，每次不超过200毫升，每天6~8次。该方法操作方便，但易引起腹胀、恶心、呕吐、反流与误吸，临床一般仅用于经鼻胃管或经皮胃造瘘的患者。

2. 间歇重力输注　将营养液置于输液瓶或袋中，经输液管与喂养管连接，借助重力将营养液缓慢滴入胃肠道内，每天4~6次，每次250~500毫升，输注速度为每分钟20~30毫升。此法在临床上使用较广泛，患者耐受性好。

3. 肠内营养泵输注　适于十二指肠或空肠近端喂养的患者，是一种理想的EN输注方式。一般开始输注时速度不宜快，浓度不宜高，让肠道有一个适应的过程，可由每小时20~50毫升开始，逐步增至100~150毫升，浓度亦逐渐增加。

二、危重症患者肠内营养支持的护理

（一）常规护理措施

（1）妥善固定喂养管，翻身、活动前先保护喂养管，避免管道脱落。

（2）经鼻置管者每日清洁鼻腔，避免出现鼻腔黏膜压力性损伤。

（3）做好胃造瘘或空肠造瘘患者造瘘口护理，避免感染等并发症发生。

（4）喂养结束时规范冲管，保持管道通畅，避免堵塞。

（5）根据患者病情和耐受情况合理调整每天喂养次数和速度，保证每日计划喂养量满足需要。

（6）室温下保存的营养液若患者耐受可以不加热直接使用，在冷藏柜中保存的营养液应加热到38~40℃后再使用。

（7）自配营养液现配现用，配制好的营养液最多冷藏保留24小时。

（8）所有气管插管的患者在使用肠内营养时应将床头抬高30°~45°，每4~6小时使用氯己定进行口腔护理，做好导管气囊管理和声门下分泌物吸引。

（9）高误吸风险和对胃内推注式肠内营养不耐受的患者使用持续输注的方式给予肠内营养。

（二）营养支持评定与监测

1. 评估患者营养状态改善情况。

2. 评估患者每日出入量，监测每日能量和蛋白质平衡状况。

3. 观察患者有无恶心、呕吐、腹胀、腹泻等不耐受情况，必要时降低营养液供给速度或调整供给途径和方式。

4. 观察患者进食后有无痉挛性咳嗽、气急、呼吸困难，咳出或吸引出的痰液中有无食物成分，评估患者有无误吸发生。高误吸风险的患者使用幽门后营养供给途径进行喂养，同时应降低营养输注速度，条件允许时可以使用促胃肠动力药。

5. 评估患者的胃残留量，若24小时胃残留量<500毫升且没有其他不耐受表现，不需停用肠内营养。

6. 按医嘱正确监测血糖，观察患者有无高血糖或低血糖表现。

（三）并发症观察与护理

肠内营养的并发症主要分为感染性并发症、机械性并发症、胃肠道并发症和代谢性并发症。

1. 感染性并发症　以吸入性肺炎最常见，是EN最严重和致命的并发症。一旦发生误吸应立即停止EN，促进患者气道内的液体与食物微粒排出，必要时应通过纤维支气管镜吸出。

2. 机械性并发症

（1）黏膜损伤：可因喂养管置管操作时或置管后对局部组织的压迫而引起黏膜水肿、糜烂或坏死。因此，应选择直径适宜、质地软而有韧性的喂养管，熟练掌握操作技术，置管时动作应轻柔。

（2）喂养管堵塞：最常见的原因是膳食残渣或粉碎不全的药片黏附于管腔壁，或药物与膳食不相溶形成沉淀附着于管壁所致。发生堵塞后可用温开水低压冲洗，必要时也可借助导丝疏通管腔。

（3）喂养管脱出：喂养管固定不牢、暴力牵拉、患者躁动不安和严重呕吐等均可导致喂养管脱出，不仅使EN不能顺利进行，而且经造瘘置管的患者还有引起腹膜炎的危险，因此，置管后应妥善固定导管、加强护理与观察，严防导管脱出，一旦喂养管脱出应及时重新置管。

3. 胃肠道并发症

（1）恶心、呕吐与腹胀：接受EN的患者约有10%～20%可发生恶心、呕吐与腹胀，主要见于营养液输注速度过快、乳糖不耐受、膳食口味不耐受及膳食中脂肪含量过多等。发生上述消化道症状时应针对原因采取相应措施，如减慢输注速度、加入调味剂或更改膳食品种等。

（2）腹泻：腹泻是EN最常见的并发症，主要见于：①低蛋白血症和营养不良时小肠吸收力下降。②乳糖酶缺乏者应用含乳糖的肠内营养膳食。③肠腔内脂肪酶缺乏，脂肪吸收障碍。④应用高渗性膳食。⑤营养液温度过低及输注速度过快。⑥同时应用某些治疗性药物。不建议ICU患者一发生腹泻就停用肠内营养，而应该在继续肠内营养的同时评估腹泻的原因，以便采取合适的治疗方案。

4. 代谢性并发症　最常见的代谢性并发症是高血糖和低血糖。高血糖常见于处于高代谢状态的患者、接受高碳水化合物喂养者及接受皮质激素治疗的患者；而低血糖多发生于长期应用肠内营养而突然停止时。对于接受EN的患者应加强对其血糖监测，出现血糖异常时应及时报告医生进行处理。此外，在患者停止EN时应逐渐进行，避免突然停止。

第三节　肠外营养支持

◎导入案例与思考

患者，男性，41岁，在全麻下行"胰、十二指肠切除术，胃-空肠吻合术"，术后入ICU进行监护。术后1周，患者生命体征平稳，腹腔引流管引出混浊液，考虑患者出现吻合口瘘。予亚甲蓝一支从胃管注入，从腹腔引流管引出蓝色液体。患者卧床休息，不能下床活动，查血浆白蛋白为28g/L，体重较入院前减轻7%。

（1）患者是否需要营养支持?理由是什么?

（2）根据患者目前情况，选择适合哪一种营养支持途径?

（3）该营养支持途径的供给途径有哪些?如何选择?

一、危重症患者肠外营养支持的评估

（一）评估是否适宜进行肠外营养支持

肠外营养支持适合于不能耐受EN和EN禁忌的患者，如胃肠道功能障碍患者；由于手术或解剖问题胃肠道禁止使用的患者；存在尚未控制的腹部情况，如腹腔感染、肠梗阻、肠瘘患者等。存在以下情况不宜给予PN。

（1）早期复苏阶段血流动力学不稳定或存在严重水、电解质与酸碱失衡的患者。

（2）严重肝功能障碍的患者。

（3）急性肾功能障碍时存在严重氮质血症的患者。

（4）严重高血糖尚未控制的患者等。

（二）评估供给时机

对于NRS-2002≤3分的患者，即使无法维持自主进食和早期肠内营养，在入住ICU的前7天也无须使用肠外营养。对于NRS-2002≥5分或重度营养不良的患者，若不能使用肠内营养，应在入住ICU后尽快使用肠外营养。不论营养风险高或低的患者，如果单独使用肠内营养7~10天仍不能达到能量或蛋白需求的60%以上，应考虑使用补充性肠外营养。

（三）评估适宜的营养制剂

包括碳水化合物、脂肪乳剂、氨基酸、电解质、维生素和微量元素。碳水化合物提供机体能量的50%~60%，最常使用的制剂是葡萄糖，摄入过多会导致高碳酸血症、高血糖和肝脏脂肪浸润。脂肪乳提供机体能量的15%~30%，摄入过多引起高脂血症和肝功能异常。氨基酸是蛋白质合成的底物来源，危重症患者推荐热氮比为（100~150）千卡：1克氮。

（四）评估供给途径

可选择经中心静脉营养（central parenteral nutrition，CPN）和经外周静脉营养（peripheral parenteral nutrition，PPN）两种途径。CPN首选锁骨下静脉置管。PPN一般适用于患者病情较轻、营养物质输入量较少、浓度不高，PN不超过2周的患者。

（五）评估供给方式

1. 单瓶输注　每一种营养制剂单独进行输注，目前已不建议采用。单瓶输注氨基酸，外源性氮被作为能量消耗，起不到促进蛋白合成的作用，同时输注速度过快将对脑组织、肝脏功能造成损害。单瓶输注脂肪乳，在没有足够糖存在时，输注的脂肪并不能有效利用，禁食状态下单独输注脂肪乳，代谢终产物中出现酮体，容易出现酮症，同时糖异生加速，导致蛋白分解代谢增强。单瓶输注脂肪乳过快，超过机体对脂肪酸的最大氧化利用能力，会使血脂升高，出现肝脏、肺脂肪蓄积。

2. 全合-输注 把供给患者的各种营养制剂按照一定的配制原则充分混合后进行输注，是目前推荐的肠胃营养供给方式。全合-输注营养素达到最佳利用，并发症发生率低，不容易污染，减轻护理工作量。

二、危重症患者肠外营养支持的护理

（一）常规护理措施

1. 妥善固定输注导管，翻身、活动前先保护导管，避免扯脱。做好患者导管相关健康教育，避免自行扯脱导管。烦躁、不配合患者予适当镇静和约束。

2. 正确冲管和封管，保持导管通畅。

3. 做好导管穿刺部位护理，避免感染等并发症发生。

4. 严格按照国家管理规范和要求配制营养液。

5. 进行配制和输注时严格无菌操作。

6. 每日更换输注管道，营养液在24小时内输完。

7. 使用专用静脉通道输注营养液，避免与给药等通道混用。

8. 合理调节输注速度。

（二）营养支持评定与监测

1. 评估患者营养状态改善情况。

2. 评估患者每日出入量，监测每日能量和蛋白质平衡状况。

3. 严密观察输注导管穿刺部位情况，评估有无红、肿、热、痛和分泌物。

4. 严密监测体温，评估体温升高是否与静脉营养导管留置有关。

5. 观察患者有无高血糖或低血糖表现，将患者血糖控制在7.8～10.0mmol／L。

6. 监测患者血脂、肝功能等变化，及时发现高脂血症、肝功能异常等。

7. 观察患者消化吸收功能，及时发现有无肠萎缩和屏障功能障碍。

（三）并发症观察与护理

肠外营养的并发症主要分为机械性并发症、感染性并发症和代谢性并发症。

1. 机械性并发症

（1）置管操作相关并发症：包括气胸、血胸、皮下气肿、血管与神经损伤等。应熟练掌握操作技术流程与规范，操作过程中应动作轻柔，以减少置管时的机械性损伤。

（2）导管堵塞：是PN常见的并发症。输注营养液时输液速度可能会减慢，在巡视过程中应及时调整，以免因凝血而发生导管堵塞。输液结束时应根据患者病情及出凝血功能状况使用生理盐水或肝素溶液进行正压封管。

（3）空气栓塞：可发生在置管、输液及拔管过程中。CPN置管时应让患者头低位，操作者严格遵守操作规程，对于清醒患者应嘱其屏气。输液过程中加强巡视，液体输完应及时补充，最好应用输液泵进行输注。导管护理时应防止空气经导管接口部位进入血循环。拔管引起的空气栓塞主要由于拔管时空气可经长期置管后形成的隧道进入静脉，因此，拔管速度不宜过快，拔管后应密切观察患者的反应。

（4）导管脱落：与导管固定不牢、外力牵拉、患者躁动等有关。置管后应妥善固定导管，加强观察与护理，进行翻身等操作时预先保护导管，避免牵拉。躁动、不合作患者给予适当镇静、约束，避免自行拔出导管。

2. 感染性并发症是PN最常见、最严重的并发症。

3. 代谢性并发症

（1）电解质紊乱：如低钾血症、低镁血症等。

（2）低血糖：持续输入高渗葡萄糖，可刺激胰岛素分泌增加，若突然停止输注含糖溶液，可致血糖下降，甚至出现低血糖性昏迷。

（3）高血糖：开始输注营养液时速度过快，超过机体的耐受限度，如不及时进行调整和控制高血糖，可因大量利尿而出现脱水，甚至引起昏迷而危及生命。

因此，接受PN的患者，应严密监测电解质及血糖与尿糖变化，及早发现代谢紊乱，并配合医生实施有效处理。

第十二章 腔镜手术的护理配合

第一节 普外科腔镜手术护理配合

一、腔镜下甲状腺切除术护理配合

麻醉方式：静脉复合麻醉。

手术体位：肩部垫高，颈部仰伸平卧位，双腿分开。

手术器械准备。

器械名称	数量	器械名称	数量
剪刀(直、弯)	各1把	弯分离钳	1把
隧道扩张器	1个	5 mm 穿刺锥	2套
5 mm 超声刀头	1个	10 mm 穿刺锥	1个
打结器	1把	16#穿刺针头	1个
标本袋	1把	吸引器头	1个
无损伤抓钳	1把	30°镜头	1个
电钩	1个	电钩线	1根
摄像光源系统	1套	60 ml 注射器	1具
转换器	1个	负压引流球(外加)	1个
悬吊式甲状腺拉钩：1套(用于颈部入路)			

手术配合流程：

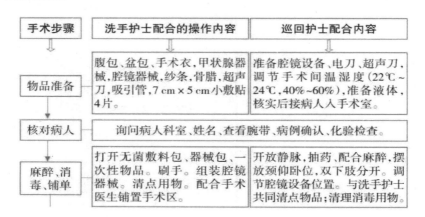

手术步骤	洗手护士配合的操作内容	巡回护士配合内容
物品准备	腹包、盆包、手术衣,甲状腺器械,腔镜器械,纱条,骨腊,超声刀,吸引管,7 cm×5 cm小敷贴4片。	准备腔镜设备、电刀、超声刀,调节手术间温湿度(22℃~24℃,40%~60%),准备液体,核实后接病人入手术室。
核对病人	询问病人科室、姓名、查看腕带、病例确认、化验检查。	
麻醉、消毒、铺单	打开无菌敷料包、器械包、一次性物品。刷手。组装腔镜器械。清点用物。配合手术医生铺置手术区。	开放静脉,抽药、配合麻醉,摆放颈仰卧位,双下肢分开。调节腔镜设备位置。与洗手护士共同清点物品;清理消毒用物。

Time out	核对病人身份、疾病诊断及拟行手术。	
建立操作通道	(1)颈部入路:递11#刀在胸骨上窝约3cm皮肤皱折处切2.5cm长的横切口。递5ml肾上腺素盐水经切口向手术区域的皮下注射作为止血和膨胀。直接应用30°镜头从切口逐入。 (2)胸壁入路:递11#刀在平乳头离乳沟1cm左右皮肤切5mm小口,递隧道扩张器分离皮下、颈扩肌,递5mm穿刺套管和5mm 30°镜头由此切口置入。递11#刀在左右乳晕处分别切5mm小孔,递隧道扩张器分离至胸骨切迹上缘,分别置入5mm穿刺锥作为操作孔。	与洗手护士共同配制1:10000的肾上腺盐水。连接并打开视屏系统,连接电刀、超声刀、吸引器,调节功率大小。
游离邻近组织暴露甲状腺	递电钩、弯分离钳分离皮下、颈阔肌(颈部入路需安装甲状腺悬吊拉钩),换递超声刀分离颈前肌,切开颈白线,打开甲状腺包膜,暴露甲状腺。	协助安装悬吊式甲状腺拉钩
切除甲状腺	(1)颈部入路:花生米钝性分离甲状腺真假被膜,调整拉钩,带状肌下再放置一个拉钩,建立手术空间。 (2)胸壁入路:递16#针头在锁骨上窝皱褶处避开血管穿刺,置入曲式拉钩暴露术野。递超声刀分离、凝切甲状腺下极血管,由上向下分离甲状腺,凝切甲状腺中静脉、甲状腺上极血管、甲状腺峡部和Berry韧带,有渗血递纱条蘸取。	观察病人状况、保证设备运行功能,必要时做喉神经反射监测。根据病情配合麻醉给药
取出标本止血	(1)颈部入路:钳夹直接取出。 (2)胸壁入路:递标本袋由一侧乳晕操作通道钳夹送入,将标本装入袋内撤去穿刺鞘,递长血管钳沿隧道取出标本。检查创面,电凝或超声刀止血。	填写手术护理记录单,记手术账单。提供手术台上追加物品。
冲洗,放引流,关切口	盐水冲洗,颈部入路自切口最低点置入引流管;4/0可吸收线逐层缝合切口,递10cm×10cm伤口贴封贴切口。胸壁入路从一侧乳晕穿刺点置入引流管,4/0可吸收线逐层缝合切口,递7cm×5cm伤口贴封贴各切口。	关闭仪器,撤除各设备车,撤除病人肩垫。完善各个护理记录单,整理病人所带物品,准备麻醉催醒药。协助连接引流球。
确认手术患者	再次确认核对患者姓名,住院号,疾病诊断及手术侧别。	
术毕整理	撤离腔镜器械,预洗,清点,交供应室。更换吸引袋,清理垃圾,分类存放。	调整病人体位,合拢腿板架。遵医嘱给麻醉拮抗药,催醒病人。收整物品,送病人。整理手术间,补充无菌物品柜。

注意事项：

（1）甲状腺腔镜手术的仪器设备在患者头端两侧，连接各线路、管路时，要理清，避免与麻醉线路缠绕，造成线、管路脱落。

（2）使用悬吊式甲状腺拉钩的手术床，放置麻醉架要相对靠前，留有可靠的吊架卡座区。

（3）术者站在患者外展两腿中间操作，要固定好外展腿架的卡座，以免腿架滑脱或被挤靠，使其过度外展，造成患者不适或肢体损伤。

（4）颈部入路缝合切口时取下肩垫，减轻切口张力，以免日后切口皮缘褶皱影响美观。

二、腹腔镜下脾切除手术的护理配合

麻醉方式：静脉、吸入符合麻醉。

手术体位：仰卧位，头高脚低位，左侧季肋区垫高。术中手术床右倾。

手术器械准备：胃肠腹腔镜。

器械名称	数量	器械名称	数量
生物结扎钳	1把	短齿抓钳	1把
常规抓钳	1把	钛夹钳	1把
弯分离钳	1把	剪刀（直、弯）	各1把
钝头分离钳	1把	电钩	1个
吸引器	1个	气腹针	1枚
10mm 穿刺锥	2套	5mm 穿刺锥	2套
转换器	1个	各号密封帽	共9个
摄像光纤镜头	1套	电钩线	1根
持针器	1把	肠钳（直、弯）	各1把
鼠齿钳	1把	冲水锥	1个
切割闭合器	1个	5mm Ligasure 切割器	1个

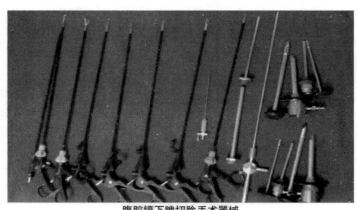

腹腔镜下脾切除手术器械

手术配合流程：

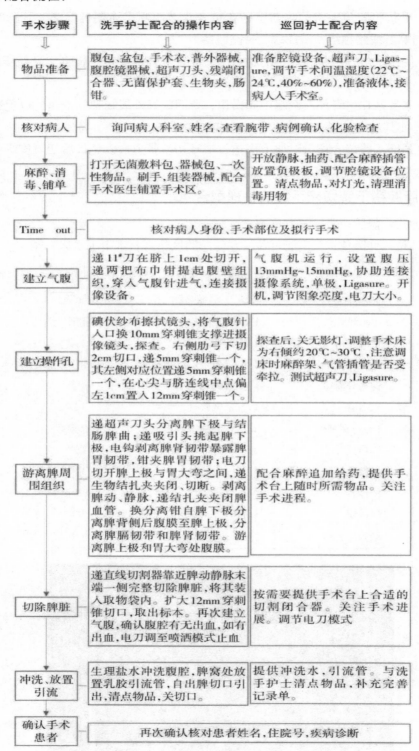

手术步骤	洗手护士配合的操作内容	巡回护士配合内容
物品准备	腹包、盆包、手术衣、普外器械、腹腔镜器械、超声刀头、残端闭合器、无菌保护套、生物夹、肠钳。	准备腔镜设备、超声刀、Ligasure，调节手术间温湿度(22℃~24℃,40%~60%)，准备液体，接病人入手术室。
核对病人	询问病人科室、姓名、查看腕带、病例确认、化验检查	
麻醉、消毒、铺单	打开无菌敷料包、器械包、一次性物品。刷手、组装器械，配合手术医生铺置手术区。	开放静脉、抽药、配合麻醉插管、放置负极板，调节腔镜设备位置。清点物品，对灯光，清理消毒用物
Time out	核对病人身份、手术部位及拟行手术	
建立气腹	递11#刀在脐上1cm处切开，递两把布巾钳提起腹壁组织，穿入气腹针进气，连接摄像设备。	气腹机运行，设置腹压13mmHg~15mmHg，协助连接摄像系统、单极、Ligasure。开机，调节图象亮度，电刀大小。
建立操作孔	碘伏纱布擦拭镜头，将气腹针入口换10mm穿刺锥支撑进摄像镜头，探查。右侧肋弓下切2cm切口，递5mm穿刺锥一个，其左侧对应位置递5mm穿刺锥一个，在心尖与脐连线中点偏左1cm置入12mm穿刺锥一个。	探查后，关无影灯，调整手术床为右倾约20℃~30℃，注意调床时麻醉架、气管插管是否受牵拉。测试超声刀、Ligasure。
游离脾周围组织	递超声刀头分离脾下极与结肠脾曲；递吸引头挑起脾下极，电钩剥离脾肾韧带暴露脾胃韧带，钳夹脾胃韧带；电刀切开脾上极与胃大弯之间，递生物结扎夹夹闭、切断。剥离脾动、静脉，递结扎夹夹闭脾血管。换分离钳自脾下极分离脾背侧后腹膜至脾上极，分离脾膈韧带和脾肾韧带。游离脾上极和胃大弯处腹膜。	配合麻醉追加给药，提供手术台上随时所需物品。关注手术进程。
切除脾脏	递直线切割器靠近脾动静脉末端一侧完整切除脾脏，将其装入取物袋内。扩大12mm穿刺锥切口，取出标本。再次建立气腹，确认腹腔有无出血，如有出血，电刀调至喷洒模式止血。	按需要提供手术台上合适的切割闭合器。关注手术进展。调节电刀模式
冲洗、放置引流	生理盐水冲洗腹腔，脾窝处放置乳胶引流管，自出脾切口引出，清点物品，关切口。	提供冲洗水、引流管。与洗手护士清点物品，补充完善记录单。
确认手术患者	再次确认核对患者姓名，住院号，疾病诊断	

术毕整理	撤离腹腔镜器械，预洗，清点，交供应室。更换吸引袋，清理垃圾，分类存放。	撤离腹腔镜设备，超声刀。遵医嘱给予麻醉拮抗药催醒病人。收整物品送病人，整理手术间，补充无菌物品柜。

注意事项：

（1）手术中游离、切割、凝血等操作均以超声刀为主，在持续激发10秒内需提醒术者间歇，并将刀头置于水中激发，一方面冷却，另一方面清除刀头焦痂。

（2）洗手护士的器械以右侧站位配合摆放。

（3）切除的脾脏太大，需准备大号取物袋，在腹腔内将放入袋内的脾脏削剪后取出。

（4）收整光纤时盘圈大于15cm，以防打折断裂。镜头分开放置，防止镜面划伤。

三、腹腔镜下胃癌根治术护理配合

麻醉方式：静脉、吸入复合麻醉。

手术体位：平卧位，双下肢平膝外展40° 左右(剪刀位)。

手术器械准备：胃肠腹腔镜器械。

器械名称	数量	器械名称	数量
生物结扎钳	1把	短齿抓钳	1把
常规抓钳	1把	钛夹钳	1把
弯分离钳	1把	剪刀(直、弯)	各1把
钝头分离钳	1把	电钩	1个
吸引器	1个	气腹针	1枚
10mm穿刺锥	2套	5mm穿刺锥	2套
转换器	1个	各号密封帽	共9个
摄像光纤镜头	1套	电钩线	1根
持针器	1把	肠钳(直、弯)	各1把
鼠齿钳	1把	冲水锥	1个
超声刀头	1把	Ligasure头	1把

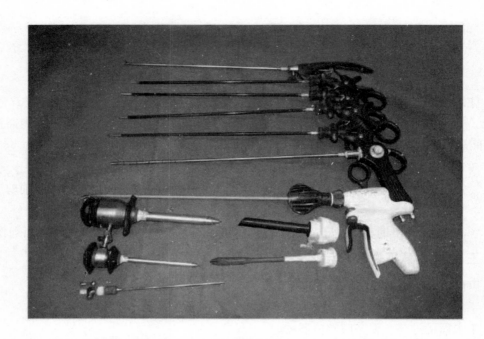

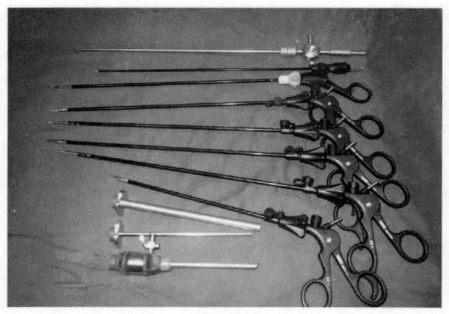

胃肠腹腔镜器械

手术配合流程：

手术步骤	洗手护士配合的操作内容	巡回护士配合内容
物品准备	腹包、盆包、手术衣、普外器械，腹腔镜器械、超声刀头、残端闭合器、无菌保护套、生物夹、肠钳。	准备腔镜设备、超声刀。调节手术间温湿度（22℃~25℃，40%~60%），准备液体，接病人入手术室。
核对病人	询问病人科室、姓名、查看腕带、病例确认、化验检查。	
麻醉、消毒、铺单	打开无菌敷料包、器械包、一次性物品。刷手、组装器械，配合手术医生铺置手术区。	开放静脉、抽药、配合麻醉插管，放置负极板，调节腔镜设备位置。清点物品，对灯光，清理消毒用物。
Time out	核对病人身份、手术部位及拟行手术。	
建立气腹	递11*刀在脐下1cm处切开，递两把布巾钳提起腹壁组织，穿入气腹针进气，连接摄像设备。	气腹机运行，设置置腹压13~15mmHg，协助连接摄像系统、单极、超声刀。开机，调节图象亮度，电刀大小。
建立操作孔	碘伏纱布擦拭镜头，将气腹针入口换10mm穿刺锥支撑进摄像镜头，探查。右侧腹直肌外缘，脐上2cm水平递10mm穿刺锥一个，其左侧对应位置递5mm穿刺锥一个，左右腋前线肋缘下2cm分别置入10mm、5mm穿刺锥各一个。	探查后，关无影灯，调整手术床为头低脚高20°~30°，注意调床时麻醉架、气管插管是否受牵拉。测试超声刀。
游离胃周围组织	递超声刀头分离系膜、胃大弯、胃小弯网膜，胃结肠韧带、肝胃韧带、胃左右动静脉、胃网膜动静脉，直至十二指肠球部，出血点超声刀直接止血或递生物夹夹闭止血。	配合麻醉追加给药，提供手术台上随时所需物品。关注手术进程。
切除胃，吻合残端	递腔镜直线切割闭合器切断十二指肠，在脐与剑突之间做6~8cm小切口，置入切口保护套，术者探查病变部位。靠近胃小弯侧端，递切割缝合器闭合，离断胃。标本自此切口取出。吻合残端。 行毕罗Ⅱ式：距屈氏韧带约35cm提起小肠，将残胃与小肠戳开小孔，递闭合器行侧侧吻合，盲端递闭合器闭合。	按需要提供手术台上合适的闭合器吻合钉。适时调整手术灯光。配合手术需要调整胃管。标记术中需留取的淋巴结。关注手术进展。

277

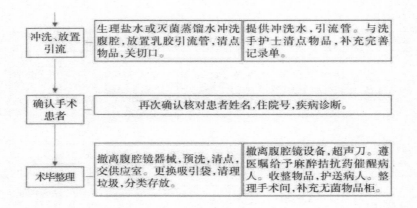

注意事项:

（1）手术中游离、切割、凝血等操作均以超声刀为主，在持续激发10秒内需提醒术者间歇，并将刀头置于水中激发，一方面冷却，另一方面清除刀头焦痂。

（2）术中注意无瘤操作原则，对接触过肠腔或肿瘤的器械分开放置，不可再用。

（3）术中头低脚高位，加上气腹，会影响病人生命体征，需密切监测。

（4）收整光纤时盘圈大于15cm，以防打折断裂。镜头分开放置，防止镜面划伤。

四、腹腔镜下阑尾切除术护理配合

麻醉方式：静脉复合麻醉。

手术体位：平卧位。

手术器械准备：

（1）成人：使用胆囊切除腔镜器械另加超声刀。

（2）儿童：使用小儿腹腔镜器械。

器械名称	数量	器械名称	数量
剪刀	1把	直角钳	1把
抓钳	1把	斜角钳	2把
肠钳	1把	弯分离钳	2把
电钩	1个	吸引器	1个
穿刺针	1个	持针器	1把
气腹针	1个	穿刺锥	4套
转换器	2个	小镜头	1个
摄像光源系统	1套	电钩线	1根
密封帽	5个	超声刀头	1把

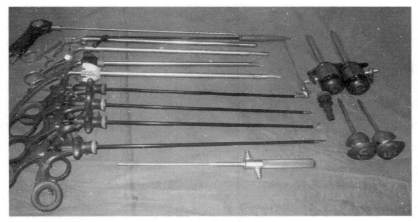

阑尾切除术手术器械

手术配合流程：

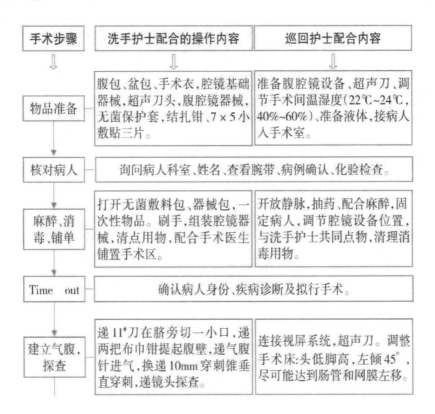

手术步骤	洗手护士配合的操作内容	巡回护士配合内容
物品准备	腹包、盆包、手术衣、腔镜基础器械、超声刀头、腹腔镜器械、无菌保护套、结扎钳、7×5小敷贴三片。	准备腹腔镜设备、超声刀、调节手术间温湿度(22℃~24℃，40%~60%)、准备液体、接病人入手术室。
核对病人	询问病人科室、姓名、查看腕带、病例确认、化验检查。	
麻醉、消毒、铺单	打开无菌敷料包、器械包、一次性物品。刷手、组装腔镜器械、清点用物、配合手术医生铺置手术区。	开放静脉，抽药、配合麻醉，固定病人，调节腔镜设备位置，与洗手护士共同点物，清理消毒用物。
Time out	确认病人身份、疾病诊断及拟行手术。	
建立气腹，探查	递11#刀在脐旁切一小口，递两把布巾钳提起腹壁，递气腹针进气，换递10mm穿刺锥垂直穿刺，递镜头探查。	连接视屏系统，超声刀。调整手术床:头低脚高，左倾45°，尽可能达到肠管和网膜左移。

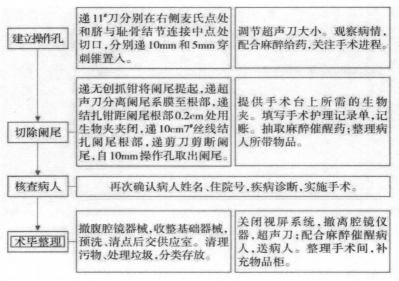

建立操作孔	递11"刀分别在右侧麦氏点处和脐与耻骨结节连接中点处切口，分别递10mm和5mm穿刺锥置入。	调节超声刀大小。观察病情，配合麻醉给药，关注手术进程。
切除阑尾	递无创抓钳将阑尾提起，递超声刀分离阑尾系膜至根部，递结扎钳距阑尾根部0.2cm处用生物夹夹闭，递10cm7"丝线结扎阑尾根部，递剪刀剪断阑尾，自10mm操作孔取出阑尾。	提供手术台上所需的生物夹。填写手术护理记录单，记账。抽取麻醉催醒药；整理病人所带物品。
核查病人	再次确认病人姓名、住院号、疾病诊断、实施手术。	
术毕整理	撤腹腔镜器械，收整基础器械，预洗、清点后交供应室。清理污物、处理垃圾，分类存放。	关闭视屏系统，撤离腔镜仪器，超声刀；配合麻醉催醒病人，送病人。整理手术间，补充物品柜。

注意事项：

（1）腔镜下阑尾切除手术时间短，一次给药，病人术中不必追加麻醉药；洗手护士对腔镜器械的组装一定要准确、到位，做到配合的主动、及时。

（2）腹腔气腹压力设置为12～15mmHg，进气时不可开机就打到快速模式上，以免对病人的呼吸、循环造成影响。

（3）收取器械时一定要拿稳，平放，尤其光纤、摄像一体的镜头，切勿折压，以免断裂。

五、腹腔镜下直肠癌根治术护理配合

麻醉方式：静脉、吸入复合麻醉。

手术体位：截石位，术中头低脚高20～30°。

手术器械准备：腹腔镜。

器械名称	数量	器械名称	数量
生物结扎钳	1把	胆囊抓钳	1把
取石钳（勺钳）	1把	钛夹钳	1把
弯分离钳	1把	剪刀	1把
直分离钳	1把	电钩	1个
吸引器	1个	气腹针	1枚
10mm穿刺锥	2套	5mm穿刺锥	2套
转换器	1个	各号密封帽	共9个
摄像光纤镜头	1套	电钩线	1根
持针器	1把	肠钳（直、弯）	各1把
超声刀头	1把	Ligasure头	1把

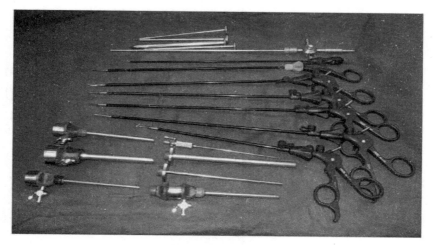

直肠癌根治术器械

手术配合流程：

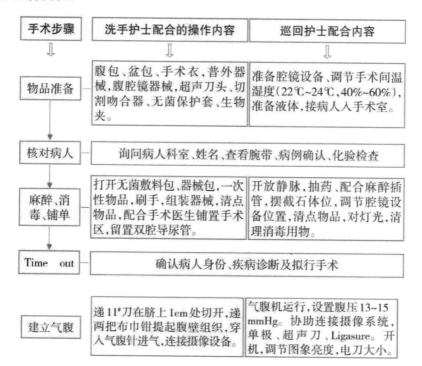

手术步骤	洗手护士配合的操作内容	巡回护士配合内容
物品准备	腹包、盆包、手术衣、普外器械,腹腔镜器械、超声刀头、切割吻合器、无菌保护套、生物夹。	准备腔镜设备、调节手术间温湿度(22℃~24℃,40%~60%),准备液体,接病人入手术室。
核对病人	询问病人科室、姓名、查看腕带、病例确认、化验检查	
麻醉、消毒、铺单	打开无菌敷料包、器械包、一次性物品、刷手、组装器械、清点物品,配合手术医生铺置手术区,留置双腔导尿管。	开放静脉、抽药、配合麻醉插管、摆截石体位、调节腔镜设备位置、清点物品,对灯光,清理消毒用物。
Time out	确认病人身份、疾病诊断及拟行手术	
建立气腹	递11ª刀在脐上1cm处切开,递两把布巾钳提起腹壁组织,穿入气腹针进气,连接摄像设备。	气腹机运行,设置腹压13~15mmHg。协助连接摄像系统,单极、超声刀、Ligasure。开机,调节图象亮度,电刀大小。

281

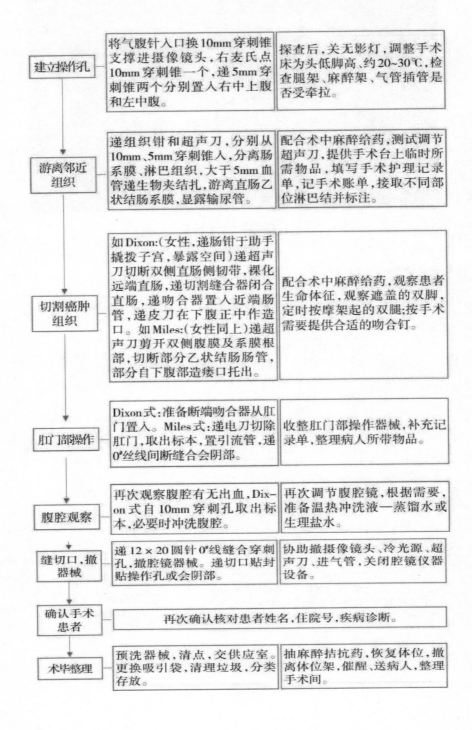

建立操作孔	将气腹针入口换10mm穿刺锥支撑进摄像镜头，右麦氏点10mm穿刺锥一个，递5mm穿刺锥两个分别置入右中上腹和左中腹。	探查后，关无影灯，调整手术床为头低脚高、约20~30℃，检查腿架、麻醉架、气管插管是否受牵拉。
游离邻近组织	递组织钳和超声刀，分别从10mm、5mm穿刺锥入，分离肠系膜、淋巴组织，大于5mm血管递生物夹结扎，游离直肠乙状结肠系膜，显露输尿管。	配合术中麻醉给药，测试调节超声刀，提供手术台上临时所需物品，填写手术护理记录单，记手术账单，接取不同部位淋巴结并标注。
切割癌肿组织	如Dixon:（女性，递肠钳于助手撬拨子宫，暴露空间）递超声刀切断双侧直肠侧韧带，裸化远端直肠，递切割缝合器闭合直肠，递吻合器置入近端肠管，递皮刀在下腹正中作造口。如Miles:（女性同上）递超声刀剪开双侧腹膜及系膜根部，切断部分乙状结肠肠管，部分自下腹部造瘘口托出。	配合术中麻醉给药，观察患者生命体征，观察遮盖的双脚，定时按摩架起的双腿；按手术需要提供合适的吻合钉。
肛门部操作	Dixon式:准备断端吻合器从肛门置入。Miles式:递电刀切除肛门，取出标本，置引流管，递0#丝线间断缝合会阴部。	收整肛门部操作器械，补充记录单，整理病人所带物品。
腹腔观察	再次观察腹腔有无出血，Dixon式自10mm穿刺孔取出标本，必要时冲洗腹腔。	再次调节腹腔镜，根据需要，准备温热冲洗液—蒸馏水或生理盐水。
缝切口，撤器械	递12×20圆针0#线缝合穿刺孔，撤腔镜器械。递切口贴封贴操作孔或会阴部。	协助撤摄像镜头、冷光源、超声刀、进气管，关闭腔镜仪器设备。
确认手术患者	再次确认核对患者姓名，住院号，疾病诊断。	
术毕整理	预洗器械，清点，交供应室。更换吸引袋，清理垃圾，分类存放。	抽麻醉拮抗药，恢复体位，撤离体位架，催醒、送病人，整理手术间。

注意事项：

（1）截石位腿架一定要高度适中，卡座固定牢靠，以免脱架造成病人损伤。

（2）会阴部最后一块无菌单、设备连线，均应在会阴部操作者就位后铺制（因腔镜设备摆放在床尾正中）。

（3）术中配合注意无瘤操作，对接触过肠腔或肿瘤的器械分开放置，不可再用。

（4）术中头低脚高30°，加上气腹，会影响病人生命体征，需密切监测。

（5）收整光纤时盘圈大于15cm，以防打折断裂。镜头分开放置，防止镜面划伤。

第二节　小儿外科腔镜手术护理配合

一、腹腔镜下幽门环肌切开术的护理配合

麻醉方式：静脉复合麻醉。

手术体位：仰卧位。

手术器械准备：小儿腹腔镜器械。

器械名称	数量	器械名称	数量
剪刀	1把	直角钳	1把
抓钳	1把	斜角钳	2把
肠钳	1把	弯分离钳	2把
电钩	1个	吸引器	1个
穿刺针	1个	持针器	1把
气腹针	1个	5mm穿刺锥	3套
转换器	2个	3mm穿刺锥	1个
摄像光源系统	1套	电钩线	1根
密封帽	5个	30°镜头（5mm）	1个

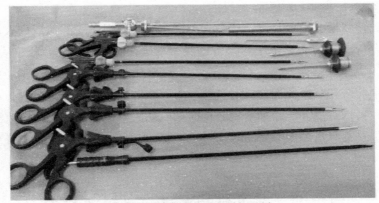

幽门环肌切开术腔镜器械

手术配合流程：

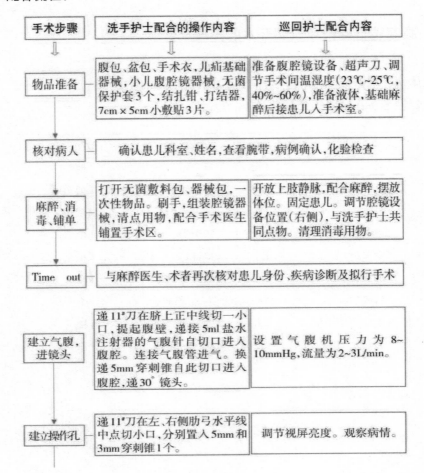

手术步骤	洗手护士配合的操作内容	巡回护士配合内容
物品准备	腹包、盆包、手术衣、儿疝基础器械、小儿腹腔镜器械、无菌保护套3个、结扎钳、打结器，7cm×5cm小敷贴3片。	准备腹腔镜设备、超声刀、调节手术间温湿度(23℃~25℃，40%~60%)，准备液体，基础麻醉后接患儿入手术室。
核对病人	确认患儿科室、姓名，查看腕带，病例确认、化验检查	
麻醉、消毒、铺单	打开无菌敷料包、器械包，一次性物品。刷手，组装腔镜器械，清点用物，配合手术医生铺置手术区。	开放上肢静脉，配合麻醉，摆放体位。固定患儿。调节腔镜设备位置(右侧)，与洗手护士共同点物。清理消毒用物。
Time out	与麻醉医生、术者再次核对患儿身份、疾病诊断及拟行手术	
建立气腹，进镜头	递11#刀在脐上正中线切一小口，提起腹壁，递接5ml盐水注射器的气腹针自切口进入腹腔。连接气腹管进气。换递5mm穿刺锥自此切口进入腹腔，递30°镜头。	设置气腹机压力为8~10mmHg，流量为2~3L/min。
建立操作孔	递11#刀在左、右侧肋弓水平线中点切小口，分别置入5mm和3mm穿刺锥1个。	调节视屏亮度。观察病情。

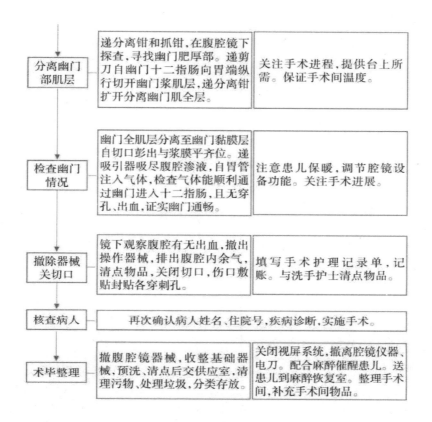

分离幽门部肌层	递分离钳和抓钳,在腹腔镜下探查,寻找幽门肥厚部。递剪刀自幽门十二指肠向胃端纵行切开幽门浆肌层,递分离钳扩开分离幽门肌全层。	关注手术进程,提供台上所需。保证手术间温度。
检查幽门情况	幽门全肌层分离至幽门黏膜层自切口彭出与浆膜平齐位。递吸引器吸尽腹腔渗液,自胃管注入气体,检查气体能顺利通过幽门进入十二指肠,且无穿孔、出血,证实幽门通畅。	注意患儿保暖,调节腔镜设备功能。关注手术进展。
撤除器械关切口	镜下观察腹腔有无出血,撤出操作器械,排出腹腔内余气,清点物品,关闭切口,伤口敷贴封贴各穿刺孔。	填写手术护理记录单,记账。与洗手护士清点物品。
核查病人	再次确认病人姓名、住院号、疾病诊断、实施手术。	
术毕整理	撤腹腔镜器械,收整基础器械、预洗、清点后交供应室、清理污物、处理垃圾、分类存放。	关闭视屏系统,撤离腔镜仪器、电刀。配合麻醉催醒患儿。送患儿到麻醉恢复室。整理手术间,补充手术间物品。

注意事项:

（1）小儿静脉开放在上肢,并将液体开放的上肢外展、屈伸在头侧,利于给药和观察。

（2）小儿腹壁较薄,穿刺锥内芯一定要上到位,以免下压刺伤肠壁。

（3）小儿气腹的压力设置:3岁以下设置8～10mmHg,3岁以上设置10～12mmHg。开始进气速度要缓慢,防止腹压骤升引起反射性心脏骤停,呼吸抑制等并发症。

（4）关闭穿刺孔前检查腹壁皮下有无气肿,轻挤腹腔,以便排尽余气,减少CO_2存留。

（5）手术台面上的器械换下后及时回收,以免坠落损坏。

二、腹腔镜下胆总管囊肿切除、胆道成形术的护理配合

麻醉方式:静脉复合麻醉。

手术体位:仰卧位。

手术器械准备:小儿腹腔镜器械。

器械名称	数量	器械名称	数量
剪刀	1把	直角钳	1把
抓钳	1把	斜角钳	2把
肠钳	1把	弯分离钳	2把
电钩	1个	吸引器	1个
穿刺针	1个	持针器	1把
气腹针	1个	5mm穿刺锥	3套
转换器	2个	3mm穿刺锥	1个
摄像光源系统	1套	电钩线	1根
密封帽	5个	30°镜头(5mm)	1个

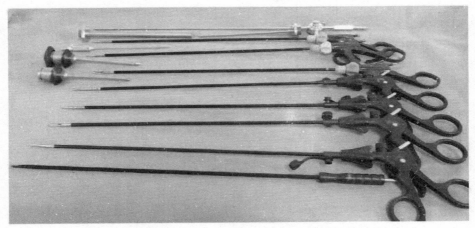

胆总管囊肿切除、胆道成形术腔镜器械

手术配合流程：

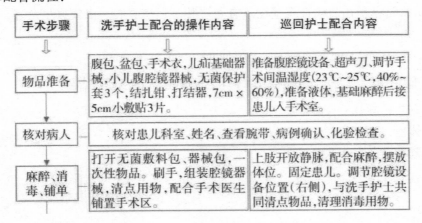

手术步骤	洗手护士配合的操作内容	巡回护士配合内容
物品准备	腹包、盆包、手术衣、儿疝基础器械,小儿腹腔镜器械,无菌保护套3个,结扎钳、打结器,7cm×5cm小敷贴3片。	准备腹腔镜设备、超声刀,调节手术间温湿度(23℃~25℃,40%~60%),准备液体,基础麻醉后接患儿入手术室。
核对病人	核对患儿科室、姓名、查看腕带、病例确认、化验检查。	
麻醉、消毒、铺单	打开无菌敷料包、器械包,一次性物品。刷手,组装腔镜器械,清点用物,配合手术医生铺置手术区。	上肢开放静脉,配合麻醉,摆放体位,固定患儿。调节腔镜设备位置(右侧),与洗手护士共同清点物品,清理消毒用物。

286

Time out	与麻醉医生、术者再次核对患儿身份、疾病诊断及拟行手术。	
建立气腹,进镜头	递11#刀在脐部切一小口,提起腹壁,递接5ml盐水注射器的气腹针自切口进入腹腔,连接气腹管进气。换递5mm穿刺锥自此切口进入腹腔,递30°镜头。	设置气腹机压力为8~10mmHg,流量为2~3L/min。
建立操作孔	递11#刀在右上腹和中上腹各切一小口,分别置入5mm和3mm穿刺锥一个。	调节视屏亮度。观察病情。
切除胆总管囊肿	递分离钳和抓钳,在腹腔镜下探查,顺行游离胆囊至胆囊管与胆总管连接处,游离出囊肿,换递肠钳,剪刀横断囊肿,换分离钳将囊肿与胰头上方游离至狭窄段,胆总管远端开放,递5/0 PDS II缝线在胰头上方缝合封闭胆总管。	关注手术进程,提供台上所需。保证手术间温度。
游离肠管	递分离钳游离胆囊至胆总管,递生物结扎夹靠近胆总管夹闭胆囊管,保留肝总管远端。游离暴露屈氏韧带,距韧带15cm处钳夹肠管,自脐部穿刺孔取出胆囊及胆总管标本。递抓钳在距屈氏韧带15cm处将游离好的空肠也从此孔牵出,关闭气腹。	注意患儿保暖,调节腔镜设备功能。关注手术进展。暂且关闭气腹、视屏。
肠肠、肝肠吻合	递普通肠钳横断空肠,递4/0可吸收线将空肠远端双侧内翻缝合封闭近端空肠;距离断部位10cm与远端空肠行端侧吻合,缝合系膜裂孔,将肠管送回腹腔。再次打开气腹、视频系统,递11#刀在十二指肠水平部起始段上方结肠后切口,在腔镜下置穿刺锥扩孔建立隧道,将封闭空肠的盲端牵至肝门部,递剪刀沿肠管纵轴切开肠管,将肝总管与空肠行端侧形成R-Y吻合。	提供可吸收缝线,准备温盐水。打开气腹机、视频系统,调节亮度。

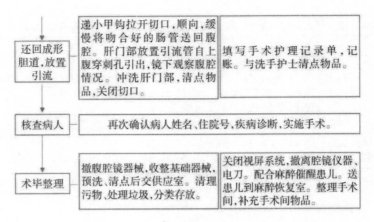

注意事项：

（1）手术时间较长，注意保护好身体受压部位。

（2）腔镜协助下游离腹腔组织，患儿肠壁极其薄弱，一旦肠壁破裂，分离钳污染，一定及时取出，清洗，碘附擦拭后或更换后再继续，以免腹腔污染。

（3）肠腔吻合好后，一般需要温盐水纱布热敷，解除肠痉挛，恢复肠壁血运，因此巡回护士要提前准备温盐水。

（4）手术台面上的器械换下后及时回收，以免坠落损坏。

（5）手术创面较大，风险随时有可能出现，需遵医嘱提前准备小儿急救药品。

三、腹腔镜下小肠麦克尔憩室切除术的护理配合

麻醉方式：静脉复合麻醉。

手术体位：仰卧位。

手术器械准备：小儿腹腔镜器械。

器械名称	数量	器械名称	数量
剪刀	1把	直角钳	1把
抓钳	1把	斜角钳	2把
肠钳	1把	弯分离钳	2把
电钩	1个	吸引器	1个
穿刺针	1个	持针器	1把
气腹针	1个	5mm穿刺锥	3套
转换器	2个	3mm穿刺锥	1个
摄像光源系统	1套	电钩线	1根
密封帽	5个	30°镜头（5mm）	1个

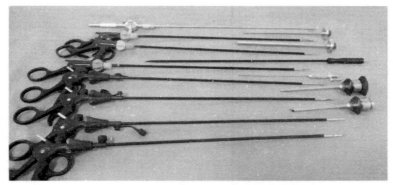

小肠迈克尔憩室切除术腔镜器械

手术配合流程：

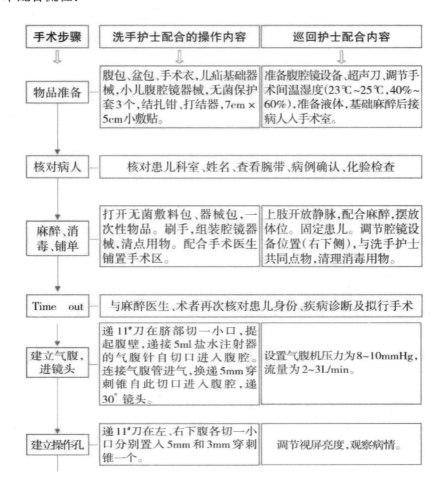

手术步骤	洗手护士配合的操作内容	巡回护士配合内容
物品准备	腹包、盆包、手术衣、儿疝基础器械、小儿腹腔镜器械、无菌保护套3个、结扎钳、打结器、7cm×5cm小敷贴。	准备腹腔镜设备、超声刀、调节手术间温湿度(23℃~25℃，40%~60%)，准备液体，基础麻醉后接病人入手术室。
核对病人	核对患儿科室、姓名、查看腕带、病例确认、化验检查	
麻醉、消毒、铺单	打开无菌敷料包、器械包、一次性物品。刷手、组装腔镜器械，清点用物。配合手术医生铺置手术区。	上肢开放静脉，配合麻醉，摆放体位。固定患儿。调节腔镜设备位置(右下侧)，与洗手护士共同点物，清理消毒用物。
Time out	与麻醉医生、术者再次核对患儿身份、疾病诊断及拟行手术	
建立气腹，进镜头	递11#刀在脐部切一小口，提起腹壁，递接5ml盐水注射器的气腹针自切口进入腹腔，连接气腹管进气，换递5mm穿刺锥自此切口进入腹腔，递30°镜头。	设置气腹机压力为8~10mmHg，流量为2~3L/min。
建立操作孔	递11#刀在左、右下腹各切一小口分别置入5mm和3mm穿刺锥一个。	调节视屏亮度，观察病情。

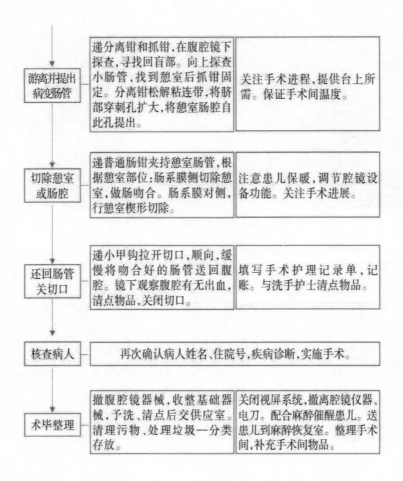

游离并提出病变肠管	递分离钳和抓钳,在腹腔镜下探查,寻找回盲部。向上探查小肠管,找到憩室后抓钳固定。分离钳松解粘连带,将脐部穿刺孔扩大,将憩室肠腔自此孔提出。	关注手术进程,提供台上所需。保证手术间温度。
切除憩室或肠腔	递普通肠钳夹持憩室肠管,根据憩室部位:肠系膜侧切除憩室,做肠吻合。肠系膜对侧,行憩室楔形切除。	注意患儿保暖,调节腔镜设备功能。关注手术进展。
还回肠管关切口	递小甲钩拉开切口,顺向,缓慢将吻合好的肠管送回腹腔。镜下观察腹腔有无出血,清点物品,关闭切口。	填写手术护理记录单,记账。与洗手护士清点物品。
核查病人	再次确认病人姓名、住院号、疾病诊断、实施手术。	
术毕整理	撤腹腔镜器械,收整基础器械,予洗、清点后交供应室。清理污物、处理垃圾—分类存放。	关闭视屏系统,撤离腔镜仪器、电刀。配合麻醉催醒患儿。送患儿到麻醉恢复室。整理手术间,补充手术间物品。

注意事项:

（1）病变部位的肠管提出体外，切除憩室或肠管，需要使用小儿开腹肠切除器械。

（2）腔镜协助下游离腹腔组织，患儿肠壁极其薄弱，一旦肠壁破裂，分离钳污染，一定及时取出，清洗，碘附擦拭后或更换再继续，以免腹腔污染。

（3）手术台面上的器械换下后及时回收，以免坠落损坏。

（4）肠腔吻合好后，一般需要温盐水纱布热敷，解除肠痉挛，恢复肠壁血运。因此，巡回护士要提前准备温盐水。

四、腹腔镜下小儿疝囊高位结扎术的护理配合

麻醉方式：静脉复合麻醉。

手术体位：平卧位。

手术器械准备：小儿腹腔镜器械。

器械名称	数量	器械名称	数量
剪刀	1把	直角钳	1把
抓钳	1把	斜角钳	2把
肠钳	1把	弯分离钳	2把
电钩	1个	吸引器	1个
穿刺针	1个	持针器	1把
气腹针	1个	5mm穿刺锥	3套
转换器	2个	3mm穿刺锥	1个
摄像光源系统	1套	电钩线	1根
密封帽	5个	30°镜头（5mm）	1个

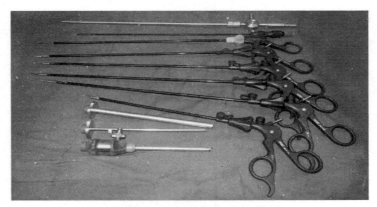

小儿疝囊高位结扎术腔镜器械

手术配合流程：

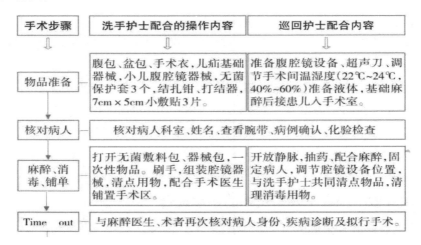

手术步骤	洗手护士配合的操作内容	巡回护士配合内容
物品准备	腹包、盆包、手术衣，儿疝基础器械，小儿腹腔镜器械，无菌保护套3个，结扎钳、打结器，7cm×5cm小敷贴3片。	准备腹腔镜设备、超声刀、调节手术间温湿度（22℃~24℃，40%~60%）准备液体，基础麻醉后接患儿入手术室。
核对病人	核对病人科室、姓名、查看腕带、病例确认、化验检查	
麻醉、消毒、铺单	打开无菌敷料包、器械包，一次性物品。刷手、组装腔镜器械，清点用物，配合手术医生铺置手术区。	开放静脉、抽药、配合麻醉，固定病人，调节腔镜设备位置，与洗手护士共同清点物品，清理消毒用物。
Time out	与麻醉医生、术者再次核对病人身份、疾病诊断及拟行手术。	

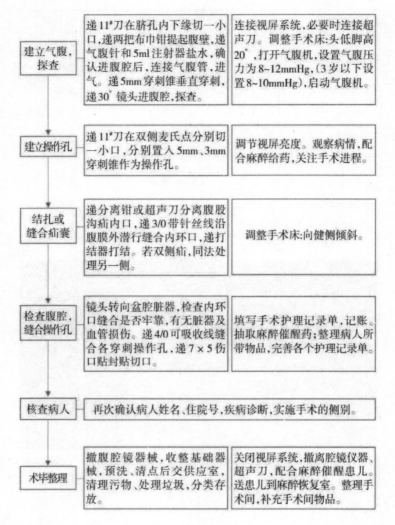

建立气腹，探查	递11#刀在脐孔内下缘切一小口，递两把布巾钳提起腹壁，递气腹针和5ml注射器盐水，确认进腹腔后，连接气腹管，进气。递5mm穿刺锥垂直穿刺，递30°镜头进腹腔，探查。	连接视屏系统，必要时连接超声刀。调整手术床：头低脚高20°，打开气腹机，设置气腹压力为8~12mmHg，（3岁以下设置8~10mmHg），启动气腹机。
建立操作孔	递11#刀在双侧麦氏点分别切一小口，分别置入5mm、3mm穿刺锥作为操作孔。	调节视屏亮度。观察病情，配合麻醉给药，关注手术进程。
结扎或缝合疝囊	递分离钳或超声刀分离腹股沟疝内口，递3/0带针丝线沿腹膜外潜行缝合内环口，递打结器打结。若双侧疝，同法处理另一侧。	调整手术床：向健侧倾斜。
检查腹腔，缝合操作孔	镜头转向盆腔脏器，检查内环口缝合是否牢靠，有无脏器及血管损伤。递4/0可吸收线缝合各穿刺操作孔，递7×5伤口贴封贴切口。	填写手术护理记录单，记账。抽取麻醉催醒药；整理病人所带物品，完善各个护理记录单。
核查病人	再次确认病人姓名、住院号、疾病诊断、实施手术的侧别。	
术毕整理	撤腹腔镜器械，收整基础器械，预洗、清点后交供应室。清理污物、处理垃圾、分类存放。	关闭视屏系统，撤离腔镜仪器、超声刀，配合麻醉催醒患儿。送患儿到麻醉恢复室。整理手术间，补充手术间物品。

注意事项：

（1）小儿静脉开放在上肢，并将液体开放的上肢外展、屈伸在头侧，利于给药和观察。

（2）小儿腹壁较薄，穿刺锥内芯一定要上到位，以免下压刺伤肠壁。

（3）小儿气腹的压力设置：3岁以下设置8~10mmHg，3岁以上设置10~12mHg。开始进气速度要缓慢，防止腹压骤升引起反射性心脏骤停、呼吸抑制等并发症。

（4）关闭穿刺孔前检查腹壁皮下有无气肿，轻挤腹腔，以便排尽余气，减少CO_2存留。

五、腹腔镜下隐睾下降固定术的护理配合

麻醉方式：静脉复合麻醉。

手术体位：仰卧位，头低足高，床微倾向健侧。

手术器械准备：小儿腹腔镜器械。

器械名称	数量	器械名称	数量
剪刀	1把	直角钳	1把
抓钳	1把	斜角钳	2把
肠钳	1把	弯分离钳	2把
电钩	1个	吸引器	1个
穿刺针	1个	持针器	1把
气腹针	1个	5mm穿刺器	3套
转换器	2个	3mm穿刺器	1个
摄像光源系统	1套	电钩线	1根
密封帽	5个	30°镜头（5mm）	1个

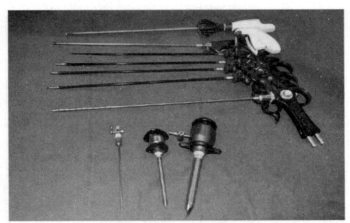

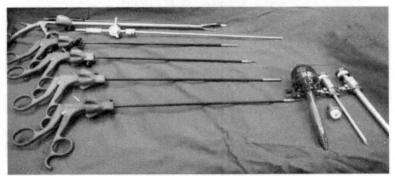

隐睾下降固定术腔镜器械

手术配合流程：

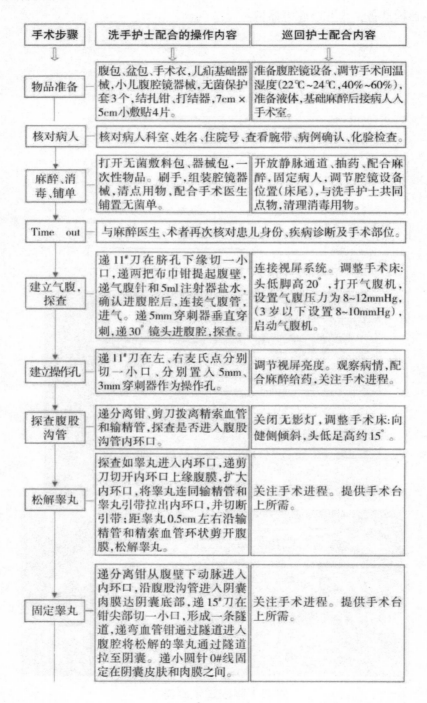

手术步骤	洗手护士配合的操作内容	巡回护士配合内容
物品准备	腹包、盆包、手术衣、儿疝基础器械、小儿腹腔镜器械、无菌保护套3个、结扎钳、打结器、7cm×5cm小敷贴4片。	准备腹腔镜设备，调节手术间温湿度(22℃~24℃，40%~60%)，准备液体，基础麻醉后接病人入手术室。
核对病人	核对病人科室、姓名、住院号、查看腕带、病例确认、化验检查。	
麻醉、消毒、铺单	打开无菌敷料包、器械包、一次性物品。刷手，组装腔镜器械，清点用物，配合手术医生铺置无菌单。	开放静脉通道、抽药、配合麻醉，固定病人，调节腔镜设备位置(床尾)，与洗手护士共同点物，清理消毒用物。
Time out	与麻醉医生、术者再次核对患儿身份、疾病诊断及手术部位。	
建立气腹，探查	递11#刀在脐孔下缘切一小口，递两把布巾钳提起腹壁，递气腹针和5ml注射器盐水，确认进腹腔后，连接气腹管，进气。递5mm穿刺器垂直穿刺，递30°镜头进腹腔，探查。	连接视屏系统。调整手术床：头低脚高20°，打开气腹机，设置气腹压力为8~12mmHg，(3岁以下设置8~10mmHg)，启动气腹机。
建立操作孔	递11#刀在左、右麦氏点分别切一小口，分别置入5mm、3mm穿刺器作为操作孔。	调节视屏亮度。观察病情，配合麻醉给药，关注手术进程。
探查腹股沟管	递分离钳、剪刀拨离精索血管和输精管，探查是否进入腹股沟管内环口。	关闭无影灯，调整手术床：向健侧倾斜，头低足高约15°。
松解睾丸	探查如睾丸进入内环口，递剪刀切开内环口上缘腹膜，扩大内环口，将睾丸连同输精管和睾丸引带拉出内环口，并切断引带；距睾丸0.5cm左右沿输精管和精索血管环状剪开腹膜，松解睾丸。	关注手术进程。提供手术台上所需。
固定睾丸	递分离钳从腹壁下动脉进入内环口，沿腹股沟管进入阴囊肉膜达阴囊底部，递15#刀在钳尖部切一小口，形成一条隧道，递弯血管钳通过隧道进入腹腔将松解的睾丸通过隧道拉至阴囊。递小圆针0#线固定在阴囊皮肤和肉膜之间。	关注手术进程。提供手术台上所需。

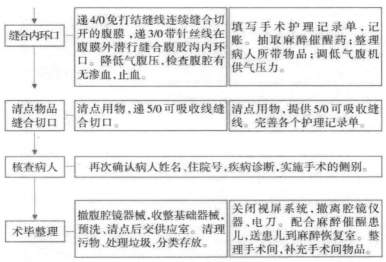

注意事项：

（1）小儿静脉开放在上肢，并将液体开放的上肢外展、屈伸在头侧，利于给药和观察。

（2）小儿腹壁较薄，穿刺锥内芯一定要上到位，以免下压刺伤肠壁。

（3）小儿气腹的压力设置：3岁以下设置8～10mmHg，3岁以上设置10～12mHg。开始进气速度要缓慢，防止腹压骤升引起反射性心脏骤停、呼吸抑制等并发症。

（4）手术中蘸血使用的小纱条必须清点数目，并且保证无棉絮纤丝脱落，以免造成异物残留。

六、腹腔镜下精索静脉结扎术护理配合

麻醉方式：静脉复合麻醉。

手术体位：平卧位。

手术器械准备：小儿腹腔镜器械。

器械名称	数量	器械名称	数量
剪刀	1把	直角钳	1把
抓钳	1把	斜角钳	2把
肠钳	1把	弯分离钳	2把
电钩	1个	吸引器	1个
穿刺针	1个	持针器	1把
气腹针	1个	穿刺锥	4套
转换器	2个	小镜头	1个
摄像光源系统	1套	电钩线	1根
密封帽	5个	冲水锥	1个

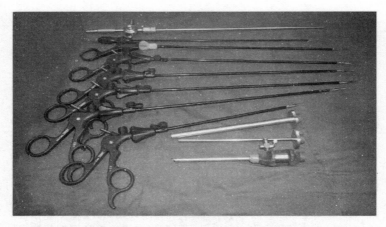

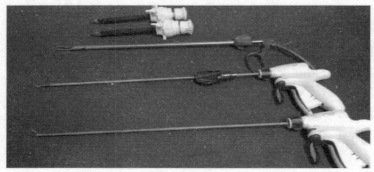

精索静脉结扎术腔镜器械

手术配合流程：

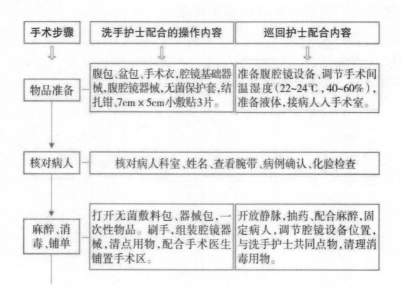

手术步骤	洗手护士配合的操作内容	巡回护士配合内容
物品准备	腹包、盆包、手术衣、腔镜基础器械、腹腔镜器械、无菌保护套、结扎钳、7cm×5cm小敷贴3片。	准备腹腔镜设备、调节手术间温湿度（22~24℃，40~60%），准备液体，接病人入手术室。
核对病人	核对病人科室、姓名、查看腕带、病例确认、化验检查	
麻醉、消毒、铺单	打开无菌敷料包、器械包、一次性物品。刷手、组装腔镜器械、清点用物、配合手术医生铺置手术区。	开放静脉，抽药，配合麻醉，固定病人，调节腔镜设备位置，与洗手护士共同点物，清理消毒用物。

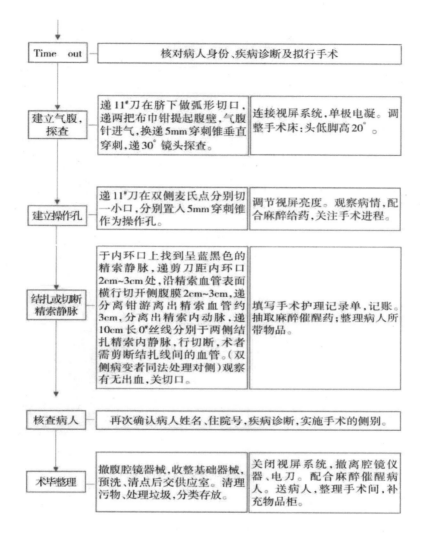

Time out	核对病人身份、疾病诊断及拟行手术	
建立气腹，探查	递11#刀在脐下做弧形切口，递两把布巾钳提起腹壁，气腹针进气，换递5mm穿刺锥垂直穿刺，递30°镜头探查。	连接视屏系统、单极电凝。调整手术床：头低脚高20°。
建立操作孔	递11#刀在双侧麦氏点分别切一小口，分别置入5mm穿刺锥作为操作孔。	调节视屏亮度。观察病情，配合麻醉给药，关注手术进程。
结扎或切断精索静脉	于内环口上找到呈蓝黑色的精索静脉，递剪刀距内环口2cm~3cm处，沿精索血管表面横行切开侧腹膜2cm~3cm，递分离钳游离出精索血管约3cm，分离出精索内动脉，递10cm长0#丝线分别于两侧结扎精索内静脉，行切断，术者需剪断结扎线间的血管。（双侧病变者同法处理对侧）观察有无出血，关切口。	填写手术护理记录单，记账。抽取麻醉催醒药；整理病人所带物品。
核查病人	再次确认病人姓名、住院号，疾病诊断，实施手术的侧别。	
术毕整理	撤腹腔镜器械，收整基础器械，预洗、清点后交供应室。清理污物、处理垃圾，分类存放。	关闭视屏系统，撤离腔镜仪器、电刀。配合麻醉催醒病人。送病人，整理手术间，补充物品柜。

注意事项：

（1）腔镜下精索静脉结扎术多为小儿。小儿腹腔镜器械更加精细，洗手护士对器械的零部件拆卸、组装一定要熟悉，卡扣准确、到位。

（2）腹腔气腹压力设置为12mmHg左右，进气时匀速、缓慢，以免速度过快影响患儿的呼吸、循环功能。

（3）收取器械时一定要拿稳，平放，尤其光纤、摄像一体的镜头，切勿折、压，以免断裂。

七、腹腔镜下先天性巨结肠根治术的护理配合

麻醉方式：静脉复合麻醉。

手术体位：仰卧位，去掉手术床腿板，臀部位于腰底板边缘，双腿吊起。

手术器械准备：小儿腹腔镜器械。

器械名称	数量	器械名称	数量
剪刀	1把	直角钳	1把
抓钳	1把	斜角钳	2把
肠钳	1把	弯分离钳	2把
电钩	1个	吸引器	1个
穿刺针	1个	持针器	1把
气腹针	1个	5mm穿刺锥	3套
转换器	2个	3mm穿刺锥	1个
摄像光源系统	1套	电钩线	1根
密封帽	5个	30°镜头(5mm)	1个

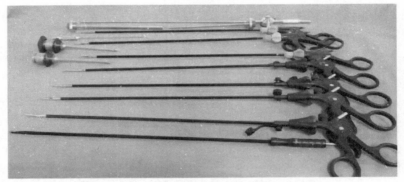

先天性巨结肠根治术腔镜器械

手术配合流程:

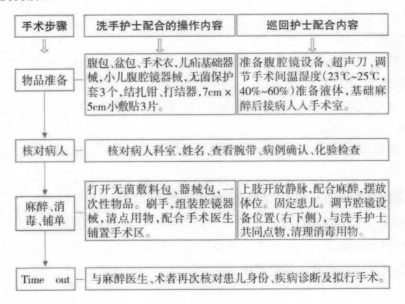

手术步骤	洗手护士配合的操作内容	巡回护士配合内容
物品准备	腹包、盆包、手术衣、儿疝基础器械,小儿腹腔镜器械,无菌保护套3个,结扎钳、打结器,7cm×5cm小敷贴3片。	准备腹腔镜设备、超声刀、调节手术间温湿度(23℃~25℃,40%~60%)准备液体,基础麻醉后接病人入手术室。
核对病人	核对病人科室、姓名、查看腕带、病例确认、化验检查	
麻醉、消毒、铺单	打开无菌敷料包、器械包,一次性物品。刷手,组装腔镜器械,清点用物,配合手术医生铺置手术区。	上肢开放静脉,配合麻醉,摆放体位。固定患儿。调节腔镜设备位置(右下侧),与洗手护士共同点物,清理消毒用物。
Time out	与麻醉医生、术者再次核对患儿身份、疾病诊断及拟行手术。	

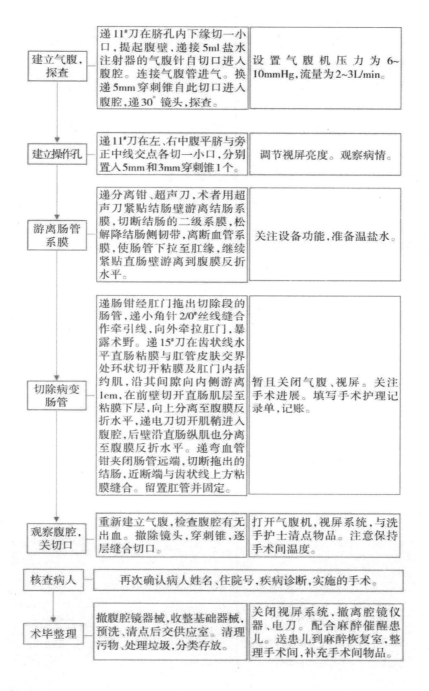

建立气腹，探查	递11"刀在脐孔内下缘切一小口，提起腹壁，递接5ml盐水注射器的气腹针自切口进入腹腔。连接气腹管进气。换递5mm穿刺锥自此切口进入腹腔，递30°镜头，探查。	设置气腹机压力为6~10mmHg，流量为2~3L/min。
建立操作孔	递11"刀在左、右中腹平脐与旁正中线交点各切一小口，分别置入5mm和3mm穿刺锥1个。	调节视屏亮度。观察病情。
游离肠管系膜	递分离钳、超声刀，术者用超声刀紧贴结肠壁游离结肠系膜，切断结肠的二级系膜，松解降结肠侧韧带，离断血管系膜，使肠管下拉至肛缘，继续紧贴直肠壁游离到腹膜反折水平。	关注设备功能，准备温盐水。
切除病变肠管	递肠钳经肛门拖出切除段的肠管，递小角针2/0"丝线缝合作牵引线，向外牵拉肛门，暴露术野。递15"刀在齿状线水平直肠粘膜与肛管皮肤交界处环状切开粘膜及肛门内括约肌，沿其间隙向内侧游离1cm，在前壁切开直肠肌层至粘膜下层，向上分离至腹膜反折水平，递电刀切开肌鞘进入腹腔，后壁沿直肠纵肌也分离至腹膜反折水平。递弯血管钳夹闭肠管远端，切断拖出的结肠，近断端与齿状线上方粘膜缝合。留置肛管并固定。	暂且关闭气腹、视屏。关注手术进展。填写手术护理记录单，记账。
观察腹腔，关切口	重新建立气腹，检查腹腔有无出血。撤除镜头、穿刺锥，逐层缝合切口。	打开气腹机，视屏系统，与洗手护士清点物品。注意保持手术间温度。
核查病人	再次确认病人姓名、住院号，疾病诊断，实施的手术。	
术毕整理	撤腹腔镜器械，收整基础器械，预洗、清点后交供应室。清理污物，处理垃圾，分类存放。	关闭视屏系统，撤离腔镜仪器、电刀。配合麻醉催醒患儿。送患儿到麻醉恢复室，整理手术间，补充手术间物品。

注意事项：

（1）小儿静脉开放在上肢，并将开放液体的上肢外展、上举置于头侧，利于给药和观察。

（2）患儿体位特殊，悬吊双腿时注意牵拉的张力，并保护好双踝部。

（3）严格设置气腹进气压力，以免瞬间气压过高出现心脏骤停等并发症。

（4）施术部位使术者的站位变换而导致器械台的移动，洗手护士必须及时收回更替的手术器械，以免坠落。

（5）相对患儿来说，小儿腔镜器械显得比较长，传递时注意无菌区域和器械台面，以免污染和损坏钳端。

（6）因患儿手术暴露范围较大，术中保暖必须加强。手术间要保持在23℃～25℃为宜。

八、腹腔镜下肛门闭锁成形术的护理配合

麻醉方式：静脉复合麻醉。

手术体位：仰卧位，垫臀，头低足高位。

手术器械准备：小儿腹腔镜器械。

器械名称	数量	器械名称	数量
剪刀	1把	直角钳	1把
抓钳	1把	斜角钳	2把
肠钳	1把	弯分离钳	2把
电钩	1个	吸引器	1个
穿刺针	1个	持针器	1把
气腹针	1个	5mm穿刺锥	3套
转换器	2个	3mm穿刺锥	1个
摄像光源系统	1套	电钩线	1根
密封帽	5个	30°镜头（5mm）	1个

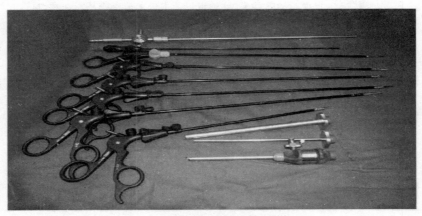

肛门闭锁成形术腔镜器械

手术配合流程:

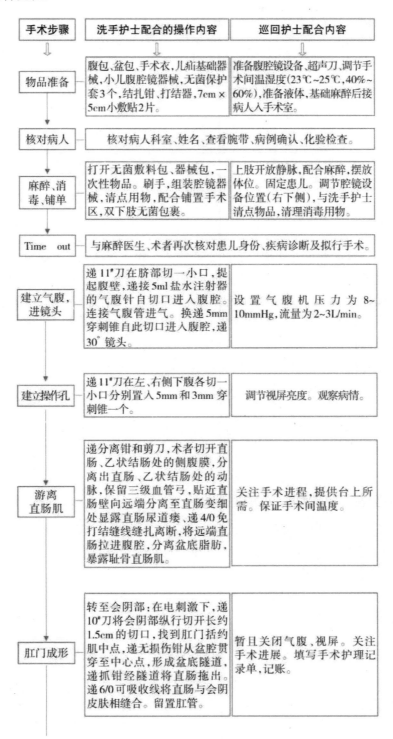

手术步骤	洗手护士配合的操作内容	巡回护士配合内容
物品准备	腹包、盆包、手术衣、儿疝基础器械、小儿腹腔镜器械、无菌保护套3个,结扎钳、打结器,7cm×5cm小敷贴2片。	准备腹腔镜设备、超声刀,调节手术间温湿度(23℃~25℃,40%~60%),准备液体、基础麻醉后接病人入手术室。
核对病人	核对病人科室、姓名、查看腕带、病例确认、化验检查。	
麻醉、消毒、铺单	打开无菌敷料包、器械包、一次性物品。刷手,组装腔镜器械,清点用物,配合铺置手术区,双下肢无菌包裹。	上肢开放静脉,配合麻醉,摆放体位。固定患儿。调节腔镜设备位置(右下侧),与洗手护士清点物品,清理消毒用物。
Time out	与麻醉医生、术者再次核对患儿身份、疾病诊断及拟行手术。	
建立气腹,进镜头	递11#刀在脐部切一小口,提起腹壁,递接5ml盐水注射器的气腹针自切口进入腹腔。连接气腹管进气。换递5mm穿刺锥自此切口进入腹腔,递30°镜头。	设置气腹机压力为8~10mmHg,流量为2~3L/min。
建立操作孔	递11#刀在左、右侧下腹各切一小口分别置入5mm和3mm穿刺锥一个。	调节视屏亮度。观察病情。
游离直肠肌	递分离钳和剪刀,术者切开直肠、乙状结肠处的侧腹膜,分离出直肠、乙状结肠处的动脉,保留三级血管弓,贴近直肠壁向远端分离至直肠变细处显露直肠尿道瘘,递4/0免打结缝线缝扎离断,将远端直肠拉进腹腔,分离盆底脂肪,暴露耻骨直肠肌。	关注手术进程,提供台上所需。保证手术间温度。
肛门成形	转至会阴部:在电刺激下,递10#刀将会阴部纵行切开长约1.5cm的切口,找到肛门括约肌中点,递无损伤钳从盆腔贯穿至中心点,形成盆底隧道,递抓钳经隧道将直肠拖出。递6/0可吸收线将直肠与会阴皮肤相缝合。留置肛管。	暂且关闭气腹、视屏。关注手术进展。填写手术护理记录单,记账。

301

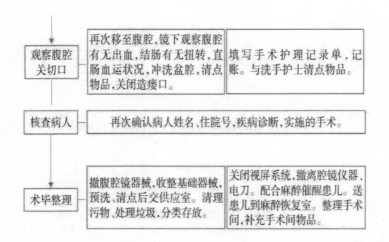

观察腹腔 关切口	再次移至腹腔,镜下观察腹腔有无出血,结肠有无扭转,直肠血运状况,冲洗盆腔,清点物品,关闭造瘘口。	填写手术护理记录单,记账。与洗手护士清点物品。
核查病人	再次确认病人姓名、住院号、疾病诊断,实施的手术。	
术毕整理	撤腹腔镜器械,收整基础器械,预洗、清点后交供应室。清理污物、处理垃圾、分类存放。	关闭视屏系统,撤离腔镜仪器、电刀。配合麻醉催醒患儿。送患儿到麻醉恢复室。整理手术间,补充手术间物品。

注意事项:

（1）协助开台前对患儿造瘘口和肠管的冲洗。并注意患儿手术床单的干燥。

（2）腔镜协助下游离盆腔组织,患儿肠壁极其薄弱,一旦肠壁破裂,分离钳污染,一定及时取出,清洗,更换或碘附擦拭后再继续,以免盆腔污染。

（3）转向会阴部操作时,要注意患儿体位摆放,双下肢悬吊或牵拉不可过度,以免损伤神经或肌肉。

（4）手术台面上的器械换下要及时回收,以免坠落损坏。

第三节 肝胆外科腔镜手术护理配合

一、腹腔镜下胆囊切除术护理配合

麻醉方式：静脉、吸入复合麻醉。

手术体位：仰卧位,术中头高脚低,左倾30°。

手术器械准备：肝胆腹腔镜。

器械名称	数量	器械名称	数量
生物结扎钳	1把	胆囊抓钳	1把
取石钳(勺钳)	1把	钛夹钳	1把
弯分离钳	1把	剪刀	1把
直分离钳	1把	电钩	1个
吸引器	1个	气腹针	1枚
10mm穿刺锥	2套	5mm穿刺锥	2套
转换器	1个	各号密封帽	共9个
摄像光纤镜头	1套	电钩线	1根

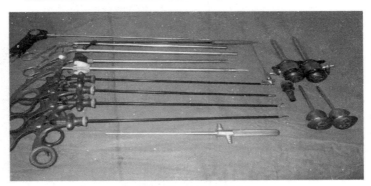

胆囊切除术腔镜器械

手术配合流程：

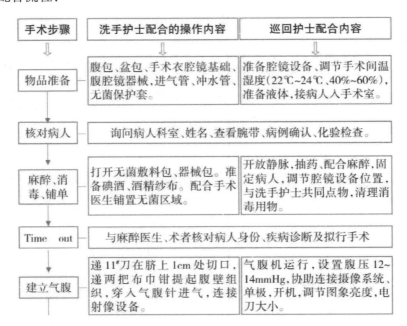

手术步骤	洗手护士配合的操作内容	巡回护士配合内容
物品准备	腹包、盆包、手术衣腔镜基础、腹腔镜器械、进气管、冲水管、无菌保护套。	准备腔镜设备、调节手术间温湿度（22℃~24℃、40%~60%），准备液体、接病人入手术室。
核对病人	询问病人科室、姓名、查看腕带、病例确认、化验检查。	
麻醉、消毒、铺单	打开无菌敷料包、器械包。准备碘酒、酒精纱布。配合手术医生铺置无菌区域。	开放静脉、抽药、配合麻醉，固定病人，调节腔镜设备位置，与洗手护士共同点物，清理消毒用物。
Time out	与麻醉医生、术者核对病人身份、疾病诊断及拟行手术	
建立气腹	递11#刀在脐上1cm处切口，递两把布巾钳提起腹壁组织，穿入气腹针进气，连接射像设备。	气腹机运行，设置腹压12~14mmHg,协助连接摄像系统、单极，开机，调节图象亮度,电刀大小。

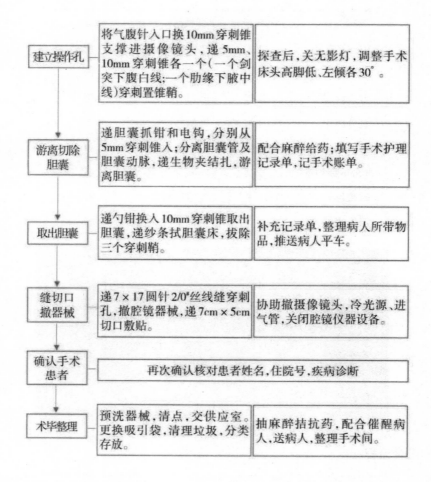

注意事项：

（1）在剥离胆囊离床时，电钩功率大小调节适中（太大损伤肝面，太小离断不了囊壁）。

（2）炎症或薄壁胆囊切下需使用术中标本袋取出，以防胆汁或炎症污染腹腔。

二、腹腔镜下肝脏病变切除术的护理配合

麻醉方式：静脉、吸入复合麻醉。

手术体位：仰卧位，头高脚低位，右侧肋缘垫高。术中手术床左倾。

手术器械准备：肝胆腹腔镜。

器械名称	数量	器械名称	数量
生物结扎钳	1把	胆囊抓钳	1把
常规抓钳	1把	钛夹钳	1把
弯分离钳	1把	剪刀(直、弯)	各1把
钝头分离钳	1把	电钩	1个
吸引器	1个	气腹针	1枚
10mm穿刺锥	2套	5mm穿刺锥	2套
转换器	1个	各号密封帽	共9个
摄像光纤镜头	1套	电钩线	1根
持针器	1把	打结器	1个
鼠齿钳	1把	冲水锥	1个
切割闭合器	1个	5mmLigasure切割器	1个

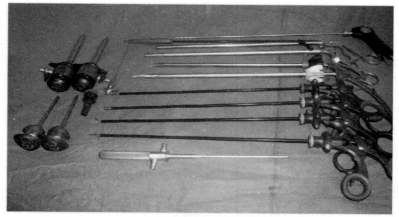

肝脏病变切除术器械

手术配合流程:

手术步骤	洗手护士配合的操作内容	巡回护士配合内容
物品准备	腹包、盆包、手术衣、普外器械,腹腔镜器械、超声刀头、残端闭合器、无菌保护套、生物夹、肠钳。	准备腔镜设备、超声刀、Ligasure,调节手术间温湿度(22℃~24℃,40%~60%),准备液体,接病人入手术室。
核对病人	询问病人科室、姓名、查看腕带、病例确认、化验检查。	
麻醉、消毒、铺单	打开无菌敷料包、器械包、一次性物品,刷手,组装器械,点物,配合手术医生铺置手术区。	开放静脉,抽药、配合麻醉插管放置负极板,调节腔镜设备位置,清点物品,对灯光,清理消毒用物。

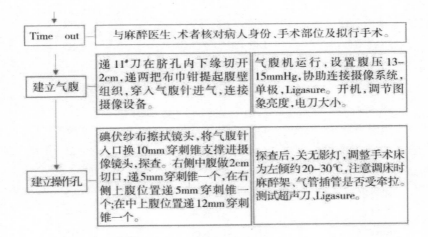

Time out	与麻醉医生、术者核对病人身份、手术部位及拟行手术。	
建立气腹	递11°刀在脐孔内下缘切开2cm,递两把布巾钳提起腹壁组织,穿入气腹针进气,连接摄像设备。	气腹机运行,设置腹压13-15mmHg,协助连接摄像系统,单极、Ligasure。开机,调节图象亮度,电刀大小。
建立操作孔	碘伏纱布擦拭镜头,将气腹针入口换10mm穿刺锥支撑进摄像镜头,探查。右侧中腹做2cm切口,递5mm穿刺锥一个,在右侧上腹位置递5mm穿刺锥一个;在中上腹位置递12mm穿刺锥一个。	探查后,关无影灯,调整手术床为左倾约20-30℃,注意调床时麻醉架、气管插管是否受牵拉。测试超声刀,Ligasure。

A.肝脏良性肿物(血管瘤或囊肿)切除术

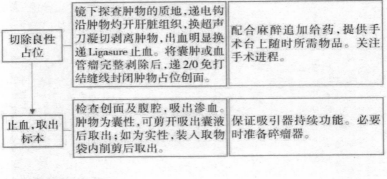

切除良性占位	镜下探查肿物的质地,递电钩沿肿物灼开肝脏组织,换超声刀凝切剥离肿物,出血明显换递Ligasure止血。将囊肿或血管瘤完整剥除后,递2/0免打结缝线封闭肿物占位创面。	配合麻醉追加给药,提供手术台上随时所需物品。关注手术进程。
止血,取出标本	检查创面及腹腔,吸出渗血。肿物为囊性,可剪开吸出囊液后取出;如为实性,装入取物袋内削剪后取出。	保证吸引器持续功能。必要时准备碎瘤器。

B.左半肝切除术

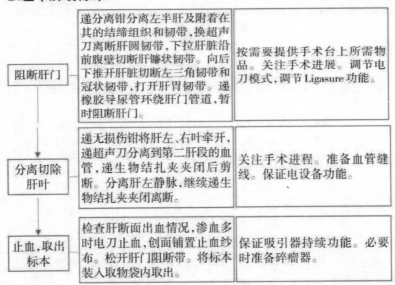

阻断肝门	递分离钳分离左半肝及附着在其的结缔组织和韧带,换超声刀离断肝圆韧带,下拉肝脏沿前腹壁切断肝镰状韧带。向后下推开肝脏切断左三角韧带和冠状韧带,打开肝胃韧带。递橡胶导尿管环绕肝门管道,暂时阻断肝门。	按需要提供手术台上所需物品。关注手术进展。调节电刀模式,调节Ligasure功能。
分离切除肝叶	递无损伤钳将肝左、右叶牵开,递超声刀分离到第二肝段的血管,递生物结扎夹夹闭后剪断。分离肝左静脉,继续递生物结扎夹夹闭离断。	关注手术进程。准备血管缝线。保证电设备功能。
止血,取出标本	检查肝断面出血情况,渗血多时电刀止血,创面铺置止血纱布。松开肝门阻断带。将标本装入取物袋内取出。	保证吸引器持续功能。必要时准备碎瘤器。

C.右半肝切除

步骤		
游离右肝各面	在右上腹放置悬吊拉钩,建立手术空间。递分离钳分离右肝膈面和镰状韧带,超声刀自肝脏游离缘开始切断镰状韧带,向上切开右侧冠状韧带,剥离周围组织,显露肝上下腔静脉;递抓钳夹住顶部肝被膜,向右下牵拉,换递ligasure切断冠状韧带和右三角韧带;递分离钳向上抬起右肝面,递剪刀剪开显露的肝肾韧带;分离右肝与肾上腺至下腔静脉的右侧;递剪刀切开右下腔静脉的腹膜进入鞘膜内,紧贴下腔静脉壁分离并切开鞘膜,沿下腔静脉右侧分离并夹闭切断右侧肝短静脉。	按需要提供手术台上所需物品。关注手术进展。调节电刀模式,调节Ligasure功能。
分离右肝蒂并离断右侧肝脏	递超声刀紧贴胆囊床右侧切开肝组织,向下达第一肝门水平分离出右肝蒂,递结扎夹分别夹闭、切断肝蒂组织,递Ligasure、结扎夹、吸引器边凝切肝组织,边吸引、结扎。切除右侧尾状叶,夹闭离断肝右静脉后右肝离体。	提供生物结扎钉,保证超声刀功能,密切观察病情。
切除胆囊止血,取出标本	切除胆囊,探查胆总管。检查肝断面出血情况,创面铺置止血纱布。将标本装入取物袋内自悬吊拉钩切口取出。	保证吸引器持续功能。必要时准备碎瘤器。
冲洗、放置引流	生理盐水冲洗腹腔,肝断面放置乳胶引流管自右下腹穿刺孔引出,清点物品,逐个缝合切口。	提供冲洗水,引流管。与洗手护士清点物品,补充完善记录单。
确认手术患者	再次确认核对患者姓名,住院号,疾病诊断。	
术毕整理	撤离腹腔镜器械,预洗、清点,交供应室。更换吸引袋,清理垃圾,分类存放。	撤离腹腔镜设备,超声刀。抽麻醉拮抗药催醒病人。收整物品送病人。整理手术间,补充无菌物品柜。

注意事项：

（1）手术风险大，术前要有预见性地准备中转开腹的器械，以备急需。

（2）手术中游离、切割、凝血等操作均以超声刀为主，在持续激发10秒内需提醒术者间，并将刀头置于水中激发，一方面冷却，另一方面清除刀头焦痂。

（3）术中关注各引流袋引流液情况：胃管引流袋如有血性引流液，及时汇报术者；尿袋悬挂在容易观察到的位置，以便麻醉师观察后调整补液量。

（4）阻断肝门后，巡回护士准确计时，暂且不得离开手术间，以备临时用物及时供给。

（5）收整光纤时盘圈大于15cm，以防打折断裂。镜头分开放置，防止镜面划伤。

第四节　胸心外科腔镜手术护理配合

一、腔镜下胸腺瘤切除术的护理配合

麻醉方式：静脉、吸入复合麻醉，气管插管。

手术体位：45°健侧卧位。

手术器械准备：胸腔镜器械。

器械名称	数量	器械名称	数量
生物结扎钳	1把	腔镜卵圆钳	1把
直角钳	1把	钛夹钳	1把
吸引器头（粗）	1个	直鼠齿钳	1把
腔镜吸引器头	1个	弯剪刀	1把
探针	1个	带手柄套筒	1个
电钩	1个	直形套筒	2.5套
乳突牵开器	1个	小开胸器	1个
普通卵圆钳	1个	小直角钳	1把
摄像光源系统	1套	电钩连线	1根

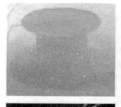

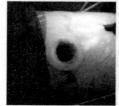

切口保护套使用

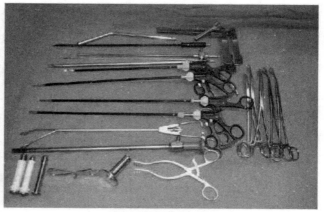

胸腔镜另加器械

手术配合流程：

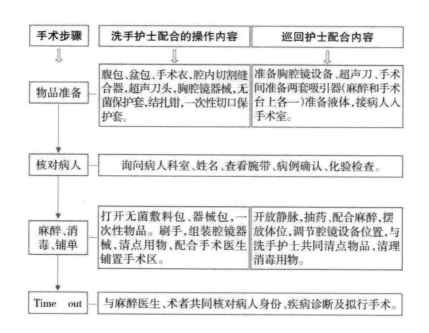

手术步骤	洗手护士配合的操作内容	巡回护士配合内容
物品准备	腹包、盆包、手术衣、腔内切割缝合器、超声刀头、胸腔镜器械、无菌保护套、结扎钳、一次性切口保护套。	准备胸腔镜设备、超声刀、手术间准备两套吸引器(麻醉和手术台上各一)准备液体、接病人入手术室。
核对病人	询问病人科室、姓名、查看腕带、病例确认、化验检查。	
麻醉、消毒、铺单	打开无菌敷料包、器械包，一次性物品。刷手，组装腔镜器械，清点用物，配合手术医生铺置手术区。	开放静脉，抽药，配合麻醉，摆放体位，调节腔镜设备位置，与洗手护士共同清点物品，清理消毒用物。
Time out	与麻醉医生、术者共同核对病人身份、疾病诊断及拟行手术。	

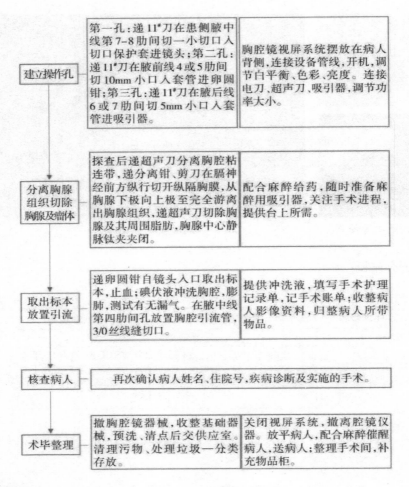

建立操作孔	第一孔：递11#刀在患侧腋中线第7~8肋间切一小切口入切口保护套进镜头；第二孔：递11#刀在腋前线4或5肋间切10mm小口入套管进卵圆钳；第三孔：递11#刀在腋后线6或7肋间切5mm小口入套管进吸引器。	胸腔镜视屏系统摆放在病人背侧，连接设备管线，开机，调节白平衡、色彩、亮度。连接电刀、超声刀、吸引器，调节功率大小。
分离胸腺组织切除胸腺及瘤体	探查后递超声刀分离胸腔粘连带，递分离钳、剪刀在膈神经前方纵行切开纵隔胸膜，从胸腺下极向上极至完全游离出胸腺组织，递超声刀切除胸腺及其周围脂肪，胸腺中心静脉钛夹夹闭。	配合麻醉给药，随时准备麻醉用吸引器，关注手术进程，提供台上所需。
取出标本放置引流	递卵圆钳自镜头入口取出标本，止血；碘伏液冲洗胸腔，膨肺，测试有无漏气。在腋中线第四肋间孔放置胸腔引流管，3/0丝线缝切口。	提供冲洗液，填写手术护理记录单，记手术账单；收整病人影像资料，归整病人所带物品。
核查病人	再次确认病人姓名、住院号，疾病诊断及实施的手术。	
术毕整理	撤胸腔镜器械，收整基础器械，预洗、清点后交供应室。清理污物、处理垃圾—分类存放。	关闭视屏系统，撤离腔镜仪器。放平病人，配合麻醉催醒病人，送病人；整理手术间，补充物品柜。

注意事项：

（1）因胸腺瘤使患者肌力受限，手术间麻醉设备（尤其麻醉机）调试好后再接病人入室，以便及时给氧；协助病人挪移、脱病员服。

（2）注意半侧卧位时患侧上肢的悬托，要松紧适宜，健侧外展不可大于90°，并注意防止助手挤靠托手板。

（3）腔镜器械比较长，传递时防止碰撞造成污染或损坏。

（4）递结扎钳上生物夹时注意锁扣向上，确保夹闭效果。

二、胸腔镜下小儿漏斗胸矫治的护理配合

麻醉方式：静脉复合麻醉。

手术体位：仰卧位，双上肢外展。

手术器械准备：胸腔镜器械。

器械名称	数量	器械名称	数量
生物结扎钳	1把	腔镜卵圆钳	1把
直角钳	1把	5mm 穿刺锥	1个
吸引器头（粗）	1个	直鼠齿钳	1把
腔镜吸引器头	1个	弯剪刀	1把
探针	1个	带手柄套筒	1个
电钩	1个	直形套筒	2.5套
乳突牵开器	1个	小开胸器	1个
普通卵圆钳	1个	小直角钳	1把
摄像光源系统	1套	气腹针	1根
30°镜头	1个	固定器	1个
引导器	1个	翻转器	1个
支撑钢板	1~2个	钢板折弯器	1个

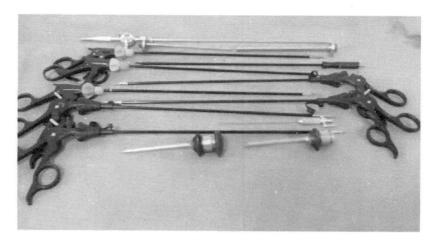

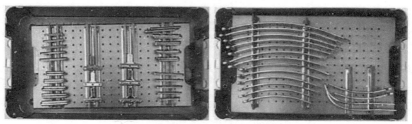

漏斗胸矫正器

手术配合流程：

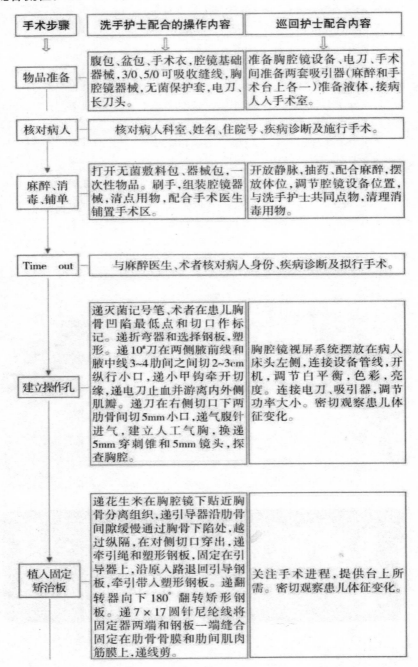

手术步骤	洗手护士配合的操作内容	巡回护士配合内容
物品准备	腹包、盆包、手术衣、腔镜基础器械、3/0、5/0可吸收缝线、胸腔镜器械、无菌保护套、电刀、长刀头。	准备胸腔镜设备、电刀、手术间准备两套吸引器（麻醉和手术台上各一）准备液体，接病人入手术室。
核对病人	核对病人科室、姓名、住院号、疾病诊断及施行手术。	
麻醉、消毒、铺单	打开无菌敷料包、器械包、一次性物品。刷手，组装腔镜器械，清点用物，配合手术医生铺置手术区。	开放静脉，抽药、配合麻醉，摆放体位，调节腔镜设备位置，与洗手护士共同点物，清理消毒用物。
Time out	与麻醉医生、术者核对病人身份、疾病诊断及拟行手术。	
建立操作孔	递灭菌记号笔、术者在患儿胸骨凹陷最低点和切口作标记。递折弯器和选择钢板，塑形。递10°刀在两侧腋前线和腋中线3~4间之间切2~3cm纵行小口，递小甲钩牵开切缘，递电刀止血并游离内外侧肌瓣。递刀在右侧切口下两肋骨间切5mm小口，递气腹针进气，建立人工气胸，换递5mm穿刺锥和5mm镜头，探查胸腔。	胸腔镜视屏系统摆放在病人床头左侧，连接设备管线，开机，调节白平衡，色彩，亮度。连接电刀、吸引器，调节功率大小。密切观察患儿体征变化。
植入固定矫治板	递花生米在胸腔镜下贴近胸骨分离组织，递引导器沿肋骨间隙缓慢通过胸骨下陷处，越过纵隔，在对侧切口穿出，递牵引绳和塑形钢板，固定在引导器上，沿原入路退回引导板，牵引带入塑形钢板。递翻转器向下180°翻转矫形钢板。递7×17圆针尼纶线将固定器两端和钢板一端缝合固定在肋骨骨膜和肋间肌肉筋膜上，递线剪。	关注手术进程，提供台上所需。密切观察患儿体征变化。

312

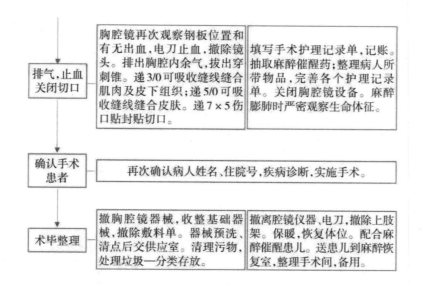

注意事项：

（1）患儿的胸部组织比较脆弱，分离胸骨后组织时极易损伤心包或出血，因此术中巡回护士必须坚守岗位，关注手术进程，始终密切观察生命体征的变化。

（2）患儿双上肢顺势外展，角度不可大于90°，以免牵拉外展致肩脱位或神经损伤。

（3）随时做好抢救准备。麻醉膨肺时要密切关注患儿胸廓情况，以免已经适应的胸腔容积在矫治后的突然改变而出现意外。

三、胸腔镜下肺叶切除手术的护理配合

麻醉方式：静脉、吸入复合麻醉，双腔气管插管。

手术体位：90°侧卧位，患侧在上，术中据病变位置调整床左或右倾20°左右。

手术器械准备：胸腔镜器械。

器械名称	数量	器械名称	数量
生物结扎钳	1把	腔镜卵圆钳	1把
直角钳	1把	钛夹钳	1把
吸引器头(粗)	1个	直鼠齿钳	1把
腔镜吸引器头	1个	弯剪刀	1把
探针	1个	带手柄套筒	1个
电钩	1个	直形套筒	2.5套
乳突牵开器	1个	小开胸器	1个
普通卵圆钳	1个	小直角钳	1把
摄像光源系统	1套	电钩连线	1根

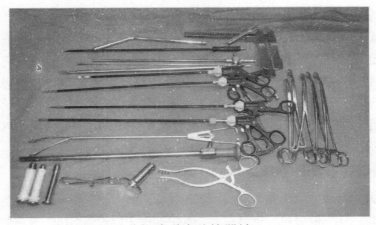

肺叶切除手术腔镜器械

手术配合流程:

手术步骤	洗手护士配合的操作内容	巡回护士配合内容
物品准备	腹包、盆包、手术衣、腔内切割缝合器、超声刀头、胸腔镜器械、无菌保护套、结扎钳。	准备胸腔镜设备、超声刀、手术间准备两套吸引器(麻醉和手术台上各一)准备液体,接病人入手术室。
核对病人	询问病人科室、姓名、查看腕带、病例确认、化验检查。	
麻醉、消毒、铺单	打开无菌敷料包、器械包、一次性物品。刷手,组装腔镜器械,清点用物,配合手术医生铺置手术区。	开放静脉,抽药、配合麻醉、摆放体位,调节腔镜设备位置,与洗手护士共同清点物品,清理消毒用物。

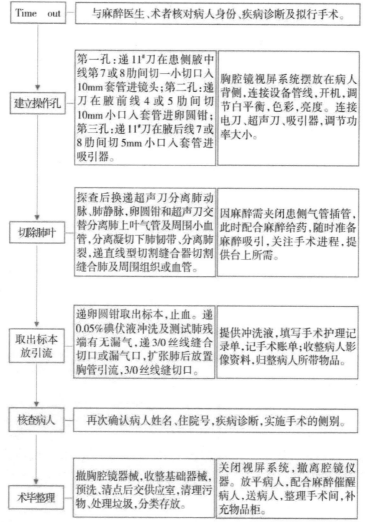

Time out	与麻醉医生、术者核对病人身份、疾病诊断及拟行手术。	
建立操作孔	第一孔:递11#刀在患侧腋中线第7或8肋间切一小切口入10mm套管进镜头;第二孔:递刀在腋前线4或5肋间切10mm小口入套管进卵圆钳;第三孔:递11#刀在腋后线7或8肋间切5mm小口入套管进吸引器。	胸腔镜视屏系统摆放在病人背侧,连接设备管线,开机,调节白平衡,色彩,亮度。连接电刀、超声刀、吸引器,调节功率大小。
切除肺叶	探查后换递超声刀分离肺动脉、肺静脉、卵圆钳和超声刀交替分离肺上叶气管及周围小血管,分离凝切下肺韧带,分离肺裂,递直线型切割缝合器切割缝合肺及周围组织或血管。	因麻醉需夹闭患侧气管插管,此时配合麻醉给药,随时准备麻醉吸引,关注手术进程,提供台上所需。
取出标本放引流	递卵圆钳取出标本,止血。递0.05%碘伏液冲洗及测试肺残端有无漏气,递3/0丝线缝合切口或漏气口,扩张肺后放置胸管引流,3/0丝线缝切口。	提供冲洗液,填写手术护理记录单,记手术账单;收整病人影像资料,归整病人所带物品。
核查病人	再次确认病人姓名、住院号,疾病诊断,实施手术的侧别。	
术毕整理	撤胸腔镜器械,收整基础器械,预洗、清点后交供应室,清理污物、处理垃圾,分类存放。	关闭视屏系统,撤离腔镜仪器。放平病人,配合麻醉催醒病人,送病人,整理手术间,补充物品柜。

注意事项:

（1）保证麻醉独立吸引器的正常使用，以防叶支气管离断时渗液流入气管插管，影响双腔管供气。

（2）腔镜器械比较长，传递时防止碰撞造成污染或损坏。

（3）递结扎钳上生物夹时注意锁扣向上，确保夹闭效果。

（4）熟悉切割缝合器的使用范围，以便正确传递：切割缝合血管的钉仓为白色；切割缝合肺组织的钉仓为蓝色；切割缝合较厚肺组织及气管的钉仓为绿色。

四、胸腔镜下房间隔缺损修补术的护理配合

麻醉方式：静脉、吸入复合麻醉。

手术体位：侧卧位，右侧胸部垫高20°～30°。

手术器械准备：胸腔镜器械。

器械名称	数量	器械名称	数量
腔镜卵圆钳	1把	直角钳	1把
吸引器头（粗）	1个	直鼠齿钳	1把
腔镜吸引器头	1个	弯剪刀	1把
探针	1个	带手柄套筒	1个
电钩	1个	直形套筒	2.5套
乳突牵开器	1个	小开胸器	1个
普通卵圆钳	1个	小直角钳	1把
摄像光源系统	1套	电钩连线	1根
体外基础器械	1份	血管阻断器械	1份

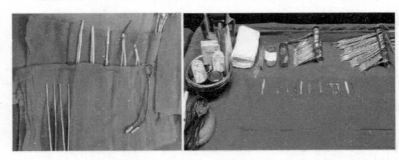

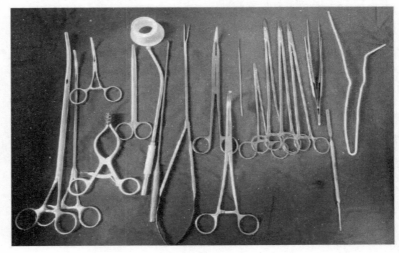

血管阻断器械

316

手术配合流程：

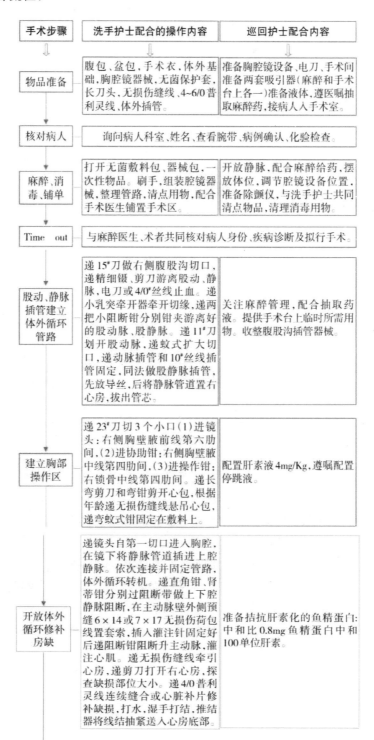

手术步骤	洗手护士配合的操作内容	巡回护士配合内容
物品准备	腹包、盆包、手术衣、体外基础、胸腔镜器械、无菌保护套、长刀头、无损伤缝线、4~6/0普利灵线、体外插管。	准备胸腔镜设备、电刀、手术间准备两套吸引器(麻醉和手术台上各一)准备液体、遵医嘱抽取麻醉药，接病人入手术室。
核对病人	询问病人科室、姓名、查看腕带、病例确认、化验检查。	
麻醉、消毒、铺单	打开无菌敷料包、器械包、一次性物品。刷手、组装腔镜器械、整理管路、清点用物、配合手术医生铺置手术区。	开放静脉、配合麻醉给药、摆放体位、调节腔镜设备位置、准备除颤仪、与洗手护士共同清点物品、清理消毒用物。
Time out	与麻醉医生、术者共同核对病人身份、疾病诊断及拟行手术。	
股动、静脉插管建立体外循环管路	递15"刀做右侧腹股沟切口、递精细镊、剪刀游离股动、静脉、电刀或4/0"丝线止血。递小乳突牵开器牵开切缘，递两把小阻断钳分别钳夹游离好的股动脉、股静脉。递11"刀划开股动脉，递蚊式扩大切口，递动脉插管和10"丝线插管固定，同法做股静脉插管，先放导丝，后将静脉管道置右心房，拔出管芯。	关注麻醉管理、配合抽取药液。提供手术台上临时所需用物。收整腹股沟插管器械。
建立胸部操作区	递23"刀切3个小口(1)进镜头：右侧胸壁腋前线第六肋间，(2)进协助钳：右侧胸壁腋中线第四肋间，(3)进操作钳：右锁骨中线第四肋间。递长弯剪刀和弯钳剪开心包，根据年龄递无损伤缝线悬吊心包，递弯蚊式钳固定在敷料上。	配置肝素液4mg/Kg，遵嘱配置停跳液。
开放体外循环修补房缺	递镜头自第一切口进入胸腔，在镜下将静脉管道插进上腔静脉。依次连接并固定管路、体外循环转机。递直角钳、肾蒂钳分别过阻断带做上下腔静脉阻断，在主动脉壁外侧预缝6×14或7×17无损伤荷包线置套索，插入灌注针固定好后递阻断钳阻断升主动脉，灌注心肌。递无损伤缝线牵引心房，递剪刀打开右心房，探查缺损部位大小。递4/0普利灵线连续缝合或心脏补片修补缺损，打水、湿手打结，推结器将线结抽紧送入心房底部。	准备拮抗肝素化的鱼精蛋白：中和比0.8mg鱼精蛋白中和100单位肝素。

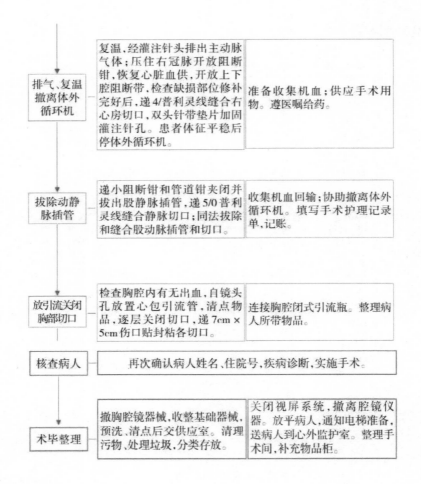

排气、复温撤离体外循环机	复温,经灌注针头排出主动脉气体;压住右冠脉开放阻断钳,恢复心脏血供,开放上下腔阻断带,检查缺损部位修补完好后,递4/普利灵线缝合右心房切口,双头针带垫片加固灌注针孔。患者体征平稳后停体外循环机。	准备收集机血;供应手术用物。遵医嘱给药。
拔除动静脉插管	递小阻断钳和管道钳夹闭并拔出股静脉插管,递5/0普利灵线缝合静脉切口;同法拔除和缝合股动脉插管和切口。	收集机血回输;协助撤离体外循环机。填写手术护理记录单,记账。
放引流关闭胸部切口	检查胸腔内有无出血,自镜头孔放置心包引流管,清点物品,逐层关闭切口,递7cm×5cm伤口贴封粘各切口。	连接胸腔闭式引流瓶。整理病人所带物品。
核查病人	再次确认病人姓名、住院号、疾病诊断,实施手术。	
术毕整理	撤胸腔镜器械,收整基础器械,预洗、清点后交供应室。清理污物、处理垃圾、分类存放。	关闭视屏系统,撤离腔镜仪器。放平病人,通知电梯准备,送病人到心外监护室。整理手术间,补充物品柜。

注意事项:

（1）胸腔镜下房间隔缺损修补术对洗手护要求较高,既要熟练配合体外手术,又要掌握腔镜器械的组装,器械种类繁多,零部件细小,上台必须心细、专业。

（2）腔镜仪器的管线路和建立体外循环的管路较多,应分类理清,加单保护,以免损伤管线、误牵拉脱管。

（3）使用完的刀、针及时移出手术野,妥善收集,以免丢失。

（4）巡回护士对腔镜设备的安装、调试要提前完成,做好术中配药、给药、设备连接调试、供应台上所需的巡回职责。

（5）密切关注术中各种监参数,如有创动脉压、呼吸、鼻温、肛温,尿量、出凝血时间、复跳心率监测等,随时准备药物、仪器,施行异常情况的急救。

第五节　耳鼻喉科腔镜手术护理配合

一、小儿气管镜下异物取出术的护理配合

麻醉方式：全麻，高频通气。

手术体位：仰卧位，肩下垫一小布卷，头后仰。

手术器械准备。

器械名称	数量	器械名称	数量
直达喉镜	2个	抓钳	1把
异物钳	2把	活检钳	1把
吸引管	1根	换药碗	1个
冷光源	1台	长吸引器头	2个
显示器（必要时）	1套		

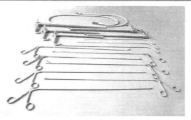

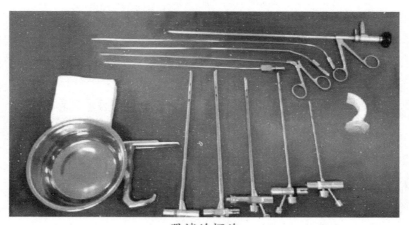

器械的摆放

手术配合流程：

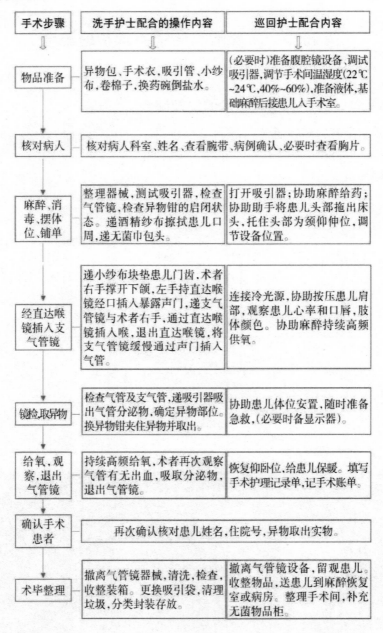

手术步骤	洗手护士配合的操作内容	巡回护士配合内容
物品准备	异物包、手术衣、吸引管、小纱布、卷棉子、换药碗倒盐水。	(必要时)准备腹腔镜设备、调试吸引器、调节手术间温湿度(22℃~24℃,40%~60%)、准备液体、基础麻醉后接患儿入手术室。
核对病人	核对病人科室、姓名、查看腕带、病例确认、必要时查看胸片。	
麻醉、消毒、摆体位、铺单	整理器械、测试吸引器、检查气管镜、检查异物钳的启闭状态。递酒精纱布擦拭患儿口周、递无菌巾包头。	打开吸引器;协助麻醉给药;协助助手将患儿头部拖出床头,托住头部为颈仰伸位,调节设备位置。
经直达喉镜插入支气管镜	递小纱布块垫患儿门齿、术者右手撑开下颌,左手持直达喉镜经口插入暴露声门、递支气管镜与术者右手,通过直达喉镜插入喉,退出直达喉镜,将支气管镜缓慢通过声门插入气管。	连接冷光源,协助按压患儿肩部,观察患儿心率和口唇,肢体颜色。协助麻醉持续高频供氧。
镜检,取异物	检查气管及支气管,递吸引器吸出气管分泌物,确定异物部位,换异物钳夹住异物并取出。	协助患儿体位安置,随时准备急救,(必要时备显示器)。
给氧,观察,退出气管镜	持续高频给氧,术者再次观察气管有无出血,吸取分泌物,退出气管镜。	恢复仰卧位,给患儿保暖。填写手术护理记录单,记手术账单。
确认手术患者	再次确认核对患儿姓名、住院号、异物取出实物。	
术毕整理	撤离气管镜器械、清洗、检查、收整装箱。更换吸引袋,清理垃圾,分类封装存放。	撤离气管镜设备,留观患儿,收整物品,送患儿到麻醉恢复室或病房。整理手术间,补充无菌物品柜。

注意事项：

（1）气管镜和异物不可反复进入，避免多次操作刺激致喉头水肿

（2）小儿取气管异物风险随时存在，抢救药品如肾上腺素阿托品必须提前准备好。

（3）因时间紧、风险大，器械的性能必须提前核实。

320

（4）因需将患儿体位前移，为保安全，必须适时固定体位。

（5）高度关注患儿各项指标，尤其操作过程中生命体征及口唇、指端观察和脉氧监测。

二、鼻内窥镜手术护理配合

麻醉方式：局部浸润麻醉或静脉复合麻醉。

手术体位：仰卧位，颈部微垫高。

手术器械准备：鼻中隔矫正器械外加。

器械名称	数量	器械名称	数量
切削器头	数个	鼻内镜头（0°、30°、70°）	各1个
切削器连线	1根	吸引器	2套
摄像系统	1套	冷光源光纤	1根

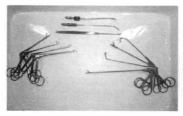
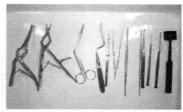

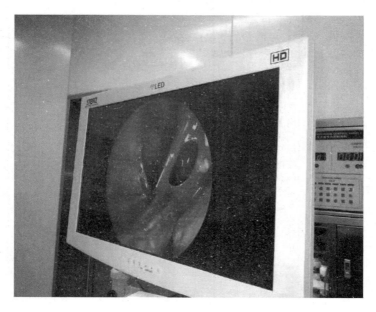

手术配合流程：

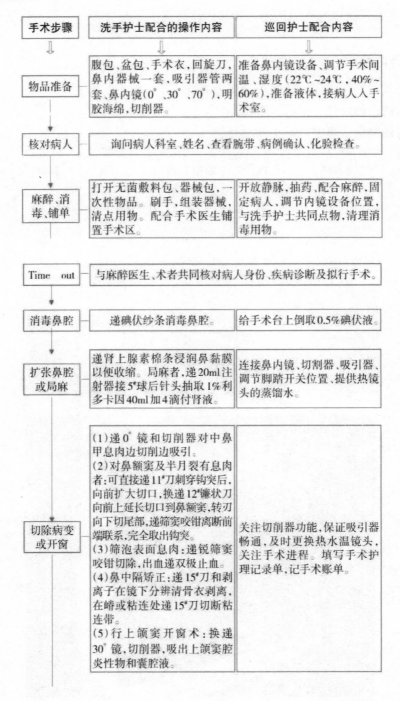

手术步骤	洗手护士配合的操作内容	巡回护士配合内容
物品准备	腹包、盆包、手术衣、回旋刀、鼻内器械一套、吸引器管两套、鼻内镜(0°、30°、70°)、明胶海绵、切削器。	准备鼻内镜设备、调节手术间温、湿度(22℃~24℃、40%~60%)、准备液体、接病人入手术室。
核对病人	询问病人科室、姓名、查看腕带、病例确认、化验检查。	
麻醉、消毒、铺单	打开无菌敷料包、器械包、一次性物品。刷手、组装器械、清点用物。配合手术医生铺置手术区。	开放静脉、抽药、配合麻醉、固定病人、调节内镜设备位置、与洗手护士共同点物、清理消毒用物。
Time out	与麻醉医生、术者共同核对病人身份、疾病诊断及拟行手术。	
消毒鼻腔	递碘伏纱条消毒鼻腔。	给手术台上倒取0.5%碘伏液
扩张鼻腔或局麻	递肾上腺素棉条浸润鼻黏膜以便收缩。局麻者、递20ml注射器接5#球后针头抽取1%利多卡因40ml加4滴付肾液。	连接鼻内镜、切割器、吸引器、调节脚踏开关位置、提供热镜头的蒸馏水。
切除病变或开窗	(1)递0°镜和切削器对中鼻甲息肉边切削边吸引。 (2)对鼻额窦及半月裂有息肉者:可直接递11#刀刺穿钩突后,向前扩大切口,换递12#镰状刀向前上延长切口到鼻额窦,转刃向下切尾部,递筛窦咬钳离断前端联系,完全取出钩突。 (3)筛泡表面息肉:递锐筛窦咬钳切除,出血递双极止血。 (4)鼻中隔矫正:递15#刀和剥离子在镜下分辨清骨衣剥离,在嵴或粘连处递15#刀切断粘连带。 (5)行上颌窦开窗术:换递30°镜、切削器,吸出上颌窦腔炎性物和囊腔液。	关注切削器功能,保证吸引器畅通,及时更换热水温镜头,关注手术进程。填写手术护理记录单,记手术账单。

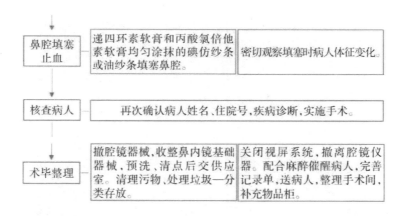

注意事项：

（1）消毒纱布块不可蘸消毒液过多，保护双耳、双眼（双耳塞以棉球，双眼涂红霉素软膏）。

（2）铺制无菌区时，双眼部不可遮盖过紧，便于术中观察。

（3）鼻腔手术所用棉条、纱条均需修整后清点数目，以免异物残留手术区。

（4）鼻腔填塞过程中密切观察病人反应，及时发现异常情况(过敏或息)。

（5）回病房后交代病人完全清醒后取半坐卧位，利于呼吸和引流。嘱病房环境要清洁，禁止吸烟，以免造成病人呛咳等不适反应。

第六节　神经外科腔镜手术护理配合

一、颅内镜下经鼻蝶垂体瘤切除手术护理配合

麻醉方式：局部浸润麻醉或静脉复合麻醉。

手术体位：仰卧位，颈部微垫高。

手术器械准备：鼻中隔矫正器械外加。

器械名称	数量	器械名称	数量
光源线	1根	摄像镜头线	1根
镜头(0°)	3个	超声吸引手柄	1根
镜头(30°)	1个	动力线	1根
进水管	1根		

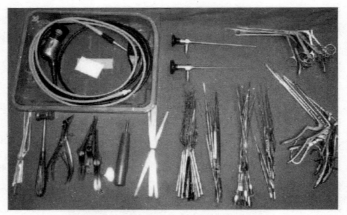

鼻蝶垂体瘤切除术腔镜器械

手术配合流程：

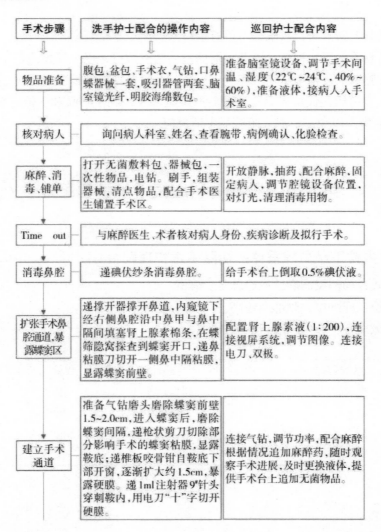

手术步骤	洗手护士配合的操作内容	巡回护士配合内容
物品准备	腹包、盆包、手术衣、气钻、口鼻蝶器械一套、吸引器管两套、脑室镜光纤、明胶海绵数包。	准备脑室镜设备、调节手术间温、湿度（22℃~24℃，40%~60%），准备液体、接病人入手术室。
核对病人	询问病人科室、姓名、查看腕带、病例确认、化验检查。	
麻醉、消毒、铺单	打开无菌敷料包、器械包，一次性物品，电钻。刷手、组装器械，清点物品，配合手术医生铺置手术区。	开放静脉，抽药、配合麻醉，固定病人，调节腔镜设备位置，对灯光，清理消毒用物。
Time out	与麻醉医生、术者核对病人身份、疾病诊断及拟行手术。	
消毒鼻腔	递碘伏纱条消毒鼻腔。	给手术台上倒取0.5%碘伏液。
扩张手术鼻腔通道，暴露蝶窦区	递撑开器撑开鼻道，内窥镜下经右侧鼻腔沿中鼻甲与鼻中隔间填塞肾上腺素棉条，在蝶筛隐窝探查到蝶窦开口，递鼻粘膜刀切开一侧鼻中隔粘膜，显露蝶窦前壁。	配置肾上腺素液（1:200），连接视屏系统，调节图像。连接电刀、双极。
建立手术通道	准备气钻磨头磨除蝶窦前壁1.5~2.0cm，进入蝶窦后，磨除蝶窦间隔，递枪状剪刀切除部分影响手术的蝶窦粘膜，显露鞍底；递椎板咬骨钳自鞍底下部开窗，逐渐扩大约1.5cm，暴露硬膜。递1ml注射器9#针头穿刺鞍内，用电刀"十"字切开硬膜。	连接气钻，调节功率，配合麻醉根据情况追加麻醉药，随时观察手术进展，及时更换液体，提供手术台上追加无菌物品。

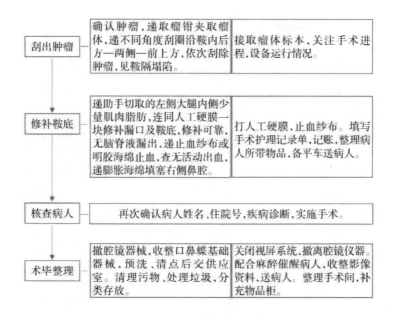

注意事项：

（1）鼻腔浸润扩张用的棉条需要修剪、点数，以免棉絮脱落，异物残留。

（2）配制肾上腺浸润液时根据病情或医嘱执行，配制合适的浓度。

（3）人工硬膜在需用时再打上台，以免术中保管不妥，造成污染或遗落。

第七节 骨科腔镜手术护理配合

一、关节镜下肩袖修补术的护理配合

麻醉方式：静脉复合麻醉。

手术体位：半坐卧位或侧卧位（患侧上肢消毒包无菌单）。

手术器械准备：关节镜基础器械。

器械名称	数量	器械名称	数量
摄像镜头线	1根	冷光源线	1根
刨削器连线	1根	30°镜头	1个
吸引器	2套	地吸盘	1套
肩袖修补专用器械			

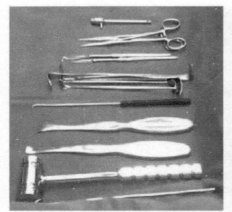
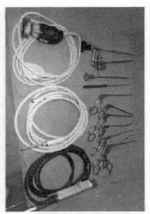
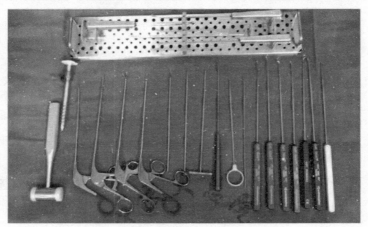

肩袖修补术关节镜器械

手术流程配合：

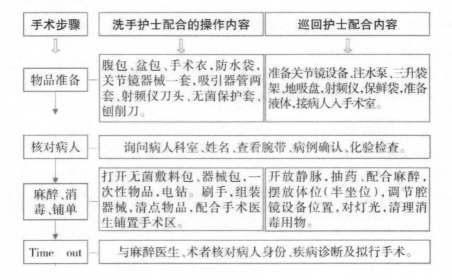

手术步骤	洗手护士配合的操作内容	巡回护士配合内容
物品准备	腹包、盆包、手术衣、防水袋、关节镜器械一套、吸引器管两套、射频仪刀头、无菌保护套、刨削刀。	准备关节镜设备、注水泵、三升袋架、地吸盘、射频仪、保鲜袋、准备液体、接病人入手术室。
核对病人	询问病人科室、姓名、查看腕带、病例确认、化验检查。	
麻醉、消毒、铺单	打开无菌敷料包、器械包、一次性物品、电钻。刷手、组装器械，清点物品，配合手术医生铺置手术区。	开放静脉，抽药、配合麻醉，摆放体位（半坐位），调节腔镜设备位置，对灯光，清理消毒用物。
Time out	与麻醉医生、术者核对病人身份、疾病诊断及拟行手术。	

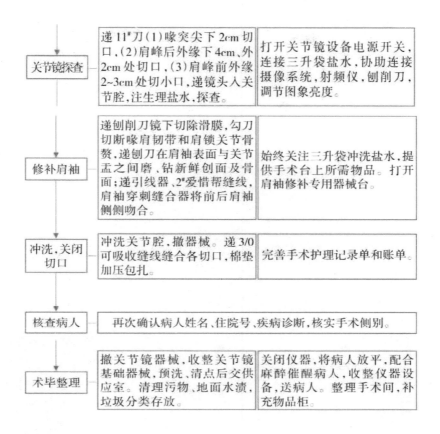

关节镜探查	递11#刀(1)喙突尖下2cm切口,(2)肩峰后外缘下4cm、外2cm处切口,(3)肩峰前外缘2~3cm处切小口,递镜头入关节腔,注生理盐水,探查。	打开关节镜设备电源开关,连接三升袋盐水,协助连接摄像系统,射频仪、刨削刀,调节图象亮度。
修补肩袖	递刨削刀镜下切除滑膜,勾刀切断喙肩韧带和肩锁关节骨赘,递刨刀在肩袖表面与关节盂之间磨、钻新鲜创面及骨面;递引线器、2#爱惜帮缝线,肩袖穿刺缝合器将前后肩袖侧侧吻合。	始终关注三升袋冲洗盐水,提供手术台上所需物品。打开肩袖修补专用器械台。
冲洗,关闭切口	冲洗关节腔,撤器械。递3/0可吸收缝线缝合各切口,棉垫加压包扎。	完善手术护理记录单和账单。
核查病人	再次确认病人姓名、住院号、疾病诊断,核实手术侧别。	
术毕整理	撤关节镜器械,收整关节镜基础器械,预洗、清点后交供应室。清理污物、地面水渍,垃圾分类存放。	关闭仪器,将病人放平,配合麻醉催醒病人,收整仪器设备,送病人。整理手术间,补充物品柜。

注意事项:

（1）根据灌注液需求调整加压输入泵流速，不影响影像效果的情况下，尽量使用高度压力差来灌注。

（2）持续冲洗关节腔，术区敷料需用防水布保护；大量的冲洗液需及时吸除，以免流向地面，浸湿电设备脚控开关。

（3）患者半坐体位，要固定稳妥麻醉管路；患者被动侧头不可强扭，以免损伤颈部神经或肌肉。

（4）注意在身体受压部位，如骶尾部、足跟部垫以棉垫，缓解骨性支点压力。

（5）肩袖修补专用器械需展开，要与关节镜器械分开放置便于取用到位，因此洗手需要设置两个配合操作台。

二、椎间盘镜下髓核摘除术的护理配合

麻醉方式：静脉复合麻醉。

手术体位：先仰卧位，麻醉气管插管后翻身俯卧位于手术床。

手术器械准备：椎间盘镜器械。

器械名称	数量	器械名称	数量
冷光源光纤	1根	镜头及固定杆	1套
带鞘小尖刀	1个	镜头转换器	1个
各号刮匙	1套	多套筒扩张管	5套
剥离器	1套	髓核钳	1套
带刻度椎板咬骨钳	1套	带拉钩吸引器头	1套
双极导线	1根	固定系统	1套

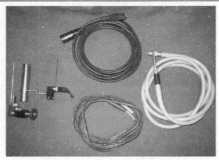

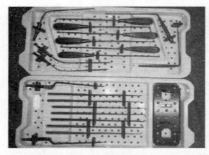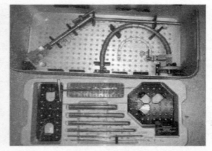

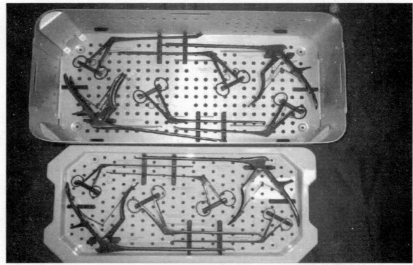

髓核摘除术椎间盘镜器械

手术配合流程：

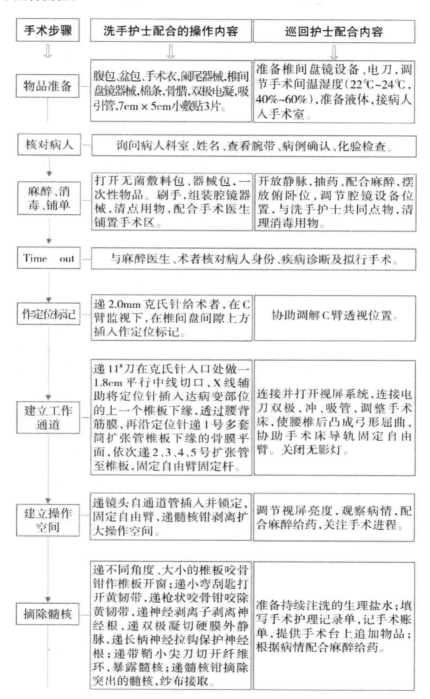

手术步骤	洗手护士配合的操作内容	巡回护士配合内容
物品准备	腹包、盆包、手术衣、阑尾器械、椎间盘镜器械、棉条、骨蜡、双极电凝、吸引管、7cm×5cm小敷贴3片。	准备椎间盘镜设备、电刀，调节手术间温湿度（22℃~24℃，40%~60%），准备液体，接病人入手术室。
核对病人	询问病人科室、姓名、查看腕带、病例确认、化验检查。	
麻醉、消毒、铺单	打开无菌敷料包、器械包、一次性物品。刷手、组装腔镜器械、清点用物，配合手术医生铺置手术区。	开放静脉、抽药、配合麻醉、摆放俯卧位，调节腔镜设备位置，与洗手护士共同点物，清理消毒用物。
Time out	与麻醉医生、术者核对病人身份、疾病诊断及拟行手术。	
作定位标记	递2.0mm克氏针给术者，在C臂监视下，在椎间盘间隙上方插入作定位标记。	协助调解C臂透视位置。
建立工作通道	递11#刀在克氏针入口处做一1.8cm平行中线切口，X线辅助将定位针插入达病变部位的上一个椎板下缘，透过腰背筋膜，再沿定位针递1号多套筒扩张管椎板下缘的骨膜平面，依次递2、3、4、5号扩张管至椎板，固定自由臂固定杆。	连接并打开视屏系统，连接电刀双极、冲、吸管，调整手术床，使腰椎后凸成弓形屈曲，协助手术床导轨固定自由臂。关闭无影灯。
建立操作空间	递镜头自通道管插入并锁定，固定自由臂，递髓核钳剥离扩大操作空间。	调节视屏亮度，观察病情，配合麻醉给药，关注手术进程。
摘除髓核	递不同角度、大小的椎板咬骨钳作椎板开窗；递小弯刮匙打开黄韧带，递枪状咬骨钳咬除黄韧带，递神经剥离子剥离神经根，递双极凝切硬膜外静脉，递长柄神经拉钩保护神经根；递带鞘小尖刀切开纤维环，暴露髓核；递髓核钳摘除突出的髓核，纱布接取。	准备持续注洗的生理盐水；填写手术护理记录单，记手术账单，提供手术台上追加物品；根据病情配合麻醉给药。

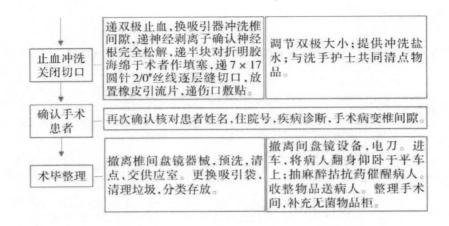

注意事项：

（1）摆置俯卧位时注意眼睛和耳朵勿受压，女性注意胸部勿垫压，所有俯卧位均在髂腹部使用"n"形垫，以免膀胱和／或阴囊受压。

（2）调整手术床时为暴露椎间隙尽量使腰椎后凸，成弓形屈曲状，同时管理好气管导管的连接。

（3）为保障术野清晰，术中要持续生理盐水冲洗，并保持吸引器畅通。

（4）椎间盘镜器械较多且精密，洗手护士需提前上台组装并依序摆放。

（5）因咬骨钳和髓核钳齿口精细，洗手护士要随时清理钳齿，以免无效咬切。

（6）带鞘小尖刀用后及时回鞘，以免划伤光纤或电凝导线。

（7）术野止血使用的小棉块或骨腊均需适度修剪或搓捏并递上精细剥离子来进行操作。

（8）术毕，搬动患者时，躯干平直，搬动者听口令，动作协调致，避免患者腰部旋转造成损伤。

三、关节镜下半月板手术的护理配合

麻醉方式：腰硬联合麻醉或静脉复合麻醉。

手术体位：半截石位（即健侧肢体用腿架架起，患侧去腿板，在腘窝处自然下垂90°。）

手术器械准备：关节镜基础器械。

器械名称	数量	器械名称	数量
摄像镜头线	1根	冷光源线	1根
刨削器连线	1根	30°镜头	1个
吸引器	2套	地吸盘	1套

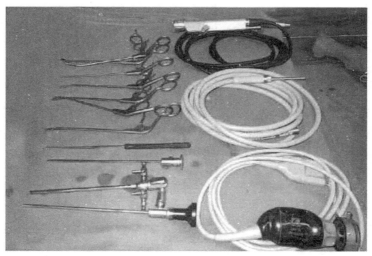

半月板关节镜器械

手术配合流程:

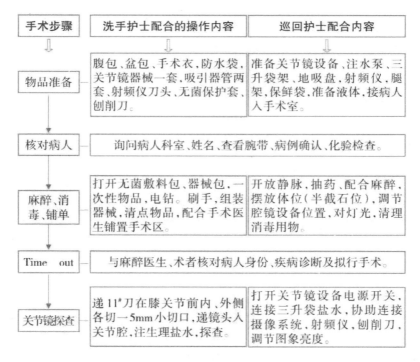

手术步骤	洗手护士配合的操作内容	巡回护士配合内容
物品准备	腹包、盆包、手术衣、防水袋、关节镜器械一套、吸引器管两套、射频仪刀头、无菌保护套、刨削刀。	准备关节镜设备、注水泵、三升袋架、地吸盘、射频仪、腿架、保鲜袋、准备液体、接病人入手术室。
核对病人	询问病人科室、姓名、查看腕带、病例确认、化验检查。	
麻醉、消毒、铺单	打开无菌敷料包、器械包、一次性物品、电钻。刷手、组装器械、清点物品、配合手术医生铺置手术区。	开放静脉、抽药、配合麻醉、摆放体位(半截石位)、调节腔镜设备位置、对灯光、清理消毒用物。
Time out	与麻醉医生、术者核对病人身份、疾病诊断及拟行手术。	
关节镜探查	递11#刀在膝关节前内、外侧各切一5mm小切口,递镜头入关节腔,注生理盐水,探查。	打开关节镜设备电源开关,连接三升袋盐水,协助连接摄像系统、射频仪、刨削刀、调节图象亮度。

A.半月板缝合：

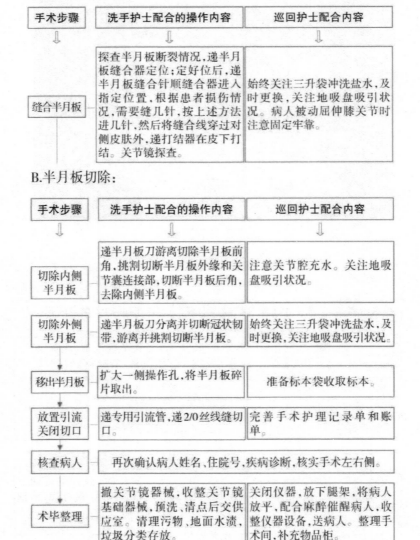

手术步骤	洗手护士配合的操作内容	巡回护士配合内容
缝合半月板	探查半月板断裂情况,递半月板缝合器定位;定好位后,递半月板缝合针顺缝合器进入指定位置,根据患者损伤情况,需要缝几针,按上述方法进几针,然后将缝合线穿过对侧皮肤外,递打结器在皮下打结。关节镜探查。	始终关注三升袋冲洗盐水,及时更换,关注地吸盘吸引状况。病人被动屈伸膝关节时注意固定牢靠。

B.半月板切除：

手术步骤	洗手护士配合的操作内容	巡回护士配合内容
切除内侧半月板	递半月板刀游离切除半月板前角,挑割切断半月板外缘和关节囊连接部,切断半月板后角,去除内侧半月板。	注意关节腔充水。关注地吸盘吸引状况。
切除外侧半月板	递半月板刀分离并切断冠状韧带,游离并挑割切断半月板。	始终关注三升袋冲洗盐水,及时更换,关注地吸盘吸引状况。
移出半月板	扩大一侧操作孔,将半月板碎片取出。	准备标本袋收取标本。
放置引流关闭切口	递专用引流管,递2/0丝线缝切口。	完善手术护理记录单和账单。
核查病人	再次确认病人姓名、住院号、疾病诊断,核实手术左右侧。	
术毕整理	撤关节镜器械,收整关节镜基础器械,预洗、清点后交供应室。清理污物、地面水渍,垃圾分类存放。	关闭仪器,放下腿架,将病人放平,配合麻醉催醒病人,收整仪器设备,送病人。整理手术间,补充物品柜。

注意事项：

（1）关节镜显示器应放于病人健侧头前方，与术者面对面便于观看。

（2）健侧肢体用腿架架起，患侧去腿板，在腘窝处自然下垂，注意腿架固定牢靠，下垂患侧腿腘窝处要垫以圆形软垫，以缓解屈伸张力。

（3）灌注冲洗液要保持持续灌注，以免影响视野清晰度。

（4）地吸盘要保证通畅，并及时更换吸引袋，避免地面积水。

（5）创削刀和电刀脚踏开关要保护，以防浸水导电或失控打火。

四、关节镜下膝关节韧带重建手术护理配合

麻醉方式：腰硬联合麻醉或静脉复合麻醉。

手术体位：健侧截石位（即健侧肢体用腿架架起，患侧去腿板，在腘窝处自然下垂90°。）

手术器械准备：关节镜基础器械另加。

器械名称	数量	器械名称	数量
摄像镜头线	1根	冷光源线	1根
刨削器连线	1根	30°镜头	1个
吸引器	2套	地吸盘	1套

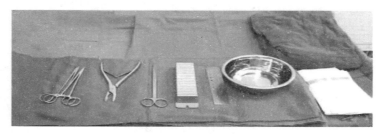

修腱台

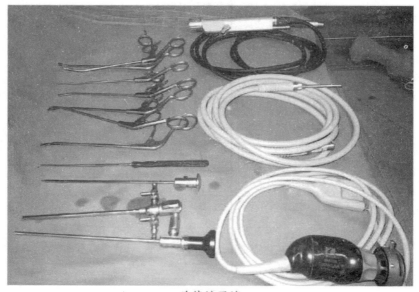

关节镜器械

手术配合流程：

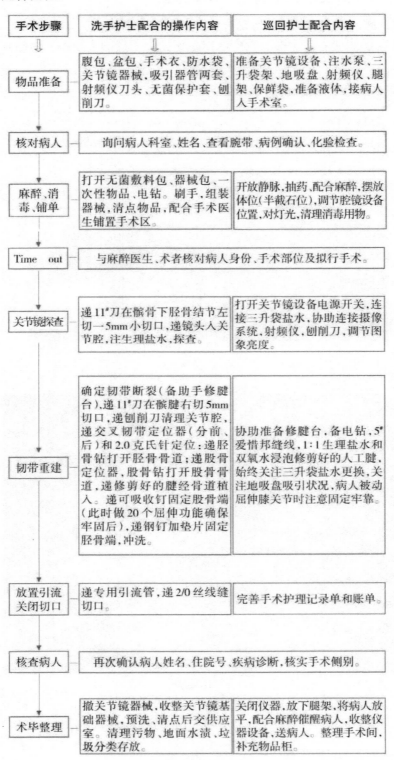

手术步骤	洗手护士配合的操作内容	巡回护士配合内容
物品准备	腹包、盆包、手术衣、防水袋、关节镜器械、吸引器管两套、射频仪刀头、无菌保护套、刨削刀。	准备关节镜设备、注水泵、三升袋架、地吸盘、射频仪、腿架、保鲜袋、准备液体、接病人入手术室。
核对病人	询问病人科室、姓名、查看腕带、病例确认、化验检查。	
麻醉、消毒、铺单	打开无菌敷料包、器械包、一次性物品、电钻。刷手、组装器械，清点物品，配合手术医生铺置手术区。	开放静脉，抽药，配合麻醉，摆放体位(半截石位)，调节腔镜设备位置，对灯光，清理消毒用物。
Time out	与麻醉医生、术者核对病人身份、手术部位及拟行手术。	
关节镜探查	递11#刀在髌骨下胫骨结节左切一5mm小切口，递镜头入关节腔，注生理盐水，探查。	打开关节镜设备电源开关，连接三升袋盐水，协助连接摄像系统，射频仪，刨削刀，调节图象亮度。
韧带重建	确定韧带断裂(备助手修腱台)，递11#刀在髌腱右切5mm切口，递刨削刀清理关节腔，递交叉韧带定位器(分前、后)和2.0克氏针定位；递胫骨钻打开胫骨骨道；递股骨定位器，股骨钻打开股骨骨道，递修剪好的腱经骨道植入。递可吸收钉固定股骨端(此时做20个屈伸功能确保牢固后)，递钢钉加垫片固定胫骨端，冲洗。	协助准备修腱台，备电钻，5#爱惜邦缝线，1:1生理盐水和双氧水浸泡修剪好的人工腱，始终关注三升袋盐水更换，关注地吸盘吸引状况，病人被动屈伸膝关节时注意固定牢靠。
放置引流关闭切口	递专用引流管，递2/0丝线缝切口。	完善手术护理记录单和账单。
核查病人	再次确认病人姓名、住院号、疾病诊断，核实手术侧别。	
术毕整理	撤关节镜器械，收整关节镜基础器械，预洗、清点后交供应室。清理污物、地面水渍，垃圾分类存放。	关闭仪器，放下腿架，将病人放平，配合麻醉催醒病人，收整仪器设备，送病人。整理手术间，补充物品柜。

注意事项：

（1）关节镜显示器应放于病人健侧头前方，与术者直对面便于观看。

（2）健侧肢体用腿架架起，患侧去腿板，在腘窝处自然下垂90°，注意腿架固定牢靠，下垂患侧腿腘窝处要垫以圆形软垫，以缓解屈伸张力。

（3）灌注冲洗液要保持持续灌注，以保证视野清晰。

（4）地吸盘要保证通畅，并及时更换吸引袋，避免地面积水。

（5）创削刀和电刀脚踏开关要保护，以防浸水导电或失控打火。

第八节　泌尿外科腔镜手术护理配合

一、腹腔镜下肾囊肿揭盖术的护理配合

麻醉方式：静脉、吸入复合麻醉。

手术体位：90°侧卧位，患侧在上，腰桥摇高20°～30°。

手术器械准备：腹腔镜器械。

器械名称	数量	器械名称	数量
生物结扎钳（金、紫）	各1把	抓钳	1把
标本钳（勺钳）	1把	钛夹钳	1把
弯分离钳	2把	剪刀	1把
直分离钳（钝头）	1把	电钩	1个
吸引器	1个	气腹针	1枚
10mm穿刺锥	2套	5mm穿刺锥	2套
转换器	1个	各号密封帽	共9个
摄像光纤镜头	1套	电钩线	1根
大直角钳	1把	双极钳	1把
气吸管	1根	双极线	1根

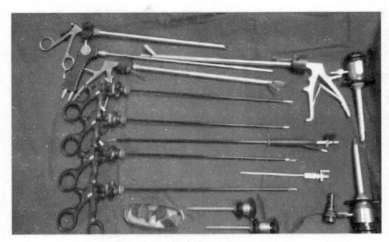

肾囊肿揭盖术腹腔镜器械

手术配合流程：

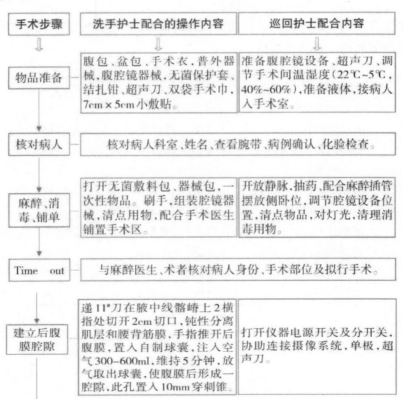

手术步骤	洗手护士配合的操作内容	巡回护士配合内容
物品准备	腹包、盆包、手术衣、普外器械、腹腔镜器械、无菌保护套、结扎钳、超声刀、双袋手术巾、7cm×5cm小敷贴。	准备腹腔镜设备、超声刀、调节手术间温湿度（22℃~5℃，40%~60%），准备液体、接病人入手术室。
核对病人	核对病人科室、姓名、查看腕带、病例确认、化验检查。	
麻醉、消毒、铺单	打开无菌敷料包、器械包、一次性物品。刷手、组装腔镜器械、清点用物、配合手术医生铺置手术区。	开放静脉、抽药、配合麻醉插管摆放侧卧位、调节腔镜设备位置、清点物品、对灯光、清理消毒用物。
Time out	与麻醉医生、术者核对病人身份、手术部位及拟行手术。	
建立后腹膜腔隙	递11°刀在腋中线髂嵴上2横指处切开2cm切口，钝性分离肌层和腰背筋膜，手指推开后腹膜，置入自制球囊，注入空气300~600ml，维持5分钟，放气取出球囊，使腹膜后形成一腔隙，此孔置入10mm穿刺锥。	打开仪器电源开关及分开关，协助连接摄像系统、单极、超声刀。

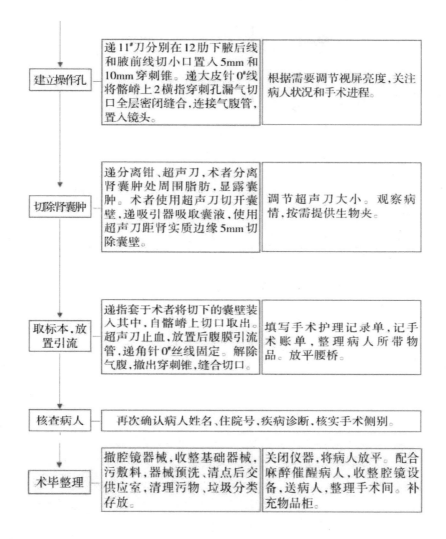

建立操作孔	递11#刀分别在12肋下腋后线和腋前线切小口置入5mm和10mm穿刺锥。递大皮针0#线将髂嵴上2横指穿刺孔漏气切口全层密闭缝合,连接气腹管,置入镜头。	根据需要调节视屏亮度,关注病人状况和手术进程。
切除肾囊肿	递分离钳、超声刀,术者分离肾囊肿处周围脂肪,显露囊肿。术者使用超声刀切开囊壁,递吸引器吸取囊液,使用超声刀距肾实质边缘5mm切除囊壁。	调节超声刀大小。观察病情,按需提供生物夹。
取标本,放置引流	递指套于术者将切下的囊壁装入其中,自髂嵴上切口取出,超声刀止血,放置后腹膜引流管,递角针0#丝线固定。解除气腹,撤出穿刺锥,缝合切口。	填写手术护理记录单,记手术账单,整理病人所带物品。放平腰桥。
核查病人	再次确认病人姓名、住院号、疾病诊断、核实手术侧别。	
术毕整理	撤腔镜器械,收整基础器械,污敷料,器械预洗、清点后交供应室,清理污物、垃圾分类存放。	关闭仪器,将病人放平。配合麻醉催醒病人,收整腔镜设备,送病人,整理手术间。补充物品柜。

注意事项:

（1）侧卧位时注意上、下肢固定,调整手术床腰桥时,注意肢体牵拉过紧。

（2）安置患者体位时,注意各肢体的防压保护,尤其患侧上肢勿牵拉过度,以免损伤神经;术中除腰桥外,手术床还需左右倾变换,因此侧位垫和健侧上肢要固定稳妥。

（3）一体的镜头摄像与光纤,收整时按存放架盒位置圈盘,以免打折致导光纤束折断。

（4）所用的腔镜操作器械递术者前,均用无菌液状石蜡棉球涂抹前端10cm,利于术者操作时易于拉伸。

二、腹腔镜下肾上腺手术的护理配合

麻醉方式：静脉、吸入复合麻醉。

手术体位：90°侧卧位，患侧在上，腰桥摇高20°～30°。

手术器械准备：腹腔镜器械。

器械名称	数量	器械名称	数量
生物结扎钳（金、紫）	各1把	抓钳	1把
标本钳（勺钳）	1把	钛夹钳	1把
弯分离钳	2把	剪刀	1把
直分离钳（钝头）	1把	电钩	1个
吸引器	1个	气腹针	1枚
10mm穿刺锥	2套	5mm穿刺锥	2套
转换器	1个	各号密封帽	共9个
摄像光纤镜头	1套	电钩线	1根
大直角钳	1把	双极钳	1把
气吸管	1根	双极线	1根

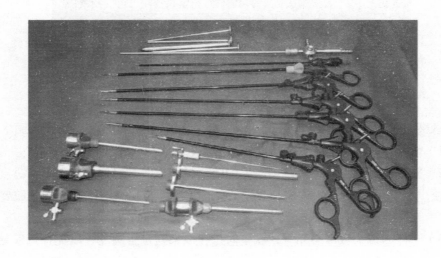

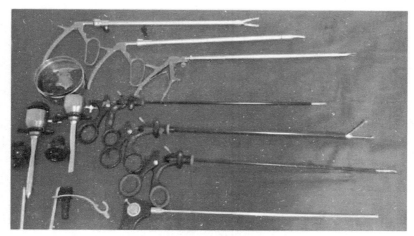

肾上腺手术腹腔镜器械

手术配合流程：

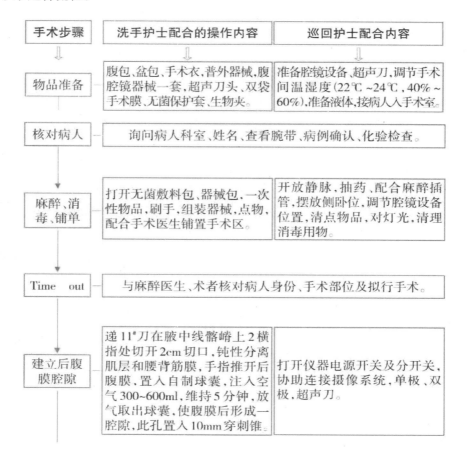

手术步骤	洗手护士配合的操作内容	巡回护士配合内容
物品准备	腹包、盆包、手术衣、普外器械、腹腔镜器械一套、超声刀头、双袋手术膜、无菌保护套、生物夹。	准备腔镜设备、超声刀，调节手术间温湿度（22℃~24℃，40%~60%），准备液体，接病人入手术室。
核对病人	询问病人科室、姓名、查看腕带、病例确认、化验检查。	
麻醉、消毒、铺单	打开无菌敷料包、器械包、一次性物品，刷手，组装器械，点物，配合手术医生铺置手术区。	开放静脉、抽药、配合麻醉插管、摆放侧卧位、调节腔镜设备位置、清点物品、对灯光、清理消毒用物。
Time out	与麻醉医生、术者核对病人身份、手术部位及拟行手术。	
建立后腹膜腔隙	递11°刀在腋中线髂嵴上2横指处切开2cm切口，钝性分离肌层和腰背筋膜，手指推开后腹膜，置入自制球囊，注入空气300~600ml，维持5分钟，放气取出球囊，使腹膜后形成一腔隙，此孔置入10mm穿刺锥。	打开仪器电源开关及分开关，协助连接摄像系统、单极、双极、超声刀。

339

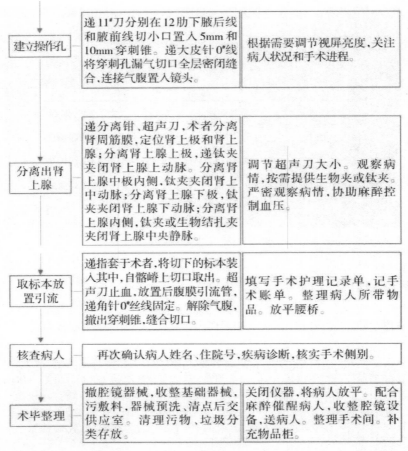

建立操作孔	递11#刀分别在12肋下腋后线和腋前线切小口置入5mm和10mm穿刺锥。递大皮针0#线将穿刺孔漏气切口全层密闭缝合，连接气腹置入镜头。	根据需要调节视屏亮度，关注病人状况和手术进程。
分离出肾上腺	递分离钳、超声刀，术者分离肾周筋膜，定位肾上极和肾上腺；分离肾上腺上极递钛夹夹闭肾上腺上动脉。分离肾上腺中极内侧，钛夹夹闭肾上中动脉；分离肾上腺下极，钛夹夹闭肾上腺下动脉；分离肾上腺内侧，钛夹或生物结扎夹夹闭肾上腺中央静脉。	调节超声刀大小。观察病情，按需提供生物夹或钛夹。严密观察病情，协助麻醉控制血压。
取标本放置引流	递指套于术者，将切下的标本装入其中，自髂嵴上切口取出。超声刀止血，放置后腹膜引流管，递角针0#丝线固定。解除气腹，撤出穿刺锥，缝合切口。	填写手术护理记录单，记手术账单。整理病人所带物品。放平腰桥。
核查病人	再次确认病人姓名、住院号，疾病诊断，核实手术侧别。	
术毕整理	撤腔镜器械，收整基础器械、污敷料，器械预洗、清点后交供应室。清理污物、垃圾分类存放。	关闭仪器，将病人放平。配合麻醉催醒病人，收整腔镜设备，送病人。整理手术间，补充物品柜。

注意事项：

（1）卧位时注意上、下肢固定，调整手术床腰桥时，注意肢体牵拉过紧。

（2）安置患者体位时，注意各肢体的防压保护，尤其患侧上肢勿牵拉过度，以免损伤神经；术中除腰桥外，手术床需左右倾变换，因此侧位垫和健侧上肢要固定稳妥。

（3）一体的镜头摄像与光纤，收整时按存放架盒位置圈盘，以免打折致导光纤束折断。

（4）所用的腔镜操作器械递术者前，均用无菌液状石蜡棉球涂抹前端10cm，利于术者操作时易于拉伸。

（5）术中分离肾上腺组织或肾上腺肿瘤时，极易引起患者血压的急剧变化，巡回护士须提前备好升压和降压药物，严密观察生命体征，配合麻醉进行血压控制。

（6）因术中血压的骤升，极易出血，因此血管缝线的准备和术中备血要提前做到位。

（7）手术过程始终开放两路吸引器，以备急需。

三、后腹膜腔镜下肾切除手术护理配合

麻醉方式：静脉、吸入复合麻醉。

手术体位：90°侧卧位，患侧在上，腰桥摇高20°～30°。

手术器械准备：腹腔镜器械。

器械名称	数量	器械名称	数量
生物结扎钳（金、紫）	各1把	抓钳	1把
标本钳（勺钳）	1把	钛夹钳	1把
弯分离钳	2把	剪刀	1把
直分离钳（钝头）	1把	电钩	1个
吸引器	1个	气腹针	1枚
10mm穿刺锥	2套	5mm穿刺锥	2套
转换器	1个	各号密封帽	共9个
摄像光纤镜头	1套	电钩线	1根
大直角钳	1把	双极钳	1把
气吸管	1根	双极线	1根

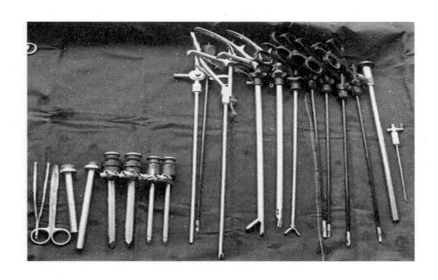

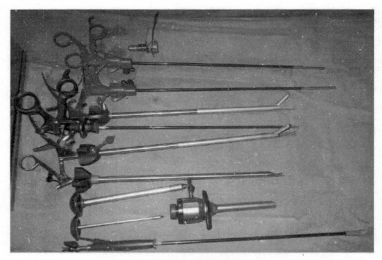

肾切除手覆膜腔镜器械

手术配合流程：

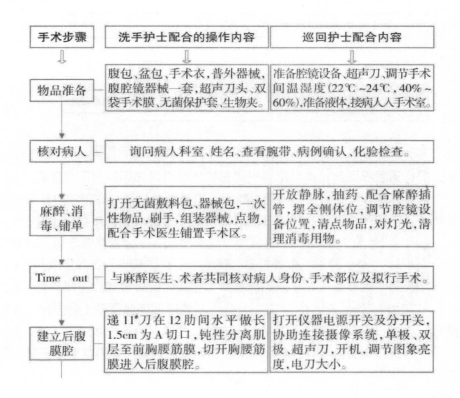

手术步骤	洗手护士配合的操作内容	巡回护士配合内容
物品准备	腹包、盆包、手术衣、普外器械，腹腔镜器械一套、超声刀头、双袋手术膜、无菌保护套、生物夹。	准备腔镜设备、超声刀、调节手术间温湿度（22℃ ~24℃，40% ~60%），准备液体、接病人入手术室。
核对病人	询问病人科室、姓名、查看腕带、病例确认、化验检查。	
麻醉、消毒、铺单	打开无菌敷料包、器械包、一次性物品、刷手、组装器械、点物、配合手术医生铺置手术区。	开放静脉、抽药、配合麻醉插管、摆全侧体位，调节腔镜设备位置，清点物品，对灯光，清理消毒用物。
Time out	与麻醉医生、术者共同核对病人身份、手术部位及拟行手术。	
建立后腹膜腔	递 11#刀在 12 肋间水平做长1.5cm 为 A 切口，钝性分离肌层至前胸腰筋膜，切开胸腰筋膜进入后腹膜腔。	打开仪器电源开关及分开关，协助连接摄像系统、单极、双极、超声刀，开机、调节图象亮度、电刀大小。

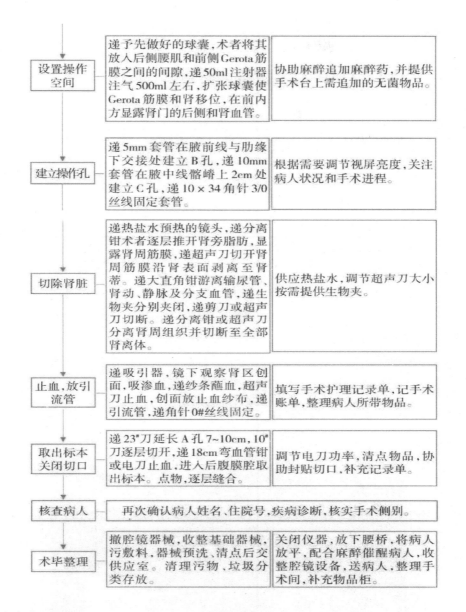

设置操作空间	递予先做好的球囊,术者将其放入后侧腰肌和前侧Gerota筋膜之间的间隙,递50ml注射器注气500ml左右,扩张球囊使Gerota筋膜和肾移位,在前内方显露肾门的后侧和肾血管。	协助麻醉追加麻醉药,并提供手术台上需追加的无菌物品。
建立操作孔	递5mm套管在腋前线与肋缘下交接处建立B孔,递10mm套管在腋中线髂嵴上2cm处建立C孔,递10×34角针3/0丝线固定套管。	根据需要调节视屏亮度,关注病人状况和手术进程。
切除肾脏	递热盐水预热的镜头,递分离钳术者逐层推开肾旁脂肪,显露肾周筋膜,递超声刀切开肾周筋膜沿肾表面剥离至肾蒂。递大直角钳游离输尿管、肾动、静脉及分支血管,递生物夹分别夹闭,递剪刀或超声刀切断。递分离钳或超声刀分离肾周组织并切断至全部肾离体。	供应热盐水,调节超声刀大小按需提供生物夹。
止血,放引流管	递吸引器,镜下观察肾区创面,吸渗血,递纱条蘸血,超声刀止血,创面放止血纱布,递引流管,递角针0#丝线固定。	填写手术护理记录单,记手术账单,整理病人所带物品。
取出标本关闭切口	递23*刀延长A孔7~10cm,10*刀逐层切开,递18cm弯血管钳或电刀止血,进入后腹膜腔取出标本。点物,逐层缝合。	调节电刀功率,清点物品,协助封贴切口,补充记录单。
核查病人	再次确认病人姓名、住院号、疾病诊断、核实手术侧别。	
术毕整理	撤腔镜器械,收整基础器械,污敷料,器械预洗,清点后交供应室。清理污物,垃圾分类存放。	关闭仪器,放下腰桥,将病人放平,配合麻醉催醒病人,收整腔镜设备,送病人,整理手术间,补充物品柜。

注意事项:

(1)侧卧位时注意上、下肢固定,调整手术床腰桥时,注意肢体勿牵拉过紧。

(2)术中蘸血使用的纱条需修整、清点数后递上,以免脱纤丝或遗留腹腔。

(3)使用摄像与光纤一体的镜头,收整时按存放架盒位置圈盘,以免打折致导光纤束折断。

四、经皮肾镜气压弹道超生联合碎石术护理配合

麻醉方式：吸入复合麻醉。

手术体位：先截石位，留置输尿管导管和尿管后改为俯卧位。

手术器械准备：膀胱镜器械。

器械名称	数量	器械名称	数量
膀胱镜鞘19#、21#、23#	各1	操作鞘	1个
膀胱镜鞘闭孔器19#、21#、23#	各1	消毒钳	1把
摄像头	1个	冷光源线	1根
镜头（0°、30°、70°）	各1个	冲水管	1根
输尿管镜、肾镜:			
弹道碎石探针	1个	超声导线	1根
弹道碎石导线	1根	超声弹针	数个
弹针	数个	肾镜异物钳	1把
输尿管镜气道针粗、细	数个	标本钳（活检钳）	1把
穿刺针	1个	水泵管	1套
连接头（银、黑）	各1个	塑料筋膜扩张器（8~16#）	1套
膀胱碎石长、短鞘	各1个	金属扩张器（13~21#）	1套

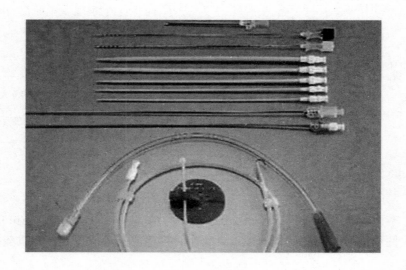

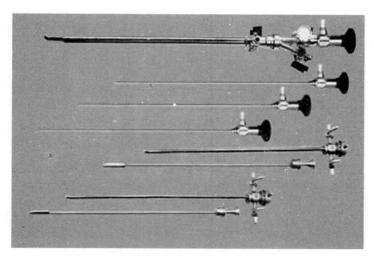

碎石术膀胱镜器械

手术配合流程：

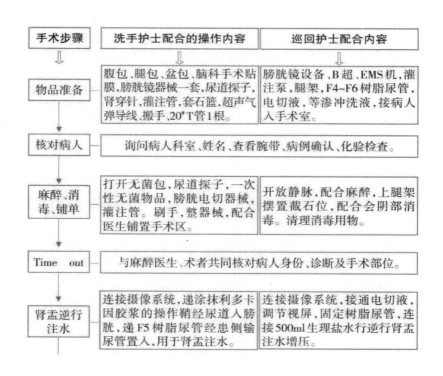

手术步骤	洗手护士配合的操作内容	巡回护士配合内容
物品准备	腹包、腿包、盆包、脑科手术贴膜，膀胱镜器械一套、尿道探子、肾穿针、灌注管、套石篮、超声气弹导线、搬手、20#T管1根。	膀胱镜设备、B超、EMS机、灌注泵、腿架、F4~F6树脂尿管、电切液、等渗冲洗液、接病人入手术室。
核对病人	询问病人科室、姓名、查看腕带、病例确认、化验检查。	
麻醉、消毒、铺单	打开无菌包，尿道探子，一次性无菌物品，膀胱电切器械，灌注管。刷手，整器械，配合医生铺置手术区。	开放静脉，配合麻醉，上腿架摆置截石位，配合会阴部消毒。清理消毒用物。
Time out	与麻醉医生、术者共同核对病人身份、诊断及手术部位。	
肾盂逆行注水	连接摄像系统，递涂抹利多卡因胶浆的操作鞘经尿道入膀胱，递F5树脂尿管经患侧输尿管置入，用于肾盂注水。	连接摄像系统，接通电切液，调节视屏，固定树脂尿管，连接500ml生理盐水行逆行肾盂注水增压。

345

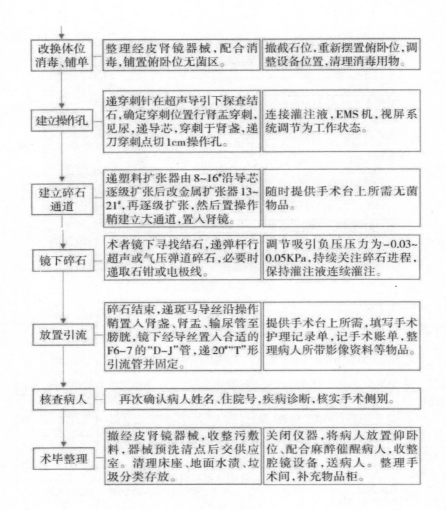

改换体位消毒、铺单	整理经皮肾镜器械,配合消毒,铺置俯卧位无菌区。	撤截石位,重新摆置俯卧位,调整设备位置,清理消毒用物。
建立操作孔	递穿刺针在超声导引下探查结石,确定穿刺位置行肾盂穿刺,见尿,递导芯,穿刺于肾盏,递刀穿刺点切1cm操作孔。	连接灌注液、EMS机、视屏系统调节为工作状态。
建立碎石通道	递塑料扩张器由8~16#沿导芯逐级扩张后改金属扩张器13~21#,再逐级扩张,然后置操作鞘建立大通道,置入肾镜。	随时提供手术台上所需无菌物品。
镜下碎石	术者镜下寻找结石,递弹杆行超声或气压弹道碎石,必要时递取石钳或电极线。	调节吸引负压压力为−0.03~0.05KPa,持续关注碎石进程,保持灌注液连续灌注。
放置引流	碎石结束,递斑马导丝沿操作鞘置入肾盏、肾盂、输尿管至膀胱,镜下经导丝置入合适的F6~7的"D−J"管,递20#"T"形引流管并固定。	提供手术台上所需,填写手术护理记录单,记手术账单,整理病人所带影像资料等物品。
核查病人	再次确认病人姓名、住院号,疾病诊断,核实手术侧别。	
术毕整理	撤经皮肾镜器械,收整污敷料,器械预洗清点后交供应室。清理床座、地面水渍、垃圾分类存放。	关闭仪器,将病人放置仰卧位,配合麻醉催醒病人,收整腔镜设备,送病人。整理手术间,补充物品柜。

注意事项:

（1）经皮肾镜使用的各种器械或导管比较长,取用或递手术野时容易污染,必须双手托递。

（2）在使用气压弹道时注意负压设置:压力调节过大,易损伤黏膜,压力过小,视野不清,且结石容易冲入输尿管。

（3）灌注液持续灌注,不可走空,以免影响操作,严重者可发生空气栓塞。

（4）EMS机术毕要放空压缩气体,防止压缩泵持续高压,造成损坏。

五、经尿道膀胱镜检查术护理配合

麻醉方式：局部浸润麻醉。

手术体位：截石位。

手术器械准备：膀胱镜器械。

器械名称	数量	器械名称	数量
膀胱镜鞘 19°、21°、23°	各 1	操作鞘	1 个
膀胱镜鞘闭孔器 19°、21°、23°	各 1	消毒钳	1 把
摄像头	1 个	冷光源线	1 根
镜头（0°、30°、70°）	各 1 个	冲水管	1 根

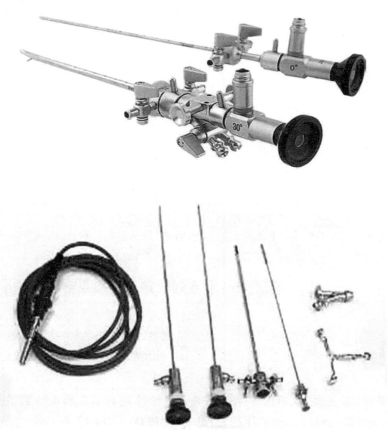

经尿道膀胱镜检查器械

手术配合流程：

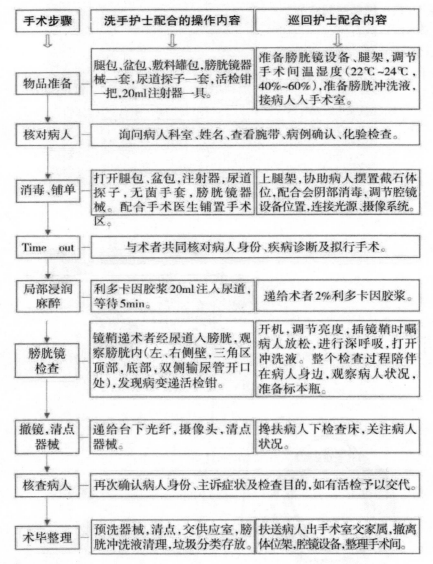

手术步骤	洗手护士配合的操作内容	巡回护士配合内容
物品准备	腿包、盆包、敷料罐包、膀胱镜器械一套，尿道探子一套，活检钳一把，20ml注射器一具。	准备膀胱镜设备、腿架，调节手术间温湿度（22℃~24℃，40%~60%），准备膀胱冲洗液，接病人入手术室。
核对病人	询问病人科室、姓名、查看腕带、病例确认、化验检查。	
消毒、铺单	打开腿包、盆包、注射器、尿道探子，无菌手套，膀胱镜器械。配合手术医生铺置手术区。	上腿架，协助病人摆置截石体位，配合会阴部消毒，调节腔镜设备位置，连接光源、摄像系统。
Time out	与术者共同核对病人身份、疾病诊断及拟行手术。	
局部浸润麻醉	利多卡因胶浆20ml注入尿道，等待5min。	递给术者2%利多卡因胶浆。
膀胱镜检查	镜鞘递术者经尿道入膀胱，观察膀胱内（左、右侧壁，三角区顶部，底部，双侧输尿管开口处），发现病变递活检钳。	开机，调节亮度，插镜鞘时嘱病人放松，进行深呼吸，打开冲洗液。整个检查过程陪伴在病人身边，观察病人状况，准备标本瓶。
撤镜，清点器械	递给台下光纤、摄像头、清点器械。	搀扶病人下检查床，关注病人状况。
核查病人	再次确认病人身份、主诉症状及检查目的，如有活检予以交代。	
术毕整理	预洗器械，清点，交供应室，膀胱冲洗液清理，垃圾分类存放。	扶送病人出手术室交家属，撤离体位架，腔镜设备，整理手术间。

注意事项：

（1）膀胱镜以局部浸润麻醉来实施检查术，因体位和术式病人特别紧张，在插镜鞘时，嘱病人深呼吸，放松，或关注其镜检的视屏图像，利于检查。

（2）检过程密切关注病人状况，安抚病人安静配合检查以免躁动造成膀胱穿孔。

（3）检查毕，留观10分钟左右，不可立即送出病人，以免病人不能耐受或特别紧张，要求尽快上厕所而出现虚脱或晕厥。

六、经尿道前列腺电切术护理配合

麻醉方式：腰硬联合麻醉或静脉复合麻醉。

手术体位：截石位。

手术器械准备：膀胱镜器械。

器械名称	数量	器械名称	数量
操作镜内、外鞘	各1	操作鞘	1个
膀胱镜鞘及闭孔器19#、21#、23#	各1	消毒钳	1把
摄像头	1个	冷光源线	1根
镜头（0°、30°、70°）	各1个	冲水管	1根
电切器械：			
操作手柄	1个	导芯	1个
冲洗接头	1个	小牙刷	1个
艾立克（玻璃冲洗器）	1个	电切环	1套

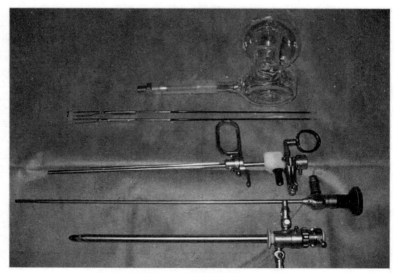

前列腺电切术膀胱镜器械

手术配合流程：

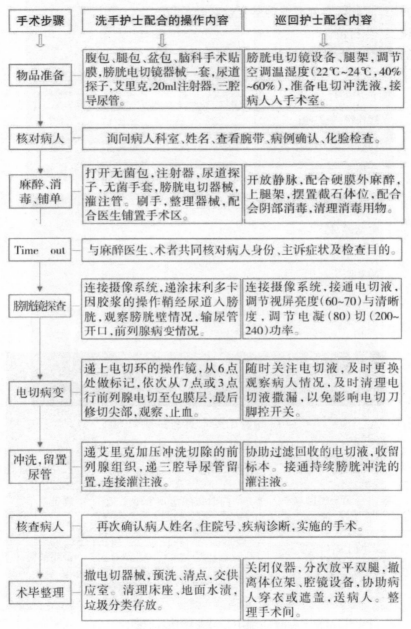

手术步骤	洗手护士配合的操作内容	巡回护士配合内容
物品准备	腹包、腿包、盆包、脑科手术贴膜，膀胱电切镜器械一套，尿道探子，艾里克，20ml注射器，三腔导尿管。	膀胱电切镜设备、腿架、调节空调温湿度（22℃～24℃，40%～60%），准备电切冲洗液，接病人入手术室。
核对病人	询问病人科室、姓名、查看腕带、病例确认、化验检查。	
麻醉、消毒、铺单	打开无菌包，注射器，尿道探子，无菌手套，膀胱电切器械，灌注管。刷手、整理器械，配合医生铺置手术区。	开放静脉，配合硬膜外麻醉，上腿架，摆置截石体位，配合会阴部消毒，清理消毒用物。
Time out	与麻醉医生、术者共同核对病人身份、主诉症状及检查目的。	
膀胱镜探查	连接摄像系统，递涂抹利多卡因胶浆的操作鞘经尿道入膀胱，观察膀胱壁情况、输尿管开口、前列腺病变情况。	连接摄像系统，接通电切液，调节视屏亮度（60～70）与清晰度，调节电凝（80）切（200～240）功率。
电切病变	递上电切环的操作镜，从6点处做标记，依次从7点或3点行前列腺电切至包膜层，最后修切尖部，观察、止血。	随时关注电切液，及时更换观察病人情况，及时清理电切液撒漏，以免影响电切刀脚控开关。
冲洗，留置尿管	递艾里克加压冲洗切除的前列腺组织，递三腔导尿管留置，连接灌注液。	协助过滤回收的电切液，收留标本。接通持续膀胱冲洗的灌注液。
核查病人	再次确认病人姓名、住院号、疾病诊断，实施的手术。	
术毕整理	撤电切器械，预洗、清点、交供应室。清理床座、地面水渍，垃圾分类存放。	关闭仪器，分次放平双腿，撤离体位架、腔镜设备，协助病人穿衣或遮盖，送病人。整理手术间。

注意事项：

（1）电切液保证持续灌注，避免间断，影响电切视野。

（2）防止电切液浸湿电切器脚控开关导致失控。

（3）大量使用电切液的，术中及时清理地面污水，并及时倾倒冲回的液体，协助滤回电切的前列腺组织。

参考文献

1. 李小寒，尚少梅. 基础护理学 ［M］. 北京：人民卫生出版社，2008.

2. 丰有吉. 妇产科学 ［M］. 北京：人民卫生出版社，2010.

3. 刘玲，李晓玲. 临床护理指南丛书：泌尿外科护理手册 ［M］. 北京：科学出版社，2011.

4. 刘新民. 现代妇产科疾病诊断与治疗 ［M］. 北京：人民卫生出版社，2012.

5. 郑修霞. 妇产科护理学 ［M］. 北京：人民卫生出版社，2012.